Personalized Vitaminology

ゲノムビタミン学

—遺伝子対応栄養教育の基礎—

日本ビタミン学会　監修
香川　靖雄・四童子好廣　編著

建帛社
KENPAKUSHA

Personalized Vitaminology

Supervised by
THE VITAMIN SOCIETY OF JAPAN

Edited by
Yasuo Kagawa
Yoshihiro Shidouji

Published by
KENPAKUSHA Co., Ltd.
2-15 Sengoku 4-chome Bunkyo-ku Tokyo Japan

序文　ゲノムビタミン学への期待

「ゲノムビタミン学」という用語は，初めて聞く学術用語である。「ゲノム薬理学（pharmacogenomics）」や「ゲノム医学（genome-based medical sciences）」，「ゲノム医療（genome-based medical service）」，「ゲノム創薬（genome-based drug discovery）」，「ゲノム栄養学（nutrigenomics）」など，ポストゲノム時代の今日，生命科学の分野には，「ゲノム○○学」なるものが氾濫している。まさに「ゲノム」の後に何かをつけなければ意味がないかのごとくである。これらは，いずれも個人個人の異なるゲノムに対応した薬理学や医学，医療，創薬，栄養学を体系づけようというものである。そうすると，「ゲノムビタミン学」とは，「ゲノム対応ビタミン学」というふうに読み解けばよいことになる。果たしてそんなことが必要なのだろうか？　あるいは可能なのだろうか？　とつい思ってしまう。しかしながら，聞くところによると，アメリカ合衆国では，数年前から栄養遺伝学分野における遺伝子多型検査が商業レベルで行われているらしい。しかも，現在実施されている遺伝子検査項目の大半はビタミンに関連するものだという。ビタミン学の伝統を誇る我が国において，この種の情報や研究が少ないのは，学術的な意味においても，また国民の健康と福祉を考える上でも決して好ましいことではないだろう。

私は，1933年の生まれである。ヒト・ゲノム計画が終了し，ヒト・ゲノムの全塩基配列が解読されたとされるのが2003年であるから，私の70歳の時となる。

当然，現役を退いた後のことであるから，ヒト・ゲノム計画が終了後において，実際の医療にヒト・ゲノム情報が有効に利用されている現場を体験していないことになる。しかし，ポストゲノム時代の今日，医療の現場にヒト・ゲノム情報が必要であることの意義はよく理解できる。

この本の編集者の一人である四童子君は私の学生の一人であった。彼が大学院の学生になってすぐの頃だと思うが，飲酒量と血清 γGTP (glutamyltranspeptidase) 活性の相関解析を依頼したことがある。多くの人において飲酒量に応じて酵素活性の上昇が観察されるのに対して，中にはいくら飲んでも血清 γGTP 活性の上がらない人がいた。これが，私が自分自身で行った個体差研究の原点である。学究肌であった四童子君は，こういう例外的な反応やルールにあわない現象にはあまり興味がなかったのではないかと思っている。基礎的な学問は，元来，多様な個別の事象から共通の現象を見いだし，それを原理として体系づけるものだからである。そして，個別の事象をその原理で説明しようとするから，実生活にはあまり役に立たないことが多い。特に医療においては，そのことが切実に現れる。学問的に作用機構が分子レベルで解明されている抗癌剤であっても，一部の人には致命的な副作用を示すことがよくある。そして，致命的な副作用が見いだされると，たとえそれがごく一部の人であっても，多くの人に有効な新薬の開発が停止されてしまう。それが，これまでの新薬開発の現状である。

いいかえると，生命の危機にさらされている多くの人の目の前で，有効な新薬が使用できないという現実が繰り返されてきているのが 20 世紀の医学の一側面でもあった。したがって，このような悲劇を繰り返さないために 21 世紀の医療では，「個体差の学問」が必要とされるのである。実現すれば，これほど一人一人の患者の福音になるものはない。実は，この「個体差の学問」という言葉は，もう 30 年以上前に私が四童子君に力説した言葉でもある。

しかし，30 年以上前の生命科学では，「個体差」を経験的にとらえることができても科学的・普遍的に理解する土壌が少なかったといえるかもしれない。最近における Evidence-based Medicine (EBM) の確立とゲノム研究の目覚ましい進歩には目を瞠(みは)るものがある。EBM は，集団を対象にした研究により得られた証拠を，個人の医療に活かそうというものである。ところが，その個人にばらつきがあり，EBM からはずれてくる人がいるわけである。そこで，EBM ならぬ Genome-based Medicine (GBM) テーラーメイド医療が必要となってくる。この「個体差」を意識したテーラーメイドの治療法には，基礎と臨床の両方の研究者から大きな関心が集まっている。癌や認知症を含めたメタボリックシンドローム，動脈硬化，高血圧，２型糖尿病などの生活習慣病は複数の関連遺伝子と生活・環境因子の影響の下で発症するとされるので，このような遺伝子の個体差を解明することは発症予防や治療薬の開発につながっていくものと思考される。現在，非常に有望な多くの情報が蓄積されているが，テーラーメイドの治療法が果たして本当に有効かどうかは，現時点では，いまだ不明であるといったほうがよい。今後，多数例を用いたRandomised-controlled Trial（RCT）の施行が，テーラーメイドの治療法の可否を明らかにするだろう。

一方，昔から日常診療においては，真摯な医師は，年齢，性及び個人差，さらに日内リズムなどを配慮した「テーラーメイド」の治療を行ってきたといってよい。すなわち，「かかりつけ医」は患者の家族歴・家庭環境や遺伝的素因などに細心の注意を常に払い，またいわゆる「匙（さじ）かげん」を念頭に置いてきた。したがって，ポストゲノム時代の今日のように科学的データの洪水におぼれることなく，臨床家は科学的証拠の少ない状況下でも，いつも驚くほど神経を「研ぎ澄まして」診療を行ってきたといえよう。

すでに述べたように，以前，「飲酒とγGTP」の研究を多少やったことがあり，この酵素活性は大酒家で必ずしも異常上昇するものではなく，アルコールに対する個体差があるのではないかと秘かに考えたときがあった。おそらく，大学の近くに居を構えていた酒豪の「横山大観」画伯の肝臓が，連日朝から一升の清酒を嗜んでいたのにもかかわらず，剖検では「実に“みずみずしい”30歳代のものであった」と偶々洩れ聞いたことがあったので，これこそアルコール摂取に対する“Poor Responder”の典型例ではないかと考えたわけである。

ビタミンは薬やアルコールとはやや趣を異にする化合物群であるが，アルコールのように日常の食品に含まれている微量の栄養素であると同時に，薬と同様に非日常的な摂取により病気の治療や予防にも使用されている体外の化合物でもある。ビタミンはいわば，食品（Foods）と薬剤（Drugs）の両方にまたがる成分として重要な位置にある。日常的なビタミンの役割と，非日常的な役割はおそらく異なっているはずである。それらのいずれにも，「個体差」が存在し，その個体差に対応したビタミンの摂取の仕方を学び取る必要があろう。本書が，そのような目的を追究する形で上梓されたものであることを期待する。しかし，何度も述べたが，ゲノム対応型の科学的根拠がRandomized-controlled Trialで得られない限り，「研ぎ澄まされた」感覚をもつ臨床家の育成の方がはるかに実際の診療には有効的なはずである。

2008年5月

岐阜大学名誉教授（医学部）
武 藤 泰 敏

目　　次

第3章　脂溶性ビタミンの代謝と作用の個体差　〔四童子好廣〕

第4章　水溶性ビタミンと個体差　〔香川　靖雄〕

序章　Personalized Vitaminology

香川靖雄*

1. 本書の意図と経緯

本書は日本ビタミン学会第59回大会のシンポジウム「Personalized Vitaminology：一人一人のためのビタミン学」の講演を土台にして上梓するものである。同大会は「ビタミン学の原点：栄養学への21世紀的回帰」と題して百花繚乱の長崎のハウステンボスで四童子教授を会頭として2007年5月24日開かれた。本書は従来のビタミン学に分子遺伝学の新しい流れを導入して，最適の健康状態を実現する予防治療の方針を探求する。現在の食事摂取基準では各ビタミンについて，必要量を集団の平均値から求め，推奨量は年齢，性別に外挿して一律に定められ，97.5%の健常人に応用できると策定されている。医療における科学的根拠（EBM）も集団の平均値に基づく。しかし，現実に遺伝子多型が存在するために一律の推奨量を各個人に応用する場合には最適の摂取量とは限らないし，科学的とはいえない。編纂に当たって，四童子教授から従来の学術書とはひと味違ったものにしたいという希望があり，それを実現したものである。

2. 本書の構成

本書はこの序章を含めて10章からなる。個人差に応じた正しい摂取量と健康を実現するには，その基盤となる生命科学から，社会に応用する生命倫理にいたるまでが必要で，それらが各分担執筆者によって解説されている。

* 女子栄養大学栄養学部

序文は四童子教授の恩師であり，栄養学を通して筆者の友人でもある武藤岐阜大学名誉教授に書いていただいた。先生はビタミンAによる癌の予防，治療の研究者としても，また，内科教授としても高名な方である。序文にあるように，テーラーメイド医療という言葉がもてはやされているが，臨床医ならば誰でも個人対応の医療をしてきて「匙かげん」が常識である。何も遺伝子多型を調べなくても，酒豪の横山大観には，一般人の養生法は通用しないのである。それでは，現在の遺伝子多型に基づいたPersonalized Vitaminologyは「匙かげん」とどこがことなるのであろうか？　読者はまずこの疑問を抱いて本書を読んで頂きたい。

第1章は「なぜ，今個体差研究なのか？」と題して本書を理解する基礎となるヒト・ゲノムについて図解入りで物語風にわかりやすく解説してある。その意図を四童子教授からのメールを直接コピーさせていただく。「シンポジウムの企画の時にも書きましたがヒト・ゲノム計画の成果を利用する研究者と利用しない（できない）研究者との間には，想像を絶する格差が生じています。2001年のNature誌の特集にもありましたが，生物学革命が現在起こっており，それに対処できた人と，拒否した人との差が広まるばかりだそうです。産業革命の場合と同じだと書いていました。日本だけではなく，世界中の研究者の間で同じ事が起こっているのだと思います。産業革命を拒否した人たちも，その恩恵には浴しているわけだから，生物学革命の場合も同じ事が言えるのですが，ビタミン学会の会員も含めて周囲の研究者は，余りにもそのことに鈍感な気がしています。そこで，できるだけわかりやすく解説的なしかも新しい内容が理解できる本にしたいと思います。」そして，ビタミン学会のタイトルにもあるように，歴史的視点から21世紀的回帰を目指している。

第2章は「ビタミン研究における個体差の問題」と題して，59回大会シンポジウムの原題「ビタミン関連酵素の多型とテーラーメイド栄養」[1)]を解説し，多型研究が多様なビタミン関連酵素の多型研究に拡大してきた結果，

Personalized Vitaminologyとも言うべき学問領域が成立したことを述べる。そして現在の各ビタミン推奨量の立脚する正規分布の仮説が，遺伝子多型の存在という現実に直面して崩れるところから解説を始める。科学の法則は，時間，場所，対象を越えて普遍的であるから，ビタミン発見の端緒となった高木兼寛の海軍の食事実験航海の記録を調べて，脚気罹患には明確な個人差があること，結晶ビタミンB_1を利用した脚気治療にその量に大きな相違があることを例示した。そして，現在のビタミン摂取基準，欠乏症，過剰症を述べる。その基礎に立って，まず，極端なビタミン依存症として知られる各種のビタミン関連の単一遺伝子病を遺伝子構造から解説する。

第３章は「脂溶性ビタミンの代謝と作用の個体差」と題して，摂取量の個体差から解説する。脂溶性ビタミンは核受容体を介して活性を現すビタミンA，Dと抗酸化作用を持つビタミンE，γグルタミル基のカルボキシル化を行うビタミンKに分かれ，補酵素として代謝を担う水溶性ビタミンとは基本的に異なる。消化・吸収の個体差では，脂質の消化・吸収の多型に伴う脂溶性ビタミンの個人差を述べる。ついで，ビタミンAをカロテンから生成するβカロテンモノオキシゲナーゼの多型があること，ビタミンEの吸収に関与するスカベンジャー受容体Bクラス１型の多型や，カイロミクロンへのビタミンEの取り込みに関与するABCファミリーの多型を述べる。そして，脂溶性ビタミンの血中での動態にリポ蛋白質が関与するリポ蛋白質リパーゼなどの多型を述べてある。アポ*A-Ⅳ*遺伝子のSer347多型がビタミンEなどの血中濃度に影響することもわかった。生理作用の個体差についてもビタミンA，レチノイン酸と核受容体と視物質の多型から述べる。活性型ビタミンDの核受容体多型と骨粗鬆症，ビタミンKとγカルボキシレーション，Kサイクルと多型にも触れる。

第４章は「水溶性ビタミンと個体差」と題して，水溶性ビタミンの摂取量はサプリメントの普及で，最高百倍にも及ぶことから，他の栄養素と著しく異なることを述べ，摂取量などの条件を厳密にそろえても，排出量に大きな個体差があることを明らかにした。しかし，ホメオスタシスによって血清中の濃度はほぼ一定に保たれる。そのため，多型の影響はビタミンの生体内動態の基本となる吸収，分布，代謝，分解，さらに糸球体ろ過，尿細管再吸収の過程に分ける。そして各ビタミンの輸送体多型，エネルギー代謝とビタミン B_1，B_2，ナイアシン，蛋白質代謝と利用に関する B_6 に関する酵素の多型，葉酸，B_{12}，B_6 とエピジェネティックス，酸化ストレスとビタミンC関連酵素の多型を述べる。これらの補酵素合成の多型も解説してある。生活習慣病とビタミン関連酵素の多型はテーラーメイド栄養学の中心となっているので，その特徴とニュートリゲノミックスを解説した。

第５章は「予防医学における個と集団―ニュートリゲノミックスと一次予防」と題して，正木基文教授が予防医学における高リスクアプローチと集団アプローチを図入りで専門家としての立場から一般人にわかりやすく解説する。健康障害を起こす危険因子を持つ集団のうち，より高い危険度を有する者（ビタミン関連多型等）に対して，対応するビタミンの投与等で，その危険を削減することによって疾病を予防する方法が高リスクアプローチである。集団全体に，例えばビタミン強化食品を投与して危険因子を下げる方法が集団アプローチである。

一般にニュートリゲノミックス（nutrigenomics）は，個人のゲノム情報に基づいて，個々の栄養素の役割を個人別に評価するという Personalized Nutrition の考え方が基本であると述べる。そしてニュートリゲノミックスにより現在と何が変わるかといえば，例えば個人に最適な栄養素推奨量を設定できることなどが可能となり，保健指導においても従来からの疫学情報に加え，根拠に基づいた栄養指導など幅広い指導が可能となるであろうと考えた。

また抗酸化ビタミンとして知られるビタミンEは，動脈硬化の予防に有効であると信じられてきたが，動脈硬化症や糖尿病の患者に対するビタミンEの長期投与は，心血管系疾患の発症リスクを高める原因として，ビタミンEも条件により酸化促進物質に変わるという例にハプトグロビンの関与を指摘した。

そして，疾病と進化の関連を取り上げ，人間集団になぜ疾病が存在するかを，進化の視点から説明しようとするダーウィン医学について解説した。

第6章は「国内外における遺伝子多型検査の現状」と題して，まず，ヒト・ゲノム研究の中心となった米国では，遺伝子技術の実用化に積極的で，遺伝子多型検査でも，従来の試行錯誤的な治療法でなくて，分子レベルの個人の病態知見を総合して効率的な予防や創薬の原動力とする臨床検査企業の大きな機会ととらえている点を紹介してある。米国での多型検査遺伝子の種類を調べると循環器疾患予防に関する14種類中7種，骨粗鬆症予防に関する7種類中3種がビタミンかそれと直接に関係する活性酸素関連遺伝子の多型である。抗酸化・解毒に関する遺伝子，炎症作用に関する遺伝子にはビタミンの名称はないが，明らかにビタミンA，E，Cなどと関係し，多型に対してこれら抗酸化のビタミンを処方している。つまり日本における多型検査が肥満遺伝子の分析に偏っているのに対して，多型に応じて各個人に適したビタミン量，さらにネギ科植物やアブラナ科植物の含硫化合物をすすめている。また，得られた遺伝子多型の結果を直接本人に郵送するのではなくて，米国の民間医療施設の持つ健康管理者を通して被保険者に指導する形であることも参考にしてよい。国際企業Sciona社の欧州での多型検査に基づいた予防・治療の成功例も述べる。

第7章は「さかど葉酸プロジェクト」であり，この計画の実行に携わった平岡真実博士が実際に一般市民を対象とした遺伝子，血清ホモシステイン濃度に基づく高リスクアプローチと，葉酸添加食品を介する集団アプローチの実際の貴重な研究成果を述べる。

まず，海外のビタミン添加による予防は，米国・カナダが1998年に穀類に葉酸等のB群ビタミン強化を義務づけて，第2章で示すように二分脊椎症や脳卒中の激減に成功してからは，中南米，欧州，アジアの一部がこれに倣(なら)い，2007年にはオーストラリア・ニュージランドが葉酸の強制添加を開始した。

アジアで代表的なのはインドネシアであって2003年から強制化したが，これは日本が最大の出資国であるアジア開発銀行が綿密な計画の下に年間175万ドルを「食物栄養価の向上」に無償供与している。つまり，ビタミンによる予防は集団アプローチの段階にあって，個人の遺伝子対応予防の必要は少ない。

これに対して日本では個人対応のビタミン学は今までは女子栄養大学の栄養クリニック等の特殊な研究室内で行われてきた。しかし，その成果が個人対応栄養指導など一般社会の予防に用いられてはじめて有益である。

女子栄養大学ではじめ，2006年度に内閣府が地域再生法に基づいて坂戸市に認定した「さかど葉酸プロジェクト」について解説する。このプロジェクトは葉酸の不足を来しやすい野菜摂取の少ない人や，日本人の15%を占めるメチレンテトラヒドロ葉酸還元酵素のＴＴ型多型の人に高リスクアプローチを行った計画である。これは一般人の遺伝子多型，血清葉酸，血清ホモシステインの検査を希望者にインフォームドコンセントの下に，女子栄養大学ヒト・ゲノム医学倫理委員会の許可を得て行った。すでに第１回，第２回のプロジェクトは血清葉酸と緑色野菜の摂取向上，血清ホモシステインの減少をはじめとして多くの成果を上げている。ことに，食品中の葉酸はその大部分が吸収の劣る蛋白質に結合したポリグルタミル葉酸であるため，たとえ推奨量240 μgを充足しても高齢者では低葉酸血，高ホモシステイン血となる。そこで遊離のモノグルタミル葉酸を添加した米飯やパンなどがこれらのビタミン不足を解消し，集団アプローチで実効を上げている。

第８章は「遺伝子医学の生命倫理」と題して，まず現在の遺伝子検査に関する宣言，法規，ガイドラインを紹介する。なぜなら遺伝子検査とその臨床応用については倫理，法制，社会問題（ELSI：ethical，legal，social）への対応が必要だからである。現在まではヒト・ゲノムに関する遺伝子情報を他の医療情報と異なるものとする遺伝子情報異質論（genetic exceptionalism）がELSIで貫かれて，守秘が重んじられている。その理由は，遺伝情報の予言性，血族性，差別性への懸念に基づいている。しかしながら，現実の医療現場では，遺伝子検査，遺伝子治療はもとより脳死移植や安楽死に至るまで，個人間，国家間で賛否が大きく分かれる。その実態をアンケートで明らかにした。治療法のない重篤な単一遺伝子病とは異なり，本書で対象とする遺伝子多型は健常人の集団の中での多様性に過ぎず，食事，運動などに配慮すれば，予防に有用であり，検査に反対することは倫理に反する。いまでは73%の一般人が自分の遺伝子をしらべたい，また，それによって管理栄養士の指導を受けたいと希望するようになった。個性を大切にすることは，教育に限らない。各人の遺伝子の多様性を認めて，それに応じた健康で有意義な生活が求められている。

第9章は「個体差研究の今後－あとがきに代えて」と題する。四童子教授が大会テーマ「ビタミン学の原点：栄養学への21世紀的回帰」に沿って企画されたシンポジウム「Personalized Vitaminology：一人一人のためのビタミン学」の結論として「ゲノムビタミン学」の緊急な必要性を痛感し，本書を企画したのである。したがって，本書は「ゲノムビタミン学のすすめ」あるいは「ゲノムビタミン学事始め」という側面を持っていると述べた。そして「本書は，もちろん50年後の未来を予測したものでもなければ，未来を予測するために書かれたものでもない。50年後の未来を築くために書かれたものである」として自由闊達に意見を展開している。従来単一遺伝子病とされていた疾患もその病態の発現にはいくつかの他の遺伝子の関与があることを論じている。さらに，「ヒト」栄養学は奇しくも，集団を対象とした平均値医療である Evidence-based Medicine と相通じるものがあり，お互いに共鳴し，現在，Evidence-based Nutrition として花開いているとした。しかし，当然個体差が存在するのである。生活習慣病とはゲノムと生活習慣のミスマッチをどれだけ長期間継続するかによって発症する疾患であるかもしれないとした。そして，自らの研究を紹介して，*ADRβ3* 遺伝子と *ND2* 遺伝子のスニップの組み合わせによって分類された TA グループが，いわゆる和食選択型の嗜好になったのは，*ADRβ3* 遺伝子と *ND2* 遺伝子のスニップの組み合わせが味覚を介さない脳内報酬系に関与している可能性を示す興味深い結果を示した。

最後にゲノムワイドの関連研究GWA（genome-wide association）studiesは9割近くが2007年のものである。そしてGWA研究は，仮説や予測を立てない方がよい研究である。「これは枚挙の学問として低く見られがちであるが，リンネ（植物分類学者）がいなかったら生物の全体像が把握できなかったように，今，遺伝子多型の研究が活発に推進されないとヒト・ゲノムの多様性，個体差は永遠に把握できないだろう」と述べ，遺伝子多型と表現形質の関連研究，食生活や運動などの環境因子との相互作用に関する世界の研究成果を市民に伝え，市民生活に資するようにしなければならないと結んでいる。

3. 一対の男女からなぜ個体差が生まれたか？

Personalized Vitaminologyの基本はビタミン関連蛋白質の多型である。現在は多数の集団の平均値を求めて科学的根拠（EBM）として医療が行われる。素朴な疑問をアルコール摂取の栄養指導について見てみよう。多数の患者の平均値から求めた適切な飲酒量は1日アルコール20 g（日本酒1合，ビール中瓶1本）以下なので，このEBMに基づいて指導している。しかし，序文にも紹介されている横山大観は毎日米飯の代わりに1升酒（アルコール200 g，1日1,800 kcal）とおつまみだけで，90歳まで優れた絵を描いた。逆に1 gのアルコールで急性中毒になる健常人も多い。この差にはアルデヒド脱水素酵素の多型の寄与が多い。つまり，個人への医療をアルコール耐性に応じて，正しく行うためには，平均的EBMでなくて，個人の遺伝子多型に応じて指導するのが最適である。飲酒量は表現型として容易に見分けることができるが，ビタミンの多型は遺伝子を分析してはじめて個人差がわかる。Personalized Vitaminologyは個人差に応じた医療の一環である。

1人の全遺伝子情報をヒト・ゲノムといい，30億の概略の全塩基配列が知られている。個々人のゲノムの差は0.1％で，600万文字の情報に相当する。遺伝子とその多型，ことに塩基1個が変異した一塩基多型（SNP，スニップ）については第1章で詳述されるが，SNPによってビタミンを含む栄養全体にも個人差ができる。遺伝子変異は変異原性物質や自然放射能によって絶えず起こり，環境に有利な変異は淘汰によって蓄積するほか，中立の進化も多い。

現代の人類進化学の最も有力な手段がミトコンドリアDNAの変異の解析である[2)]。ミトコンドリアDNAは母系遺伝のために，核DNAのように父系母系の遺伝子の組み換えがなく，ミトコンドリアで発生する活性酸素からDNAを保護するヒストンがないため，核DNAの約10倍も変異が多いからである。そして，ミトコンドリアDNAは1細胞に数千コピー（核DNAは2コピー）も含まれるので，古代人の遺骨から容易に塩基配列が決定されるのである。また，Y染色体は男系にしか遺伝しないので，男系のDNAも先祖を辿るのに貴重である。ヒトが最も近縁のチンパンジーから分離したのは500万年前であり，ヒトでは類人猿の染色体2本が合体して第2染色体が形成されて以後，種として独立した。ヒトとチンパンジーの核DNAの塩基の相違は約1％であるが，ミトコンドリアDNAの相違は8.9％もあって，人種間の相違を正確に把握するにはミトコンドリアDNAの多型によっているのである。ヒト—チンパンジーの分離後，様々な猿人や原人が分化したが，現存する新人は約20万年前の一対の男女すなわち，Y染色体アダムとミトコンドリアイブを含む小集団に由来することが明らかになっている[3),4)]。この発見の感激は“All these mitochondrial DNAs stem from one woman who is postulated to have lived about 200,000 years ago, probably in Africa.”と記されている[3)]。

無論，この場合はアダムとイブを含む小集団であった。このヒト共通祖先は東アフリカで形成されて，二足歩行，手の発達，火と器具の使用から大脳皮質の急速な成長を見たのである。共通祖先から黒人が分離したのは14万年前，さらに白人とモンゴロイドが分離したのが約7万年前と推定される。5万年前には東南アジアにスンダランドが形成され，一方は南進してオーストラリア原住民となり，さらに古モンゴロイドはシベリア，ベーリング海を経てアメリカ原住民となり，数千年前からは南太平洋へ舟で拡散した。その後に氷河期に現れた新モンゴロイドは今日のアジアの人口の大半を占めている。本来は遺伝的に一対の男女であるY染色体アダムとミトコンドリアイブに由来する現在の

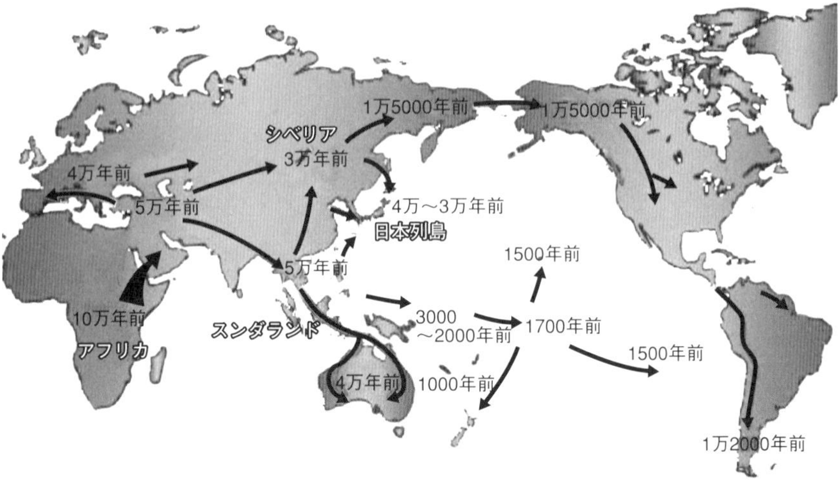

図 序-1　新人の各地への拡散の年代
文献8）を改変

人類にSNP頻度の差が生じたのは，図 序-1の人類の東アフリカから全世界への拡散に伴う環境適応と淘汰の過程によると説明されている[3)-5)]。

本来高温多湿の熱帯に発生した人類が，厳しい乾燥地帯，厳寒の極地を経て拡散するためには長い年月の進化が不可欠であった。長い冬に発酵した食物を摂る白人，木から落ちてすぐに発酵する果物を摂取する黒人はいずれもアルコール耐性で胎児を守るが，新鮮な食物に依存する東アジアではアルデヒド脱水素酵素の多型によってアルコール非耐性の遺伝子多型が生じても生存でき淘汰を免れたと考えられる。

4. ビタミン関連遺伝子多型の進化

中生代には夜行性であった哺乳類が昼間活動性の猿類になると，ビタミンA代謝の変異が起こり，夜行性哺乳類に失われていた色覚の蛋白質アイオドプシン遺伝子が回復した。4,500万年前にヒト科にビタミンC要求性が生じたが，これはグロノラクトン酸化酵素遺伝子の近傍にAlu配列があることからレトロウイルスによる変異とされ，熱帯の果物の豊富な供給によって淘汰を免れたと考えられる[5]。しかし，ビタミンC不足による活性酸素の増加は進化に必要な多型を多発させ[5]，同時に抗酸化性の高い尿酸の分解酵素を欠損させた。黒人と類人猿の肌のメラニンは紫外線による皮膚癌防止と葉酸の分解防止と考えられ，"Of greater significance to individual reproductive success was that highly melanized skin protected against UV-induced photolysis of folate."と報告されている[6]。これに対して白人の肌は弱い紫外線を利用してビタミンDを合成する利点があるが，東京大学の青木教授は白い肌は人類に好まれ，婚姻による性的選択の関与が大きいことを多くのデータで示し次のように述べている[7]。"Darwin believed that racial differences in skin color were caused by sexual selection. Available evidence suggests that in each society a lighter-than-average skin color is preferred in a sexual partner."[7]。

このように，人種差の一因としてビタミン学が重要な関心を集めている。ただし，純粋のビタミンを摂取できるのは現代のサプリメントに限られ，人類は必ず動植物性の食品からビタミンを摂取していたので，食物と不可分な形で遺伝子多型に影響したのである。特に地域に適した食糧の供給と飢餓は絶えず人口を制限し，環境に対応した遺伝子多型頻度の相違と人類進化を生じたことは詳しく論じられている[8]。古代人の骨コラーゲンの炭素と窒素の同位元素比率を見るならば，たとえ記録が無くとも，狩猟期，前農耕期，農耕初期，農耕後期等の食糧の推察が可能である（図序-2）[9]。食物連鎖の上位にある動物を摂った漁労民では重い同位体が濃縮されていくので，^{15}Nが^{14}Nよりも骨コラーゲンに多く含まれる[9]。現在のイヌイットはビタミンA過剰の害を防ぐため，本能的に海獣の肝臓を食べないが，ビタミンA過剰症で死亡した古代人骨も発見されている。また，イネ，ムギなどのC3植物とトウモロコシなどのC4植物では炭素の同位体の濃縮比率が異なるので，例えばアメリカ原住民のトウモロコシ栽培の時期が推定できる[9]。

農業革命が1万数千年前に起こり，世界の4大農耕文化，すなわち根栽農耕

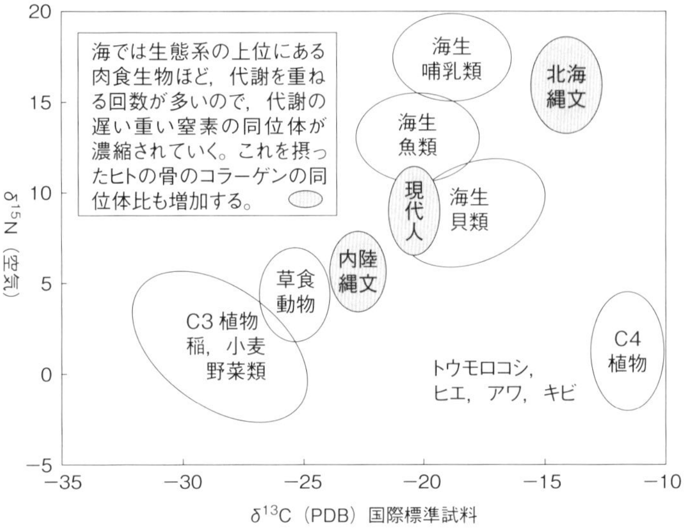

図 序-2　同位体比と摂取食物
文献 8）より作図

文化（ウビ農耕），サバンナ農耕文化（カリフ農耕），地中海農耕文化（ラビ農耕），新大陸農耕文化が図 序-3 のように成立すると，さらに栄養による人種差が拡大した[8)]。4 大農耕文化はそれぞれ固有のデンプン作物を主食としている。図 序-3 に示すように，ウビ農耕のイモ，カリフ農耕の雑穀（後に米），ラビ農耕の麦，新大陸農耕のトウモロコシとジャガイモである。これが唾液アミラーゼの遺伝子コピー数を増加させることについては，第 1 章図 1-8（p.35）を参照してほしい。

アジアの稲作農耕文化はウビ農耕の基盤から起こり，魚食を伴う場合が多い。牧畜を伴う地中海農耕文化は白人の特色であり，それは成人の小腸ラクターゼ遺伝子の発現の相違からも知られる。ウビ農耕，カリフ農耕，新大陸農耕の人種では，離乳を促進するために，哺乳類全体と同様に離乳期に小腸ラクターゼは消失する[8),10)]。しかし，ラビ農耕では成人となっても乳糖を分解できるものが生存上有利である。この成人での乳糖残存はラクターゼ遺伝子の−14 kb 上流に CT SNP があり，その T 型対立遺伝子によるシス調節機構の変

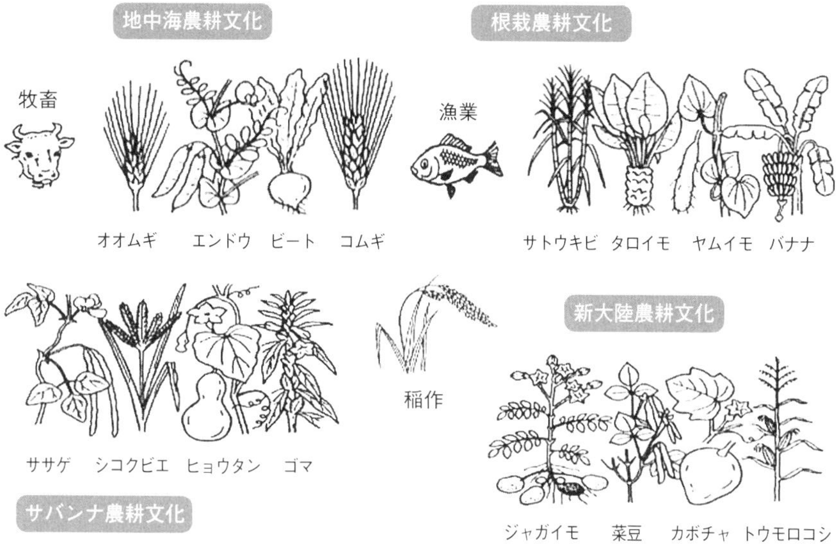

図 序-3　世界の4大農耕と稲，漁業，牧畜

文献8）を改変

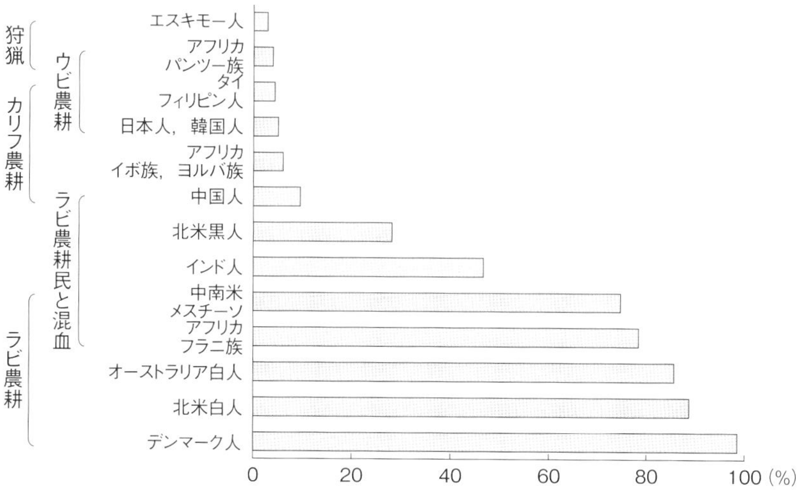

図 序-4　各民族と農耕における乳糖を消化可能な成人の割合

文献8）を改変

異がラビ農耕民に淘汰で残った[10)]。そこで，図序-4のような人種差が生じた[8),10)]。現在牧畜を行っているモンゴル人は成人ラクターゼを欠くが，それは元，明，清三代にわたる中国人の遺伝子流入によるためであり，必ず発酵乳を摂取するのである。成人ラクターゼ活性が白人と有色人種の中間に位置する中南米のメスチーソ（原住民と白人の混血者），インド人（アーリア人と原住民の混血），米国黒人はいずれも白人が原住民を征服してその女性と混血した歴史を示している。乳類にはビタミンCとD以外の豊富なビタミンが含まれるので，白人には壊血病，くる病は見られても，脚気などは発生しにくい。

日本人の平均エネルギー必要量は約2,200 kcalであるが，白人のそれは約3,000 kcalである。また，肥満の定義も世界保健機関ではBMIが30以上と定めるが，日本肥満学会では25以上とする。これは寒冷地への白人の適応と考えられ，ミトコンドリアにおけるエネルギーをATP合成の他に脱共役蛋白質を通して発熱に使うことが証明されている[8)]。凶作を起こしやすい植物性食品に依存する稲作農耕文化では，不作に耐える飢餓耐性（thrifty）SNPの頻度が白人より有意に高い（$p<0.0001$）[8)]。ビタミンB_1とB_2とナイアシンはエネルギー消費量に比例して必要とされるので，白人での必要量が多い。

このような環境と遺伝子の相互作用で，日本人の栄養関連の遺伝子多型の頻度は次のような特徴を持っている。1. 飢餓耐性，2. 食塩感受性，3. アルコール感受性，4. 乳糖不耐性，5. 消極的・共同的性格，6. 葉酸と認知症，7. 第一相，第二相の解毒，8. ミトコンドリアのハプロタイプなどである[8)]。飢餓耐性SNP頻度は日本人ではPPARγ2は98%が変異型（糖尿病型）で，変異型頻度が中程度の*β3AR*（34%），*UCP1*（16%），*UCP2*（28%），*UCP3*（66%），*FABP2*（58%），*APM1*の2種（t 45 g = 60%；g 267 t = 92%）が栄養指導の対象となる[8)]。

一方，白人の飢餓耐性SNPである腫瘍壊死因子αのa型やIL6のc型は日本人に皆無に近かった。筆者は日本人の食生活に及ぼす欧米化の衝撃を30年前から解析しており[11)]，飢餓耐性遺伝子の多い日本人がグローバル化によって糖尿病が激増したと考えられる[8)]。食のグローバル化による白人の脂質の多い食事はアジア人，黒人では特に生活習慣病を増加させた。日本の伝統食のカロリー密度（CD = caloric density，食物 1 g 当たりの kcal 数）の 1.0 に対し，現代食では 1.4 と米国食の 1.7 に近づき中高年の BMI が上昇した。事実，高脂肪食によりインスリン抵抗性が高まり，膵臓の β 細胞の増殖が分裂限界に達して老化し糖尿病を起こすことができる[12]。人類文化のグローバル化は各地で混血を起こし，人種差は減少していくかに見える。しかし，日本人，中国人，白人，黒人の 270 人の 390 万個の遺伝子多型（HapMap SNP）を調べた結果，各人種で各々約 3,000 の淘汰事象が認められ，現生人類の進化速度は 4 万年前に較べて実に 100 倍も速く人種差，個人差が拡大し，これは人口の爆発的増加と食物や文化の激変で適応的な遺伝子変異が増加したためと報告されている[13]。かくして，Personalized Vitaminology の必要性は将来さらに高まる可能性がある[13]。

最後に，後の章で扱われる遺伝子多型に基づく栄養指導の可能性を指摘したい。全く同じ遺伝子を持つ一卵性双生児の兄弟でも，血圧，血糖，肥満度などの表現型は発症の一致率が約 50%であるから，たとえ多型があっても栄養指導によって予防できる可能性が大きい（表 序-1）[14]。つまり，単一遺伝子病の発症の浸透率が 100%であるのに，ビタミン関連遺伝子多型では，環境要因を選ぶことによって，発症の一次予防が可能なのである。第 6 章，第 7 章では

表 序-1　一卵性双生児は二卵性双生児よりも発病の一致度が高い[14]

環境・栄養の影響も約半分。遺伝子多型があっても発症率 0 の可能性がある。

	双生児の兄弟両方の発症頻度		統計的な有意差
	一卵性双生児 （男 62 組，女 63 組）	同性二卵性双生児 （男 86 組，女 92 組）	p 値
肥満度（BMI）	0.68	0.28	<0.001
120 分血糖上昇	0.52	0.26	<0.05
収縮期血圧	0.55	0.17	<0.001
拡張期血圧	0.47	0.07	<0.01
HDL コレステロール値	0.61	0.26	<0.001

多型に対応したビタミン投与が解説される。例えばメチレンテトラヒドロ葉酸還元酵素のTT同型接合体であっても，400 μgの葉酸を摂取すれば，血清ホモシステイン濃度を健常者の水準まで下げることができる[15)]。

5.「匙かげん」に欠ける「科学性」「予見性」「永続性」「血族性」

本章の冒頭に問いかけた，遺伝子多型に基づいたPersonalized Vitaminologyと「匙かげん」との基本的相違を考えてみよう。現在の臨床医が行っている「匙かげん」が可能なのは発病してからであって，現代医学が症状に応じて，あるいは漢方医学では証に応じて，投薬するのである。これは治療して見てからの効果を経験的に見ながら，投与量を変更するのである。これでは最初の投薬で医療事故を起こしたり，適正投薬量に達せず，時間内に治療目的が達成できないことが多い。しかも葉酸不足で脳梗塞，認知症，二分脊椎症など重篤な疾患が起きてからは，いかに上手に「匙かげん」をしたところで，健常時に戻ることはない。

これに対して，遺伝子多型に対応したPersonalized Vitaminologyは「科学性」「予見性」「永続性」「血族性」を持つことで基本的に異なっている。「匙かげん」は確かに個人対応ではあるが，科学的になぜそのような変更が必要なのかは不問にして，経験に頼る「科学性」の欠如が指摘される。最近の肺癌特効薬イレッサで日本では599名の死者が出たが，これは第二相解毒酵素の多型の相違であって，「匙かげん」をしようとする前に患者は死亡してしまった。イレッサの効果の標的分子であるEGF受容体や解毒酵素の遺伝子多型を科学的に解析して始めて，明確な分子生物学の根拠に立脚して，創薬も安全な使用も可能となったのである。そのため，2005年3月には，米国食品薬品局（FDA）が「新薬申請のためのファーマコゲノミックス・データ提出ガイダンス」を発表し，日本の厚生労働省でも同時に「ファーマコゲノミックスの利用指針の作成にかかわるデータ提出」をもとめている。倫理的にも遺伝子多型を調べることは，患者の生命と健康を守る極めて倫理的な医療行為であって，現実に存在する個人差を無視して悪平等な医療をしてはならない。

つぎに「予見性」は，まず試行が前提となる「匙かげん」ではあり得ない。今日では新薬の申請に多型との関連が要求されるようになった。何の症状もない健常者の段階から，危険を予見して，発病前に一次予防ができるのはPersonalized Vitaminologyの大きな利点である。葉酸関連遺伝子多型から，脳梗塞や二分脊椎症を予見して，健常者が発病しないように，推奨量よりも多い葉酸を投与して一次予防が可能となるのである[15)]。「匙かげん」の重大な欠点は，毎回経験的に試してみないと成果がわからないことである。遺伝子多型情報は生涯にわたる「永続性」を持つから，何度も診断する必要はなく，将来の診療カードには重要な多型情報を記入することが予測されている。また「血族性」から家族の予防医学にも有用なのである。

現在の経験的「匙かげん」，多数集団の平均値に基づく一律なEBMの重大な欠点を克服して，ニュートリゲノミックスの各オームとオミックス，エピジェネティックスはPersonalized Vitaminologyに新しい分野を拓いて行くであろう[16)]。しかし，現行のEBM，ことに無作為化対照試験の厳密なメタアナリシスは信頼性の高い方法であり，これによって葉酸投与による脳卒中予防の８つの試験の有効性が確立されたのである[17)]。我が国では，メタボリックシンドロームに対する多型対応栄養指導が「テーラーメイド栄養学」の主流であるが，本書はビタミン関連遺伝子多型の重要性をはじめて指摘した。オームとオミックスとエピジェネティックスをメタボリックシンドロームの個人対応栄養学を応用した総説[18)]はエネルギー代謝の関連多型が生体膜の輸送体，受容体に多いことを指摘している。これはビタミン関連多型と大きく異なる。

最後に栄養学以外の分野の読者が本書を読む場合には，わかりやすい図説の事典を参考にされるとよい[19)]。

文　献

1）香川靖雄，日笠志津，辻村卓他：ビタミン関連酵素の多型とテーラーメイド栄養，ビタミン 2008, 82, 165-172.
2) Torroni A, Achilli A, Macaulay V et al.: Harvesting the fruit of the human mtDNA tree. *Trends Genet*. 2006; 22(6):339-345.
3) Cann RL, Stoneking M, Wilson AC：Mitochondrial DNA and human evolution. *Nature*. 1992; 356(6368): 389-390.
4) Howard JM："Mitochondrial Eve", "Y Chromosome Adam", testosterone, and human evolution. *Rev Biol*. 2002; 95(2): 319-325.
5) Challem JJ, Taylor EW：Retroviruses, ascorbate, and mutations, in the evolution of Homo sapiens. *Free Radic Biol Med*. 1998; 25(1): 130-132.
6) Jablonski NG, Chaplin G：The evolution of human skin coloration. *J Hum Evol*. 2000; 39(1): 57-106.
7) Aoki K：Sexual selection as a cause of human skin colour variation: Darwin's hypothesis revisited. *Ann Hum Biol*. 2002; 29(6): 589-608.
8) Kagawa Y, Yanagisawa Y, Hasegawa K et al.: Single nucleotide polymorphisms of thrifty genes for energy metabolism: evolutionary origins and prospects for intervention to prevent obesity-related diseases. *Biochem Biophys Res Commun*. 2002; 295, 207-222.
9) Larsen CS, Schoeninger MJ, van der Merwe NJ et al.: Carbon and nitrogen stable isotopic signatures of human dietary change in the Georgia Bight. *Am J Phys Anthropol*. 1992; 89(2): 197-214.
10) Poulter M, Hollox E, Harvey CB et al.: The causal element for the lactase persistence/non-persistence polymorphism is located in a 1 Mb region of linkage disequilibrium in Europeans. *Ann Hum Genet*. 2003; 67: 298-311.
11) Kagawa Y： Impact of Westernization on the nutrition of Japanese: changes in physique, cancer, longevity and centenarians. *Prev Med*. 1978; 7: 205-217.
12) Sone H, Kagawa Y：Pancreatic beta cell senescence contributes to the pathogenesis of type 2 diabetes in high-fat diet-induced diabetic mice. *Diabetologia*. 2005; 48, 58-67.
13) Hawks J, Wang ET, Cochran GM et al.: Recent acceleration of human adaptive evolution. *Proc Natl Acad Sci U S A*. 2007; 104(52): 20753-20758.
14) Poulsen P, Vaag A, Kyvik K et al.: Genetic versus environmental aetiology of the metabolic syndrome among male and female twins. *Diabetologia*. 2001; 44, 537-543.

15) Hiraoka M, Kato K, Saito Y et al.: Gene-nutrient and gene-gene interactions of controlled folate intake by Japanese women. *Biochem Biophys Res Commun* 2004; 316; 1210-1216.
16) 香川靖雄：ニュートリゲノミクス．栄養学レビュー　2006；14，67-73.
17) Wang X, Qin X, Demirtas H et al.: Efficacy of folic acid supplementation in stroke prevention : a meta-analysis. *Lancet*. 2007 2; 369: 1876-1882.
18) Kagawa Y, Yanagisawa Y, Saigusa A, et al: Human nutrigenomics of membrane transporters and receptors to control metabolic syndrome. *Current Topics in Biochem*. Res. 2007; 9: 1-28
19) 木村修一，香川靖雄日本語版監修：食品・栄養・食事療法事典，産調出版：Krause's Food, Nutrition, & Diet Therapy. 11th ed. W.B. Saunders, 2006, p. 1-1321.

第1章　なぜ，今「個体差」研究なのか？

四 童 子 好 廣*

"The great thing in this world is not so much where we stand, as in what direction we are moving."（*Oliver Wendell Holmes, 1809-1894*）

1. 感染症の20世紀と生活習慣病の21世紀

20世紀は，ジフテリア血清療法を創製したベーリングのノーベル賞と共に幕を開け，蛋白質が感染源となるプリオン病の発見をしたプルシナーのノーベル賞に至る，まさに感染症の科学の時代であった。ウイルスから細菌に至るまでその感染源（微生物）の多様性に私たち研究者は驚き，医学研究の多くが微生物の病原性とその多様性との対応に集中した。というよりも，病原性のメカニズムを個々に解明することで個別の感染症が確実に予防・撲滅できると考えたのである。実際，このような努力で，人類は天然痘や結核などの多くの感染症を克服してきた。これは，言い換えるとウイルスや細菌ゲノムの多様性の研究である。あっという間にクローンとして増殖してしまうウイルスや細菌に対して“個体差”という表現は難しいが，クローンを個体と見なせば，「20世紀は，病原微生物のまさに“個体差”研究の時代であった」といえるかもしれない。ヒトという個体差の「無い」ホストと，その周囲を取り囲むように存在する環境因子としての多様な微生物との相互作用において，微生物側の“個体差”が重要であったのである。人類が，19世紀に初めて病原微生物を発見して以来100年以上を経過し，21世紀に入った今も，鳥インフルエンザやSARSなど，新たに発見される病原微生物の多様性の深遠さに，私たちはなお

＊ 長崎県立大学大学院

驚かされ続けている。

しかし，21世紀に入ってもはや8年を経過してしまった。今，私たちは最後に残された生物種の「多様性」の研究に着手しなければならない時期にきているのかもしれない。ヒトという生物種は，他の野生の生物，昆虫や広葉樹などと比べて種内での多様性の極めて少ない生物と見なされてきた。事実，身につけているものを全部取り去り，髪の毛などの手入れをしなければ，皮膚の色を除いて，ヒトは見た目にはあまり個性はない。種の多様性が進化的時間の流れで蓄積され，規定されるのだとすると，ヒトの多様性の少なさは，種が出現してからの進化的時間の短さに由来するのだろうか。地球上で，最も後に現れた生物種であるヒトは，事実上やはり多様性が少ない種である。このことは，ヒト・ゲノム計画の終了後，チンパンジーやイヌ，マウス，ラット，ニワトリなどの他の生物種のゲノムが次々と解読され，これらの種のゲノムの多様性と比較することによりヒト・ゲノムの均一性があらためて確認された[1)]。

このように，多様性の極めて少ない種であるホモサピエンスは，これまで他の文化や他の人種との出会いにおいて，はじめて自己と他者の区別を意識しヒトの多様性を認識してきた。北欧の背の高い金髪の白人が，南アフリカの背の低い縮れ毛の黒人に出会うと，ヒトという種の多様性に気づく。しかし，その「差」を強く意識させる原動力の多くは，社会経済的なものや文化的なもの，宗教的なものであり，人種差別や民族差別，宗教差別，部落差別などの非科学的で非倫理的な差別へと結びついていった。しかも，その差別の意識はやがて20世紀初頭に誕生した「遺伝学」という科学の協力を得て巨大化し，20世紀の半ばにホロコーストという暗い現実を生み出した。20世紀は感染症の時代と共に，世界戦争の時代でもあった。私たちは，世界戦争の世紀を終えて21世紀となった今もなお，宗教的な対立を背景にして人類の「多様性」を容認しない人たちの不幸に直面している。そのような中で，敢えて今，「個体差」の研究を提唱しようというとき，著名な科学者たちの行ったマイナスの過去についても少し触れておかなければならない。

2. 20 世紀に誕生した遺伝学がもたらした優生学の悲劇

「優生学（eugenics)」という言葉は，チャールズ・ダーウィンの親戚であるフランシス・ゴールトンが1883 年に作り出した。「良い（eu)」＋「生まれ（genic)」＝「優生学（eu + genics)」という合成語であるが，ゴールトン自身が優生学を“the science of improvement of the human race germplasm through better breeding.”（より良い生殖を通して人類という種を改良するための科学）と定義した。このイギリスの著名な生物学者は，新しい科学「優生学」の名称を決めた理由を，「特にヒトの場合，適応性の優れた人種または血統が，特に対策を施さなければ優勢な繁殖を遂げるおそれのある適応性の劣った者たちよりも，迅速に繁殖して優勢となるための機会を提供するような影響力を，いかに微弱なものも一つ残らずもらさずに考慮に入れるという趣旨」としている[2)]。今日このような考え方の人は皆無だろうが，空恐ろしい「宣言」である。ゴールトンは，身近な親族で偉大な科学者であるダーウィンの見つけた生物進化の原動力である「自然選択による淘汰」（第５章表５-３, p.139 参照）という生物学におけるすばらしい概念をひっくり返し，「人為選択による民族浄化」をめざす政治家に似非（えせ）科学的な根拠を与えたのである。

さらに，イギリスで誕生したこの「優生学」は，1911 年，新興著しいアメリカ合衆国において，ハーバード大学生物学教授チャールズ・ダーヴェンポートによる「“貧困”の発生に遺伝が一定の関与をしている」という社会・経済的地位の優劣の仕組みを講釈する学問「人種改良学」に発展した。「講釈する」と書いたのは，客観性の乏しい自分の感性のみを根拠とした解説であって，ダーヴェンポートらによる「遺伝学」は全くの疑似科学だったからである。しかし，ダーヴェンポートらの愚行を，当時は遺伝子の実体すら解明されていない時代だったという科学の後進性に帰することもできないことを私たちは肝に銘じなければならない。遺伝学は，そもそも成立の根拠からして「似たような生物どうしに観察できる“生まれつきの相違点”に関心を向ける，生物学の一分野」といえるからである。1910年，設立間もないコールドスプリングハーバー研究所の所長となったダーヴェンポートは先鋭的な研究者として，遺伝学の研究を目的とした優生学記録局を研究所内に設け，知能テストによる知的障害者の洗い出しを行い，いくつかの州の断種法の制定にも力となっている[3)]。

医療や福祉が発達してくると，「かくして，文明社会での虚弱な成員はその数を増す。家畜の繁殖にたずさわってきた者なら誰でも，これが人類にとって大変有害であるにちがいないということを疑わない」（ダーウィン『人間の由来』1871）[4)]と書き記したのは，ダーウィンである。今こそ，私たちはダーウィンの残したこのメッセージを徹底的に解読しなければならない。私たち研究者は，常に「優生学」の魔の手に誘惑され続けているのである。

3. 遺伝子研究の生命倫理と遺伝子研究者の倫理観

ジェームス・ワトソンは，半世紀前に遺伝子DNAの化学構造を明らかにした功績でフランシス・クリックと共にノーベル賞を受賞した。その後の生命科学の最先端を走り続け，ヒト・ゲノム計画のリーダーでもあったこのジェームス・ワトソンも，度重なる不用意な人種差別の発言で，2006年，長年その発展に貢献してきたコールドスプリングハーバー研究所（ダーヴェンポートが優生学記録局を置いたあの研究所）の名誉所長の席を追われたのである。彼は，当初からヒト・ゲノム計画の中に生命倫理に関する部門を設置し，そのことに多くの予算を割いた人でもあったのである。そして，その生命倫理研究の成果が結実する形で，2003年には，ヒト・ゲノム計画のリーダーの一人として，盟友フランシス・コリンズと共に，遺伝子情報差別禁止法の作成にも尽力したにもかかわらず，この有様である。ヒト・ゲノム計画それ自身は，倫理的配慮の下に遂行されたとしても，それに参加した全ての科学者や，特にそのリーダーの人格や人生哲学が倫理的であるとは限らないことを如実に示している。

生命科学そのものは，倫理的なものでもなければ非倫理的なものでもない。科学そのもの以外のところで，科学者の行為や発言が非倫理的になることが多い。その場合，科学者は市民をミスリーディングするための道具として「科学」を利用することが多いから，その社会的責任は重大である。そのために，かつて「個体差」研究のような個人個人の資質に関わるような研究成果を公共の市民に向かって発言する科学者は，それ自体で非倫理的であると見なされることが多く，「個体差研究」それ自体が非倫理的であると見なされてきたところがある。それでは，私たち研究者は，黙々と研究し，ひたすら論文を読み書きし，知の体系化だけに専念していればよいのだろうか？（第８章参照）

基礎的な「科学」により解き明かされた自然界の原理を，人間の実生活に役立たせようとする手段や方法を「技術」と呼ぶ。ヒト・ゲノム研究は「科学」と「技術」が車の両輪のように動いて，初めて前に進むことができる。しかし，ポストゲノム時代に突入して早５年になる今日においてもなお，ゲノムの多様性と病気に対する易罹患性（体質）に関する科学研究の成果は，正しい形で市民には伝えられていない。その無知のみにより市民が健康被害を受け続けているとしたら，この場合，研究者が何も発言をしないことのほうが非倫理的であるといえるかもしれない。しかし，現実はそのようになっていない。一部の研究者がマスコミに向かって発言し，その内容が取捨選択されデフォルメされた形で市民に伝えられる。「科学」の鎧を着てマスコミや企業が市民をミスリードする。遺伝子研究は，アメリカや日本を問わず，そのような例に事欠かない[5)]。

現在の遺伝子研究ほど，科学者の社会的責任の果たし方が難しい分野はないかもしれない。遺伝子やゲノムの化学的構造が驚くほど詳細に解き明かされ，今やヒト・ゲノムの「個体差研究」は比較的容易に実行可能である。しかし，マスコミや市民は，ヒト・ゲノムの物理的地図の詳細，すなわちヒト・ゲノムの多様性そのものには何の興味もない。多様なヒト・ゲノムがもたらす生物学的効果，いいかえると，身長や体重，二重まぶたか否か，皮膚や瞳や髪の毛の色などの，いわゆる「表現型」と共に，風邪や食あたり，糖尿病や高血圧，心筋梗塞や癌などの病気に対する感受性などの，いわゆる「体質」に多大の関心がある。そこで，「良心的な」科学者はマスコミや市民へのリップサービスとして，肥満を引き起こす「肥満遺伝子」や癌を引き起こす「癌遺伝子」，「糖尿病遺伝子」，「高血圧遺伝子」，「うつ病遺伝子」，「自閉症遺伝子」などという言葉を用いて，まだ解明されていない事柄も想像力で補って親切に解説する。しかし，このことが引き金となって，偽装された「ゲノム情報」は，市民や産業界などをミスリードしていくことになる。

21世紀を生きる私たちは，ゲノム科学を背景にして，かつての「優生学」の轍（遺伝学を背景にして行った民族差別）を踏んではならない。そのためには，生命科学の分野で初めて大がかりな国際チームが形成され，人智の粋を集めて得られた貴重なヒト・ゲノム情報を，今こそ市民の手に届けなければ，科学者の社会的責任を果たしたことにはならないのではないだろうか。

4. ヒト・ゲノム計画が明らかにしたヒト・ゲノムの均一性と多様性

1990年にスタートしたヒト・ゲノム計画（HGP）は，当初2005年の完了をめざしていたが，諸々の事情により大幅に短縮され2000年の6月には当時のクリントン・アメリカ大統領とブレア・イギリス首相がヒト・ゲノム概要版の完成を祝福し，その成果を「これまで人類が制作した地図の中で，最も重要な，そして最も美しい地図が創られた」と絶賛した。その後2003年4月にヒト・ゲノムの99％をカバーする塩基配列が，99.99％の精度で公開された。1996年，ヒト・ゲノム研究の当事者らがバミューダに集い，取り決めたルールに従って，インターネット上に公開されたヒト・ゲノム情報は，世界中の全ての研究者をはじめとして，企業，マスコミや市民が無料で利用できるようになっている。月面に人類を送り込んだアポロ計画とほぼ同じ金額を費やしたといわれるHGPは，まさに，研究成果の社会的還元という意味においてその社会的責任を果たしているわけである。

しかし，4種類の文字からなる30億の文字が塩基配列として1次元的にただ際限なく並んでいるだけの情報では，なんら社会的価値を生み出さない。およそ2万3千個あると推定されている蛋白質をコードする遺伝子のそれぞれがヒト・ゲノムのどこに分布しているのか，遺伝子と遺伝子の間に挟まれた配列は何を意味しているのかなど，塩基配列という物理情報を遺伝子という生物情報に変換し，さらにその意味を解明することがHGPの究極のゴールかもしれない。最初に，HGPが明らかにしたヒト・ゲノムの構造を概略する。

私たちヒトの身体は，およそ60兆個の小さな細胞からできている。その1個1個の細胞の中には通常1個の核と数百から数千個のミトンドリアがある。その核に存在するのが核ゲノム，ミトコンドリアに存在するのがミトコンドリア・ゲノムである（図1-1）[6]。核ゲノムは，両親からそれぞれ1セットずつ受け取るので核には2セットのゲノムがある。ミトコンドリアのゲノムは全て母親から受け継ぐが，1つのミトコンドリアに数セット存在しており，1つの細胞内には数千セットのミトコンドリア・ゲノムが存在する。1セットの核ゲノムと1セットのミトコンドリア・ゲノムをあわせてヒト・ゲノムと呼ぶ。

ゲノム(genome)とは，遺伝子(gene)の総体(-ome)という合成語である。核ゲノムは22本の常染色体と2本の性染色体から構成される（図1-2）。

染色体は蛋白とDNAの2種類の分子からなる繊維状の物質である。ゲノム情報は染色体のDNA分子の塩基配列の中に格納されている。塩基配列とは，A，T，G，Cの4文字で表現される4種類の塩基（アデニン，チミン，グアニン，シトシン）が24本の染色体を全てつなげると，線状に約30億文字分が1次元に並んでいることを示している。

例えば，最大の染色体である一番染色体をもう少し詳細にみてみよう（図1-3）。1本の染色体を構成するDNAは1個の分子である。一番染色体を構成するDNA分子は，その1分子の中におよそ2億4,700万文字に相当する塩基配列を有している。2008年1月現在，その1次元の配列情報の中に2,782個の「遺伝子」が並んでいると考えられている。この場合の「遺伝子」とは，生化学者や分子生物学者のいう蛋白質をコードする領域を意味する。しかもその遺伝子は，DNA分子上にすき間なく均等に並んでいるのではなく，遺伝子が密集しているところとまばらなところが交互に不規則に繰り返している（図1-3）。また，染色体の中程のくびれた部位（セントロメア）の付近にはほとん

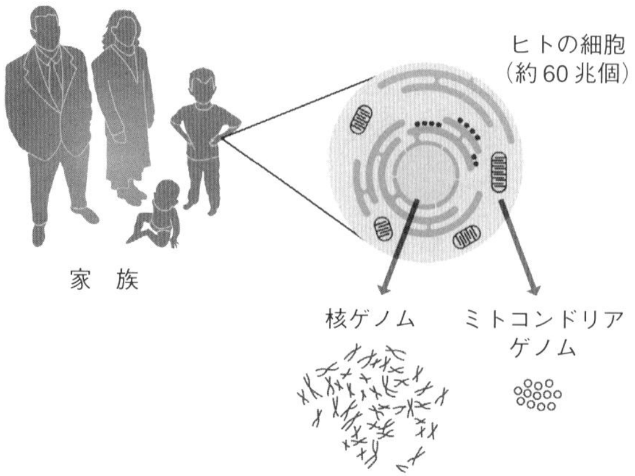

図1-1　ゲノムとは遺伝子の完全なセット
Figure 1.1 Genomes 3（© Garland Science 2007）より改変

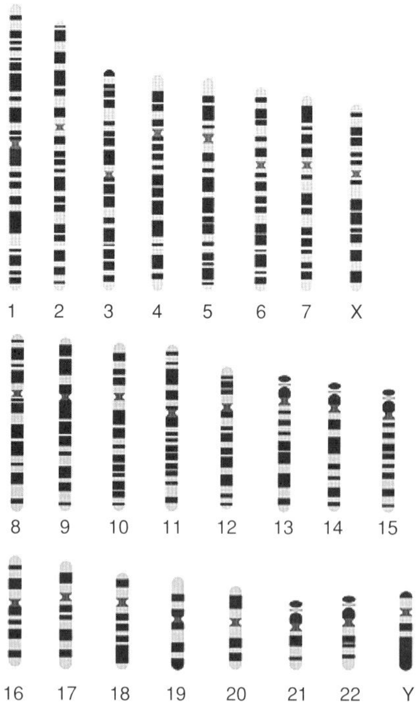

図1-2　ヒトの染色体地図
Figure 7.5 part 1 of 3 Genomes 3（© Garland Science 2007）より改変

ど遺伝子が観察されていない（この場合の遺伝子はあくまでも蛋白質をコードしている領域のことで，遺伝学者のいう「遺伝子」を意味しているわけではない。表現型の変化に対応しているDNA分子上の塩基配列を遺伝子とすれば，必ずしも蛋白質をコードしている部分が遺伝子ということにはならない）。

さらに倍率を上げて，染色体DNAを引き延ばすと図1-4に示したように，A，T，G，Cの4種類の文字の不規則な羅列である。これは一番染色体の唾液アミラーゼ1A遺伝子の一部（エクソン1＋イントロンA＋エクソン2の部分）を示している。こうした一見無味乾燥な文字列の固まりがヒト・ゲノムだとすると，その多様性・個体差とはいったい何に由来するのだろうか？

図1-3　一番染色体の遺伝子密度

Figure 7.11 Genomes 3（© Garland Science 2007）より改変

```
   1 gcttccttgt tgtttttact gaatagaaaa caatataaaa caagaggaca gggtctttct
  61 ctcttctcaa tatcagcact ggattgtaga acttgttgct gattttggcc tggcattcaa
 121 gttaactctt ccccttggta tctgtacata cctttgatgt cagtgtttag tacacgtggc
 181 ttggtcactt catggctaaa aacgtgcttg tggaagacaa gtctggcttg gtgagtctgt
 241 gtggtcagca gtctctgatc cgtgcagggt attaatgtgt cagggctgag tgttctgaga
 301 tttatctaga ggctgggaag ggctcctgaa ccagttgttt ccgtcttgtc ggtctgtcag
 361 ggttggaaag tccaagccat aggacccagt ttcctttctt agcttacgtt atctaccaga
 421 gcaccgtggg ctgttacttg ccttgagttg gaagcggttc gcatttatac cggtaaatgt
 481 attcatcctt ttaatttatg taaagttttt tagtatgcaa ttctcgatct tttaagagtt
 541 gacaacaaat tttggttttc tgctgttatg tgagaacatt aggccacagc aacatgtcat
 601 tgtgtaagga aaaataaaag tgctaccata tgcaaaaaaa aaaaaaaaaa gaaaagaaaa
 661 gaaacattaa tgtctaagag gtcattgaga tgatttccat gagagctttt tgatgttctt
 721 caccagttag gattattatt gataatcctt tcagattatg aataaacagt ttgccctcaa
 781 gtatttattc atgctactat ttacattgta aaatgtgctt cttacaggaa tataaatagt
 841 ttctggaaag gacactgaca acttcaaagc aaaatgaagc tcttttggtt gcttttcacc
 901 attgggttct gctgggctca gtattcctca aatacacaac aaggacgaac atctattgtt
 961 catctgtttg aatggcgatg ggttgatatt gctcttgaat gtgagcgata tttagctccc
1021 aagggatttg gaggggttca ggtgggtatg attcatagta tcaattgcag a
```

図1-4　唾液アミラーゼ1A遺伝子の塩基配列の一部

304-472：エクソン1，473-827：イントロンA，828-1041：エクソン2，874-1041：コード領域

（1）ヒト・ゲノムと他の動物のゲノムの違い

ヒト・ゲノムの多様性を考える前に，ヒト・ゲノムと他の動物のゲノムとの違いを少し考えてみよう。表1-1に示したように，これまで10種類以上の動物のゲノムの全塩基配列が解読されているが，そのうちヒトを含めて哺乳類7種類のゲノムは，全ておよそ30億の塩基からなり，遺伝子数は全て約2～3万個で，コードしている遺伝子は解糖系の酵素や細胞骨格の蛋白質，DNAと結合するヒストンなど，その種類もほとんど共通である（その後，2008年1月現在で，ゴリラやオランウータン，ウシ，ウマ，ネコなどさらに15種類の哺乳類のゲノムが解読されているが，いずれも例外なく，30億程度のゲノムサイズで，2～3万個程度の遺伝子が検出されている）[1)]。このように大雑把にとらえると哺乳類のゲノムは非常によく似ているといえる。しかし，詳細に比較すると，同じ霊長類でもヒト・ゲノムとチンパンジー・ゲノムとではおよそ100塩基に1塩基の割合で塩基配列が異なっている（図1-5）。逆に

表1-1　解読された動物ゲノム（2007年3月現在）

年	種	ゲノムサイズ（塩基）	遺伝子数（個）
1998年	線虫	9,700万	19,000
2000年	ショウジョウバエ	1億6,500万	13,600
2001年	**ヒト**	**30億**	**23,000**
2002年	マウス	25億	24,174
2002年	フグ	3億9,000万	29,000
2003年	カタユウレイボヤ	1億1,670万	16,000
2004年	ニワトリ	10億	23,000
2004年	ラット	27億5,000万	21,166
2004年	カイコ	5億3,000万	?
2005年	**チンパンジー**	**30億**	**22,500**
2005年	イヌ	24億	19,300
2006年	ミツバチ	2億	10,157
2006年	ウニ	8億1,400万	23,300
2007年	フクロネズミ	34億7,500万	?
2007年	メダカ	7億	20,141
2007年	マカクザル	30億	24,000

ヒト		
	染色体数	22 対，X，Y
	ゲノムサイズ	30 億塩基
	遺伝子数	23,000 個

チンパンジー		
	染色体数	23 対，X，Y
	ゲノムサイズ	30 億塩基
	遺伝子数	22,500 個

ヒト・ゲノム

```
GGATCCGTAGAGGAGAATGCGACTCTCTAAAACCCTCGCCGACATGGACATGGCTGACTACAG
GGATCCGTAGAGGAGAATGCGACTCTCTAAAACCCTCGCCGACATGGACATGGCTGACTACAG
```

チンパンジー・ゲノム

```
TGGACCCAGCCTACACCACCCTGGAGTTTGAAAATGTGCAGGTGTTGACCATGGGCAATGACA
TGGACCCAGCCTGCACCACCCTGGAGTTTGAAAATGTGCAGGTGTTGACCATGGGCAATGACA

TCTGAAGGTGCCAACCTCAACTCATCCAACAGCCTGGGTGTCAGTGCCCTGTGTGCCATCTGT
TCTGAAGGTGCCAACCTCAACTCATCCAACAGCCTGGGTGTCAGTGCCCTGTGTGCCATCAGT
```

図1-5　ヒト・ゲノムとチンパンジー・ゲノムの違い

99%の塩基配列が一致しているともいえる。ゲノムの1%の違いがヒトとチンパンジーの種を分けたといえる。一方，ヒトとマウスのゲノムを比較すると，100 塩基に 60 塩基の割合で塩基配列が異なっている。種間のゲノムの塩基配列の一致度は，進化的近縁度を表している[7]。それでは，同一種内でヒトとヒトを比べるとどの程度異なっているのだろうか？

HGP が明らかにしたヒト・ゲノムの個人間の一致度は 99.9%，いいかえるとおよそ 1,000 塩基に 1 塩基の割合で塩基配列が異なっているといえる（最近の研究によると，個人間のゲノムの一致度はもう少し低く，99.7%程度とする考えもある)。これらは，一卵性双生児を除く任意の 2 人の個人間の違いである。これら塩基配列の異なる特定の部位が，ある特定の集団において観察され，しかもその特定部位について最も頻度の少ない塩基配列（マイナーアリル；minor allele と呼ぶことがある）をもつ人の割合が 1 %（100 人に 1 人）以上の場合，ゲノム上のその特定部位について，その集団は遺伝子多型（genetic polymorphism）を示すという。そして，このような多型部位が人類全体で観察すると，ヒト・ゲノムには潜在的に約 1,000 万カ所に存在する（300 塩基に 1 つの割合で多型部位がある計算になる）と見積もられている。これらの多型部位の組み合わせによりヒト・ゲノムの多様性が生み出され，個性が形作られる。

(2) ヒト・ゲノムの多様性を生み出す遺伝子多型

ヒト・ゲノムの多様性は，遺伝子多型という形で現れるが，遺伝子多型は概ね4つの様式に分類することができる（表1-2）。1つめは，遺伝子多型の90%を占めるといわれている一塩基多型（single-nucleotide polymorphism：SNP，“スニップ”と発音する）である。これは，図1-6に示したように前後の塩基配列が完全に一致しているにもかかわらず，多型部位の1塩基のみが個人ごとに（正確には染色体ごとに）異なっている場合を指す。しかも，一般にSNP部位の塩基は任意の4つの塩基のうち2つになることが多い。SNPであるためには，マイナーアリルの頻度（MAF; minor allele frequency）が1%

表1-2　ヒト・ゲノムの多様性を生み出す遺伝子多型

1. 一塩基多型（スニップ：SNP）
2. 縦列反復配列多型（VNTR）
3. 挿入・欠失多型（indel）
4. コピー数多型（CNV）

（100人に1人以上に観察される塩基配列の違いを多型と呼ぶ）

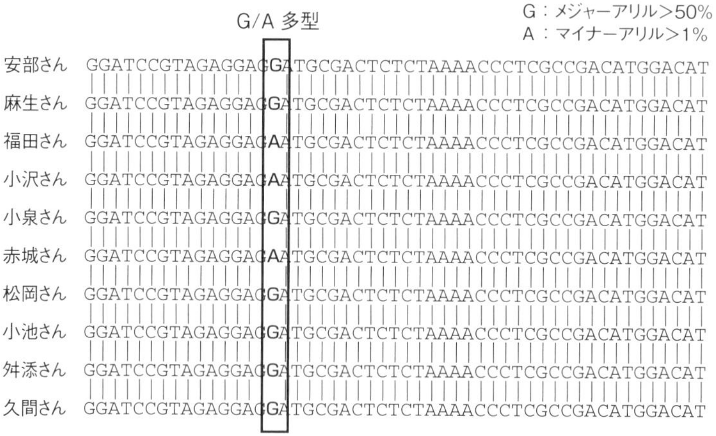

図1-6　スニップとは

以上である必要があるが，MAF が５％以上のものを特にコモン SNP と呼び，他の SNP と区別してヒトの多様性の研究に利用されている。

このSNP部位が，蛋白質をコードしている，いわゆる遺伝子のどの領域に存在するかで，SNP はさらにいくつかに分類することができる（図１-７）。遺伝子の転写開始点より上流の転写調節領域に存在するスニップを rSNP（regulatory SNP，調節スニップ），イントロンに存在するスニップを iSNP（intronic SNP，イントロンスニップ），エクソンのコード領域に存在するスニップを cSNP（coding SNP，コードスニップ），cSNP の中でアミノ酸置換の発生しないスニップを特に sSNP（synonymous SNP，同義スニップ），遺伝子と遺伝子に挟まれた部分に存在するスニップを gSNP（genomic SNP，ゲノムスニップ）と呼んで区別することがある。cSNP の中で sSNP ではない nsSNP（nonsynonymous SNP，非同義スニップ）は，必然的にその遺伝子がコードしている蛋白質の一次構造に変化を与えることから，蛋白質の立体構造の変化や機能の変化を誘導する可能性があり，生理学的な表現型との相関解析が最も熱心に行われている。その他のスニップでは，rSNP，iSNP などが遺伝子産物の産生量に影響する可能性のあるスニップとして解析されている。

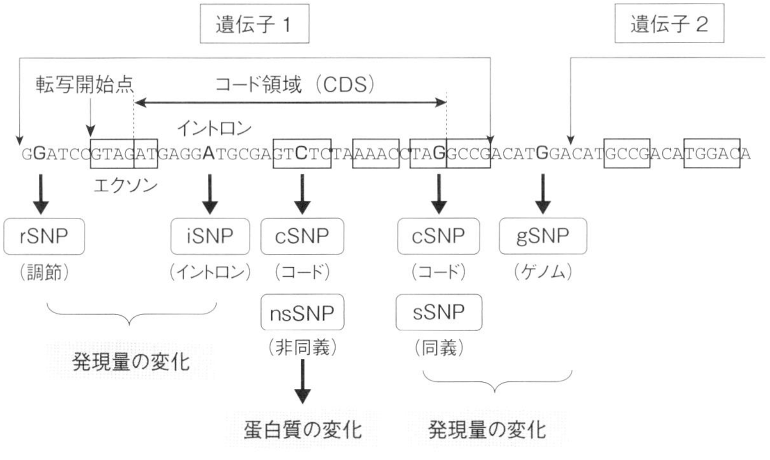

図１-７　スニップの種類

スニップ以外の多型は10％程度であるが，そのうちの大半は縦列反復配列多型（variable number of tandem repeat, VNTR）と，挿入・欠失多型（insertion／deletion polymorphism）である[8)]。VNTRには，反復する単位の大きさや反復回数によって，2―4塩基の単位が数回から数十回繰り返すマイクロサテライトや，十から数十塩基の単位が数十回繰り返すミニサテライトと呼ばれる反復配列があり，これらの繰り返し数に多様性があり，法医学などの分野で個人特定に用いられている。また，CAGという3塩基が蛋白質をコードする遺伝子の中で繰り返す多型が知られており，ハンチントン舞踏病などの神経性疾患の発症リスクに関係していることが知られている。TTAGGGという6塩基が染色体DNAの両端で反復するとテロメアが形成され，その反復回数がテロメア長を規定することになる。

第3の多型様式である「欠失・挿入（indel）多型」は，昔から知られているが，ゲノムワイドに研究されたのは極めて最近のことである。特に，欠失や挿入の単位が蛋白質をコードする遺伝子レベルの大きさになると，遺伝子のコピー数多型CNV（copy number variation）またはCNP（copy number polymorphism）と呼ばれ第4の多型様式として最近最も注目されている。ゲノムレベルで解析された結果，全遺伝子数の10％以上に相当する3,000個以上の遺伝子にCNVがあることが判明した[9)]。一般に，遺伝子は両親から1個ずつ受け取ることから，2倍体細胞の中の1つの遺伝子のコピー数は2だと考えられてきた。ところが，実際にコピー数を計測してみると，ヒトによっては1つであったり，3つ以上ある遺伝子もあったりで，個体差がある。

このコピー数多型CNVと生理的機能の相関について，最近興味ある研究が報告された[10),11)]。デンプンの消化に関与する唾液アミラーゼの遺伝子*AMY1*は一番染色体の短腕のセントロメアの側に存在する（図1－3，p.29）。この*AMY1*遺伝子の近傍を詳細にみると，図1－8に示したように*AMY1*遺伝子は，*AMY1A*，*AMY1B*，*AMY1C*と3つコピーされているのがわかる。さらに，*AMY1A*遺伝子の上流には膵臓アミラーゼの*AMY2A*と*AMY2B*遺伝子が反復されてコピーされている。この*AMY1*遺伝子にはコピー数多型が存在

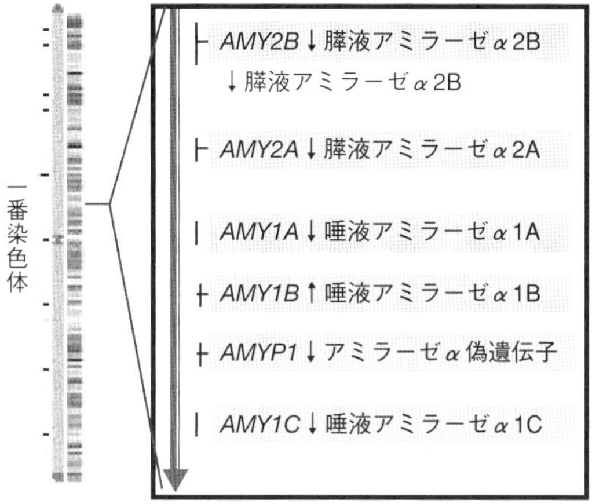

図1-8　アミラーゼ遺伝子のコピー数多型

することが古くから知られていたが，Perry らの研究によると，日本人や欧米の白人のように高デンプン食（米や小麦）を主食とする人たちとデンプン食を主食としないロシアのヤクート族やアフリカのビアカ族とを比較すると，ヤクート族やビアカ族の *AMY1* 遺伝子のコピー数が5—6回程度であるのに対して，日本人や白人は7—8回程度であるという（図1-9）[10),11)]。狩猟採集生活から農耕栽培生活への適応として，*AMY1* 遺伝子のコピー数の増加した個体が出現し，その数が増加したと考えられている（positive selection）。各農耕文化の主要デンプン作物については，図序-3（p.13）を参照されたい。チンパンジーやボノボの *AMY1* 遺伝子のコピー数は2または0で，これらの動物は実際，デンプン質の高濃度のものは常食としていない。ヒト・ゲノムに多様性を生み出す主要な様式である SNP が，塩基配列の相違という定性的な多型だとすると，遺伝子のコピー数多型 CNV は，ヒト・ゲノムに定量的な多様性を生み出す主要な多型といえるかもしれない。

しかしながら，このような「定性的な」ならびに「定量的な」多型部位を個々に解析することに対して疑義を唱える人もいる。わずか2，3種類の候補遺伝子と表現型の相関解析では，個人がもつ「宇宙」のように広大な DNA 多

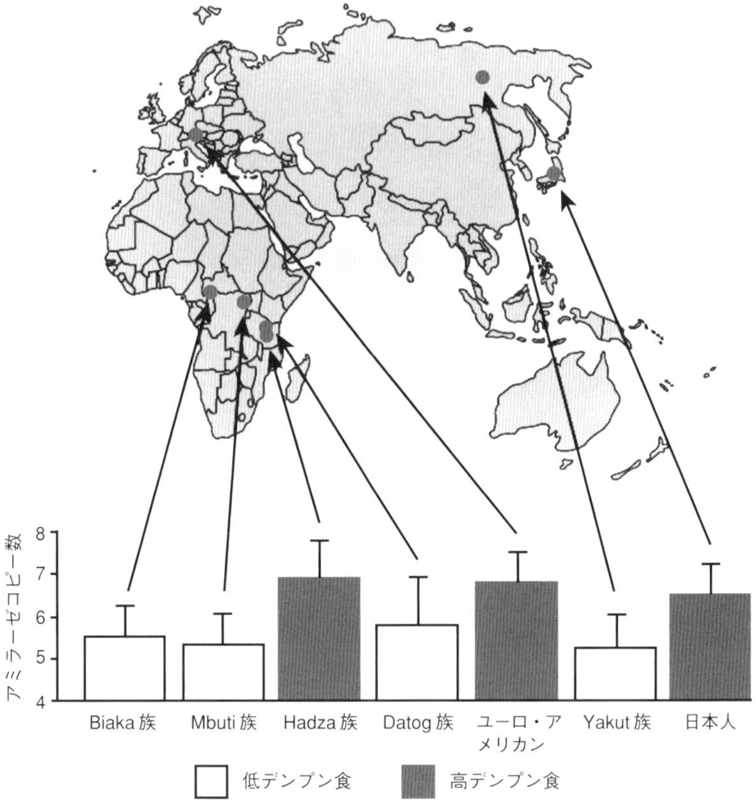

図1-9　唾液アミラーゼ遺伝子のコピー数多型[11)]

型のほんの一部しか調べられないからである。染色体上のある部位に特定のSNPアリルをもつ個人は，そのSNP部位の近傍に存在する別の多型部位にやはり特定のアリル（近傍のSNPアリルと連鎖したSNPアリル）があると推測できる場合が多い。この関係は「連鎖不平衡」（LD：linkage disequilibrium）といわれ，染色体上での特定のSNPアリルの組み合わせを「ハプロタイプ」（haplotype）という。このハプロタイプを用いることで一般的なDNA多型分類の体系的研究を効率化することが可能になる[12)]。

(3) 現在進行中のヒト・ゲノムの多様性解析プロジェクト

国際ハップマッププロジェクトは，ヒト・ゲノム全体の一般的なDNA多型についての公共データベースを作成し，疾患遺伝子研究に必要な情報をハップマップという形で提供することを目的として，2002年10月にワシントンDCでスタートした。このプロジェクトは，ヒト・ゲノムプロジェクトが提供したヒト・ゲノムの全塩基配列情報を土台にして，ハプロタイプ分類に使用できるコモンSNPについてのデータベースを提供している。ハップマップデータは，医科遺伝学研究の立案や解析のための情報提供を第一の目的としているが，ハップマップのようなゲノム全域にわたる多型情報によって，集団内の多様性を作り上げた淘汰圧についても調べることができる。

2003年9月には，米国を中心とするENCODE (Encyclopedia Of the Human DNA Elements) プロジェクトがスタートした。ヒト・ゲノム計画により完全解読されたヒト・ゲノム上に，遺伝子の機能を担う領域を全て書き込んで，ヒト・ゲノムの百科事典を作成することを目指した計画といえる。2007年のENCODEプロジェクトの報告では，ヒト・ゲノムの1％にあたる部分3,000万塩基対（そのうち半分の1,500万塩基対はすでに生物学的に興味のある14の領域）をあらかじめ選び，徹底的に調べている[13]。

この原稿を仕上げている最中に，NIHからのe-mail (NIH news) が届き，1,000人ゲノムプロジェクトがスタートしたという内容であった[14]。世界の異なる人種から1,000人を集め，ヒト・ゲノムの多様性を徹底的に比較するようである。そのメールには，このプロジェクトはおよそ3年間で終了し，1人当たり300～500万円程度の経費がかかると記されていた。ヒト・ゲノム計画では，1つのヒト・ゲノムを解読するのにおよそ10年間で3,000億円かかったことを考えると隔世の感がある。将来，1人のゲノムを1ヶ月，1,000ドルの経費で解読できる時代がくると予測されている。

ヒト・ゲノムはヒトが創り出したものではない。自然が造り出した最も複雑なものの1つといえる。だからこそ，人はヒト・ゲノムを完全解読し，その多様性の意義を理解することが自然をよりよく理解することに通じるのである。

「而今の山水は，古仏の道現成なり。ともに法位に住して，究尽の功徳を成ぜり。空劫已前の消息なるがゆえに，而今の活計なり」（道元，正法眼蔵，山水経，1240）

文　献

1）http://www.ncbi.nlm.nih.gov/Genomes/, 2008.

2）http://genetics.faseb.org/genetics/ashg/policy/pol-30.htm, 2008.

3）ワトソン JD，ベリー A，青木薫訳：DNA，講談社，2003，p41-68.

4）ダーウィン C，石田周三訳：人間の由来，白揚社，1950.

5）United States Government Accountability Office：NUTRIGENETIC TESTING. Tests Purchased from Four Web Sites Mislead Consumers. http://www.gao.gov/cgi-bin/getrpt?GAO-06-977T, 2008.

6）Brown TA: Genomes 3, Garland Science, 2007.

7）Chimpanzee Sequencing and Analysis Consortium: Initial sequence of thechimpanzee genome and comparison with the human genome. *Nature*. 2005; 437; 69-87.

8）Conrad DF, Andrew TD, Carter NP et al.: A high-resolution survey of deletion polymorphism in thehuman genome. *Nature Genetics*. 2006; 38; 75-81.

9）Redon R, Ishikawa S, Fitch KR et al.: Global variation in copy number in the human genome. *Nature*. 2006; 444; 444-454.

10）Perry GH, Dominy NJ, Claw KG et al.: Diet and the evolution of human amylase gene copy number variation. *Nature Genetics*. 2007; 39; 1256-1260.

11）Novembre J, Pritchard JK, Coop G.: Adaptive drool in the gene pool. *Nature Genetics*. 2007; 39; 1188-1190.

12）The International HapMap Consortium: A haplotype map of the human genome. *Nature*. 2005; 437; 1299-1320.

13）The ENCODE Project Consortium: Identification and analysis of functional element in 1 % of the human genome by the ENCODE pilot project. *Nature*. 2007; 447; 799-816.

14）http://www.nih.gov/news/health/jan2008/nhgri-22.htm, 2008.

第2章　ビタミン研究における個体差の問題

香川靖雄*

1. ビタミン欠乏症，過剰症と個体差

（1）推奨量の仮説と遺伝子多型の現実

日本では個人対応栄養指導というと肥満遺伝子や高血圧関連遺伝子というメタボリックシンドロームの多型対応指導のイメージが大きいが，第6章で述べるように欧米では検査する遺伝子多型も，指導して投与する栄養素もその多くがビタミン関連であるので，ビタミンの個人差とそれへの対応が重要であることをまず指摘しておきたい。その理由は，内臓肥満やそれからメタボリックシンドロームとして発症する軽度の高血圧，高血糖自体はそれほど有害ではないが，さらに進行して炎症反応，活性酸素が発生するときに，抗酸化ビタミンが必要であり，動脈硬化や神経細胞障害を防ぐ葉酸，ビタミン B_6，B_{12} 等の個人対応の摂取が必要だからである。また，肥満に対するエネルギー代謝には互換性があり，1種類の多型は代償可能性が高いためである。

本書の中心的な課題である遺伝子多型（genetic polymorphism）とは健常者人口内の遺伝子の多様性を指し，その頻度が1％以上高い遺伝子変異と定義されている。一方で，食事摂取基準（dietary reference intakes）[1)]では健常者全人口に対して一律に，集団の平均値が推定平均必要量（estimated average requirement：EAR）（図2-1中央）を定める。推定平均必要量によって十分健康を維持できる個体は全体の半数である。これに原則として標準偏差（SD）の2倍の「範囲」を持たせて推奨量（recommended dietary allowance：

＊ 女子栄養大学栄養学部

RDA）が策定されている（図2－1の上半分）。これによって推奨量は性・年齢階級ごとにその97～98％の人が1日必要量を満たせる推定摂取量とされているのである[1)]。原則として「推定平均必要量＋標準偏差（SD）×2」と定めた統計的扱いは必要量が正規分布をするという仮定に立脚している[1)]。しかしビタミン関連の酵素遺伝子に多型があれば，現実の人口には2SDを超えて推奨量に較べて過不足が生じる可能性がある（図2－1）。

ビタミン欠乏症と過剰症については詳細な記述があるが[2)]，ヒト・ゲノムの解明以降，遺伝子多型の視点から必要量が検討されるようになった[3)]。図2－1の下半分は遺伝子の影響を示した図であって，同じビタミンの必要量についてもビタミン依存症[2)]では推定平均必要量の1,000倍にも及ぶビタミンを要する症例がある（図2－1下右端）。このビタミン依存症とは単一遺伝子病に属し，図2－2中央に示すように変異の影響が大きく，多量のビタミンで機能を保つ遺伝子疾患である。一方，ビタミン関連遺伝子多型は，図2－2右に示すように，ビタミンの代謝，機能に関する遺伝子のエクソンの変異によって，そのコードする蛋白質の軽度の機能低下を伴い，また，転写調節部位の変異によってその発現する蛋白質の量に異常がある健常人の多様性を指す。この遺伝

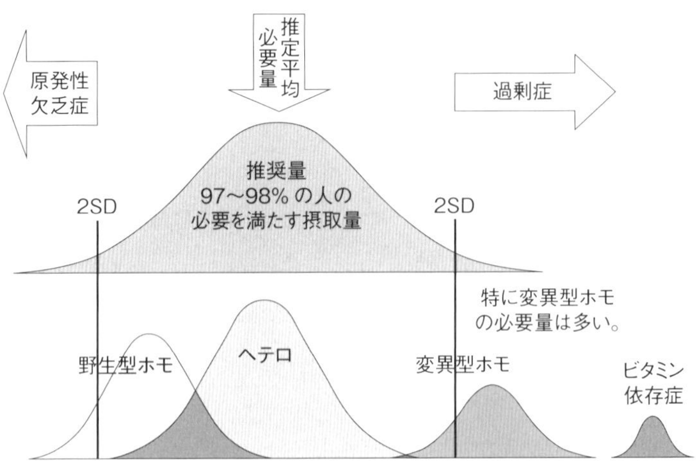

図2－1　推奨量と遺伝子多型，単一遺伝子病[3)]

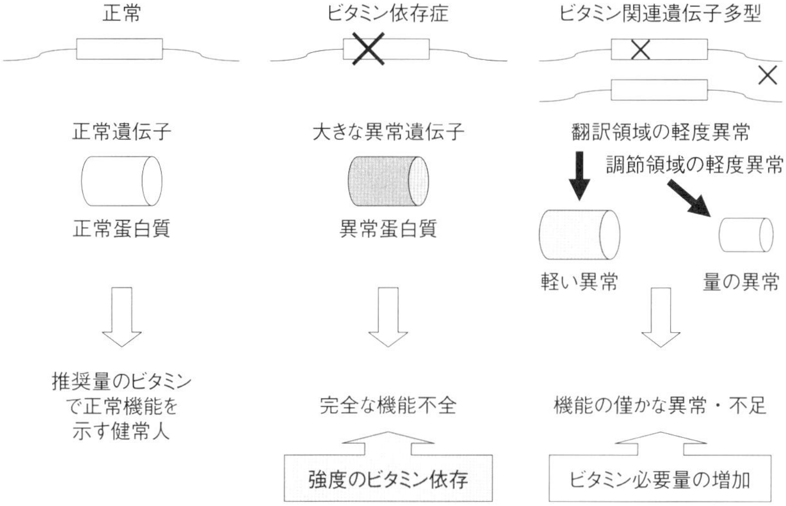

図2-2　ビタミン依存症（単一遺伝子病）とビタミン関連遺伝子多型[3)]

子多型では野生型同型接合体（ホモ），異型接合体（ヘテロ），変異型同型接合体（ホモ）の相違が大きい場合には，３種の接合体間に有意の差があって，健常人（多型は健常人）においても正規分布が崩れ，現在の推奨量では不足する個体がいるのである。例えば，メチレンテトラヒドロ葉酸還元酵素（MTHFR）の C677T 多型の TT 型では CC 型の 3.4 倍も多く脳梗塞を発症するのである（図２-３）[4)]。しかし，これは従来の葉酸欠乏症である巨赤芽球性貧血[2)]の発症ではない[4)]。高齢社会を迎えて潜在性（suboptimal）のビタミン欠乏が多型，すなわち遺伝的個人差によって生活習慣病の発症に差があることが重視されるようになったのである[5),6)]。

この遺伝子多型が健常人口集団に存在するという現実は，現在の医療が単なる母集団の平均値に基づく「evidence based medicine」から，遺伝的な個人差に対応する個人対応医療（personalized medicine）への移行を促し[5)-8)]，栄養学ではニュートリゲノミックス（nutrigenomics）の発展となって現れている[7),8)]。ビタミン摂取量には著しい個人差があり，サプリメントを含む国

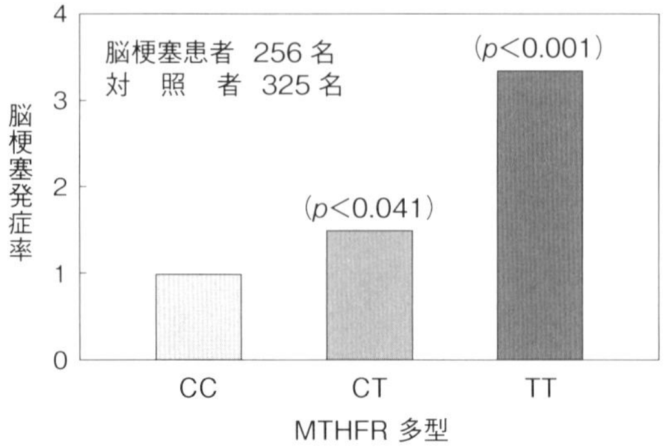

図2-3　メチレンテトラヒドロ葉酸還元酵素 C677T 多型の中で TT 型の頻度は 15%を占め，脳梗塞発症率が高い[4]

民健康・栄養調査[9]の結果はファルマコゲノミックス（pharmacogenomics）に近い動態となる。ビタミン B_1 の1日摂取量は 8,762 人の平均値が 1.52 ± 6.28 mg と推奨量を満たしているが，変動係数が 4.1 もあり，摂取量上位1％が 20.8 mg，下位1％が 0.2 mg と 100 倍も違う[9]。このためいかに母集団が大きくとも摂取量の範囲から必要量を求めることはできない。また，いかに厳密に摂取量，代謝条件を一定にしても，排出量は，例えばビタミンC 1 mmol（176 mg）投与で，3.4 mg から 85 mg と大きい個人差がある（第4章，p.108 参照）[3]。このようにビタミン代謝には大きな個人差があるので，個人対応医療の基盤から述べる。

（2）ビタミン研究初期のデータにおける個人差

個人差が問題となるビタミン欠乏症（hypovitaminosis）は摂取量が需要を下回り，体内プールを消費した段階から特有な症状を示す[2),5]。この個人差の問題は，ゲノム研究とは関係のない高木兼寛のビタミン研究の最初の論文から明瞭であった[10]。1882 年に 11 か月の航海中に白米食により軍艦龍驤（りゅうじょう）の乗員 370 名中脚気による死者 25 名，罹患者 169 名が出たのに対して，1884 年に洋食麦食に変えた軍艦筑波（つくば）では同様の航海中に乗員 334 名中脚気による死者 0

名，罹患者14名であった[10)]。しかし，白米食で約半数が脚気に罹患しなかったという個人差を反論の根拠の1つとして，脚気の栄養説を否定し，感染説，中毒説などが主張された。1929年にC. Eijkmanにノーベル賞が授与された以降も1940年まで脚気は多数発生した[11),12)]。1932年以降，東京大学島薗内科で，香川昇三は脚気患者や実験志願者20名を結晶ビタミンB_1によって回復させる臨床研究を行った[11),12)]。その診療歴によると回復日数も5—40日と異なり，浮腫や神経障害に大きな個人差が記録されている[11)]。そこで，症状に合わせてビタミンB_1量は重症患者には5 mg，軽症患者には0.2 mgを数回に分け，回復まで合計最低1 mgから最高158 mgという個人対応ビタミン投与が行われた[11)]。この投与量の差は過去の食事歴の差が大きかったと推定されるが，仮に環境因子を揃えても個人差が存在する[5)—8)]。

もしも個人差がなく，従来の「所要量」という1点の数値よりも「充足率」が不足すれば，軍艦龍驤の全乗員は脚気になるはずである。そこで，「所要量」「充足率」を廃止し，冒頭の項で述べた図2-1のように標準偏差の2倍の「範囲」を示したのが現在の食事摂取基準である[1)]。そこで，半数が脚気に罹患した軍艦龍驤の乗員（18—29歳男性）はビタミンB_1を推定平均必要量（1.2 mg/日），4%が脚気に罹患した軍艦筑波の乗員は1.4 mg/日の推奨量に近い摂取であったかもしれない。

（3）多型個体の長期必要量

現在の推奨量を短期の出納実験だけで決定しては高齢社会の生活習慣病，老化，認知症などの予防に対応できないことは図2-3で明らかである[4)—7)]。そこで，現在の食事摂取基準[1)]は推定平均必要量に疫学研究の結果も加える場合もある。例えばビタミンCの摂取量が80 mg/日で排泄が急増するという根拠に加え[1)]，20年間追跡した脳卒中発生の疫学の結果[13)]も成人推定平均必要量85 mgの根拠とするのである[1)]。食事摂取量から算出した長期の栄養摂取量は食品を秤量しても不正確であると指摘されており[1)]，筆者らはビタミン等の均一組成の濃厚流動食を経皮的内視鏡胃瘻造設術[5),14)]の経管栄養患者に半年以

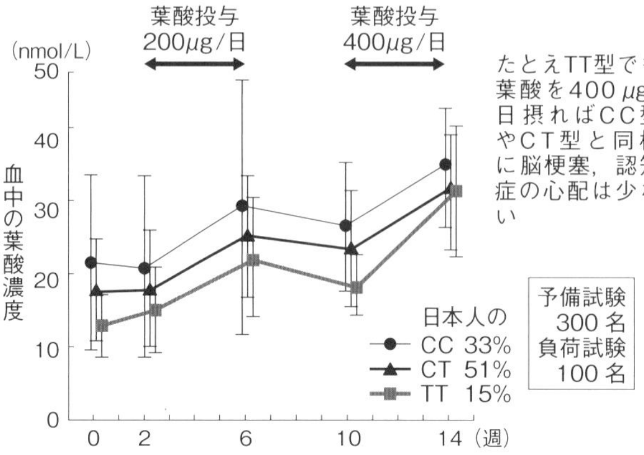

図2-4　遺伝子多型と葉酸血中濃度[15)]

上，正確に投与したが，多数の栄養評価項目には大きい個体差があった[14)]。

環境因子と並んで必要量に大きく影響するのは遺伝因子である[5)-9)]。図2-1の上半分のビタミン必要量の度数分布が正規分布するという仮定が成立しない例に挙げた図2-3のMTHFRC677T多型のTT型では，長期の指標として脳梗塞の発症率を用いているが，中間指標を用いても，他群と有意差がある。血清葉酸はCC多型，CT多型に比してTT型が有意（$p<0.001$）に低く，血清ホモシステイン（tHcy）が有意（$p<0.005$）に高い[15)]。さらに葉酸負荷試験を100名に行って400 μg/日を投与すれば，TT多型の個体も血清葉酸濃度，tHcyとも対照と同レベルに回復できる（図2-4）[15)]。個々の多型についての長期必要量は第4章で述べる。

（4）ビタミンの摂取基準

まず，ビタミンの推定平均必要量[1)]，欠乏症，B群については補酵素名，分布を，水溶性ビタミンと脂溶性ビタミンに分けて，それぞれ表2-1，表2-2に示す[8)]。ビタミンの「真」の望ましい摂取量は個人ごとに異なり，また個人内でも変動する[1)]。そのため，健康増進と欠乏症予防にとって「真」の望ましい摂取量は測定困難で，ある値が正しいと断定はできないが，健常人の値は正規分布に近いと推定して，従来のデータから「推定平均必要量」「推奨量」という推測値を決めることはできると考えたのである（図2-1上）[1]。ここで測定困難な「真」の望ましいビタミン摂取量にゲノム研究が寄与するのである。

表2-1　水溶性ビタミンの推定平均必要量と欠乏症，補酵素，主な酵素反応（精製食品の偏食にみられる）

ビタミンB群	推定平均必要量**	欠乏症
ビタミンB_1（thiamin，チアミン）	男 1.2 mg　女 0.9 mg	脚気　ウェルニッケ症候群
ビタミンB_2（riboflavin，リボフラビン）	男 1.3 mg　女 1.0 mg	口角炎，脂漏性皮膚炎，角膜炎
ナイアシン（niacin，ニコチン酸）	男 13 mgNE*　女 10 mgNE*	ペラグラ（皮膚炎，下痢，神経症状）
ビタミンB_6（pyridoxine，ピリドキシン）	男 1.1 mg　女 1.0 mg	口角炎，皮膚炎
パントテン酸（pantothenic acid）	男 6 mg 女 5 mg	ニワトリ皮膚炎　手足の麻痺
ビオチン（biotin）	45 μg	皮膚炎
葉酸（folic acid）	240 μg　上限量 1 mg	大血球性貧血，心筋梗塞，認知症
ビタミンB_{12}（cobalamin，コバラミン）	2 μg	悪性貧血，Hunter 舌炎，神経障害
ビタミンC（ascorbic acid，アスコルビン酸）	85 mg	壊血病，メラーバロウ病

（上段に続く）

補酵素	関与する反応
チアミンピロリン酸（TDP）	アルデヒド基転移，ケト酸脱炭酸（糖代謝）
フラビンアデニンジヌクレオチド（FAD） フラビンモノヌクレオチド（FMN）	脱水素（呼吸）脱水素（NADH など）
ニコチンアミドジヌクレオチド（NAD）　NAD リン酸（NADP）	脱水素（呼吸）還元反応（生合成）
ピリドキサールリン酸（PALP）	アミノ基移転（アミノ酸代謝）
コエンザイム A（CoA）アシルキャリア蛋白質（ACP）	アセチル基転移（脂肪酸代謝）
ビオシチン	炭酸固定（脂肪酸合成）
テトラヒドロ葉酸（THF）	ホルミル基転移（核酸合成）
ベンツイミダゾールB_{12}補酵素	炭素鎖切断（核酸合成）
	酸化還元

（上段に続く）

分布	血中濃度***，#血清濃度
未精白穀類，胚芽，酵母，豚肉	55.1 ± 12.2 ng/dL
肝臓，牛乳，卵，緑葉	85.9 ± 17.1ng/mL
肝臓，酵母，緑黄色野菜，胚芽	487.0 ± 119.5 mg/dL
酵母，肝臓，胚芽，卵，牛乳	#11.4 ± 7.7 ng/mL
酵母，肝臓，肉類，魚介類	
肝臓，魚肉	#1.94 ± 1.41 ng/mL****
ほうれん草，肝臓，茶，のり	#8.05 ± 2.49 ng/mL
肝臓，牛乳，魚介類	#615.1 ± 215.1 pg/mL
野菜，果物	#1.25 ± 0.25 mg/dL

* NE はナイアシン当量，トリプトファン 60 mg から 1 mg 生成　文献 1）
** 30-49 歳の値　文献 1）
*** 女子栄養大学学生（n＝192－299）文献 17）
**** 女子大学生（n＝86）文献 16）

表2-2　脂溶性ビタミンの推定平均必要量と欠乏症（続発性は胆道疾患にみられる）

脂溶性ビタミン，名称（化合物名，日本語名）	推定平均必要量
ビタミンA（retinol，レチノール）	（μgRE） 男 550 μg　女 450 μg　許容上限 3.0 mg
ビタミン（D calciferol，カルシフェロール）	5.0 μg＊
ビタミン（E tochopherol，トコフェロール）	8 mg（α型）　上限　男 800 mg　女 700 mg
ビタミン（F linoleate, リノール酸）（linolenate, リノレン酸）（arachidonate，アラキドン酸）	n-6 系は%エネルギーを 10 未満，n-3 系は%エネルギーを 2.6 以上
ビタミンK（phylloquinone，フィロキノン）	男 75 μg 女 65 μg

（上段に続く）

欠乏症	分布	血清濃度，＊血漿濃度
夜盲症　角膜乾燥症　毛孔角化症　免疫低下	肝油　バター　緑黄色野菜	42.0±12.4 μg/dL レチノール
くる病　骨軟化症	肝油　卵黄　魚類	約 30 ng/mL 25(OH)D_3
不妊症　新生児溶血性貧血	胚芽　レタス　大豆油（動物性食品に少ない）	1.27 ± 4.3 mg/dL αトコフェロール
皮膚炎　成長停止　動脈硬化症	植物油(リノール酸)ナタネ油(リノレン酸)肝臓(アラキドン酸)	
血液凝固遅延	緑葉　納豆	＊約 0.5 ng/mL フィロキノン

1）推定平均必要量

本章で扱うビタミン欠乏症（hypovitaminosis）を規定する推定平均必要量はそれぞれの性・年齢階級に属する人々の50%が必要量を満たすと推定される1日当たりの摂取量である（図2-1中央）[1]。各栄養素について，出納実験や血清の栄養素濃度の維持に必要な最低の栄養摂取量から推定平均必要量を求める。水溶性ビタミンについては負荷試験や出納実験が広く行われているが[1),5),8),9)]，この根拠となる研究論文の数値（参照値）はごく一部の体位・年齢・性で得られたものに過ぎない。しかし，体重の大きい個人ほど多くの栄養素を必要とし，また性や年齢，活動度でも必要量が異なる。そこで，これらの個人差を補正するために基準に定める外挿法で全ての性・年齢階級別に日本人の必要量の平均値を推定したものである[1]。計算の基礎となる基準体位は平成13（2001）年度国民栄養調査の性・年齢階級における身長と体重の中央値，0—11か月の乳児に関しては2000年乳幼児身体発育調査の該当月齢の中央値を用いて策定してある[1]。

表2-3　ビタミンの食事摂取基準（1日当たり）[1)]

年齢（歳）	ビタミンA（μgRE）			ビタミンD（μg）		ビタミンE（mg）				ビタミンK（μg）		ビタミン B_1（mg）		ビタミン B_2（mg）	
	推奨量		上限量	目安量	上限量	目安量		上限量		目安量		推奨量		推奨量	
	男性	女性				男性	女性	男性	女性	男性	女性	男性	女性	男性	女性
1～2	250	250	600	3	25	5	4	150	150	25	25	0.5	0.5	0.6	0.5
30～49	750	600	3,000	5	50	8	8	800	700	75	65	1.4	1.1	1.6	1.2
70以上	650	550	3,000	5	50	7	7	700	600	75	65	1.0	0.8	1.1	0.9

年齢（歳）	ナイアシン（mgNE）			ビタミン B_6（mg）			葉酸（μg）		ビタミン B_{12}（μg）	ビオチン（μg）	パントテン酸（mg）		ビタミンC（mg）
	推奨量		上限量	推奨量		上限量	推奨量	上限量	推奨量	目安量	目安量		推奨量
	男性	女性		男性	女性						男性	女性	
1～2	6	5	－	0.5	0.5	－	90	－	0.9	20	4	3	40
30～49	15	12	300（100）	1.4	1.2	60	240	1,000	2.4	45	6	5	100
70歳上	11	9	300（100）	1.4	1.2	60	240	1,000	2.4	45	6	5	100

2）推奨量と目安量

各ビタミンの推奨量，目安量，上限量は表2-3に示す[1),8)]。推奨量とはある性・年齢階級に属する人々のほとんど（97～98%）が1日の必要量を満たすと推定される1日の摂取量を指す[1)]。図2-1のように，推奨量は原則として「推定平均必要量＋標準偏差の2倍」とし，ビタミンの推定平均必要量に1.2という推奨量算定係数を掛けるが，例外はビタミンAの1.4だけである[1)]。

推奨量算定の十分な科学的根拠が得られないビタミンについては目安量（adequate intake：AI）を定める[1)]。ある性・年齢階級に属する人々が，良好な栄養状態を維持するのに十分な摂取量と定められた[1)]。ビタミンA以外の脂溶性ビタミンとビオチン，パントテン酸は目安量である。目安量の手がかりになる国民健康・栄養調査の値[9)]はビオチンについてのみ報告がない[9)]ので，筆者らはバイオアッセイによるビオチン定量法を確立し，体内動態を測定して，現在の目安量がほぼ妥当なことを確認した[16)]。

3）目標量（dietary goal）

生活習慣病を予防するための目標量が定められている栄養素があるが，全ビタミンについて目標量が策定されていない[1)]。その根拠となる国民健康・栄養調査ではビタミン摂取量は測定されているが，ビタミンの血清濃度は全く定量されていないのも理由の1つである。女子栄養大学では192―299名について表2-1の右端に示す血中または血清の10種のビタミン濃度の平均値と標準偏差，摂取量とその標準偏差，推奨量を超える人数の割合を定量している[17]。これはビタミン目標量の重要な資料となるが，さらに生活習慣病，老化などの予防のために慢性実験と疫学調査で目標量を確立しなければならない[8]。心血管疾患，認知症の予防に必要な血清葉酸，血清ホモシステインの定量は米国の

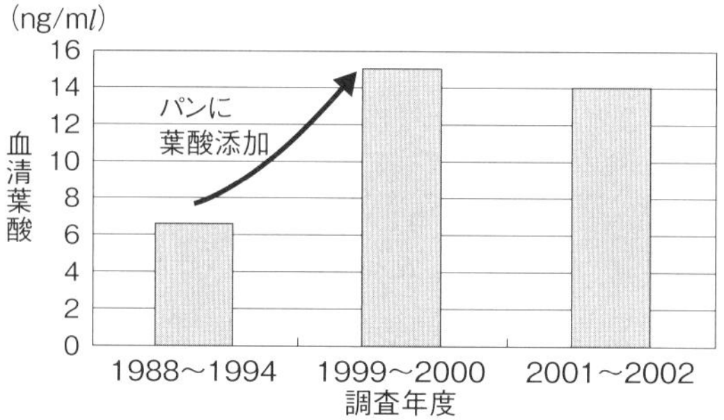

図2-5　米国民の食品葉酸強化で血清葉酸増加[18]

米国健康栄養調査　血清葉酸推移

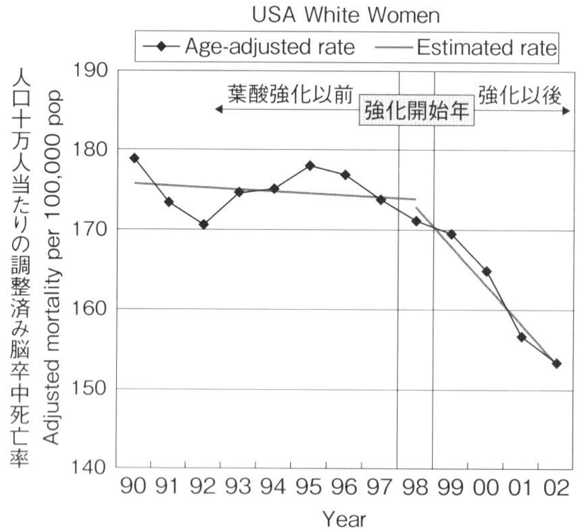

図2-6　米国人の脳卒中死亡率と葉酸強化[19]

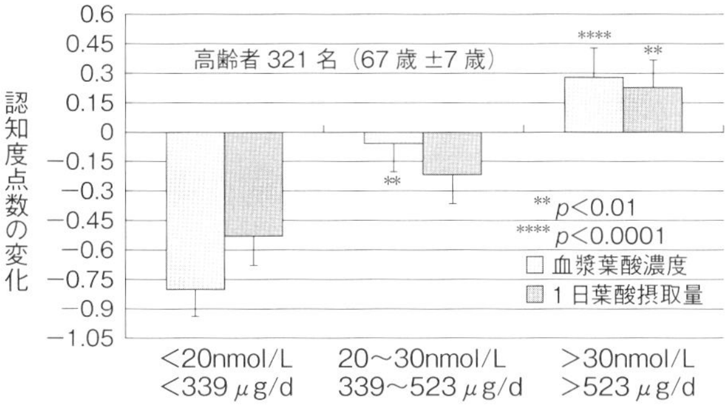

図2-7　認知症も葉酸摂取量の増加で３年間で予防[20]

国民栄養調査（NHANES）で行われ，その結果葉酸は米国などでは1998年から穀類に葉酸140 μg/100 gを強制的に強化した。その結果，血清葉酸は上昇し（図2-5）[18] 3億人国民の脳梗塞死亡率を劇的に減少させた（図2-6）[19]。また認知症を予防することも多数の研究で立証された（図2-7）[20]。しかし，わが国では推奨量は諸外国の400 μgの約半分の240 μg[1]と低く葉酸の目標量も定めていないことは早急に改善を要するのである[8]。

4）上限量（tolerable upper intake level：UL）

本章で扱うビタミン過剰症（hypervitaminosis）を規定する上限量についても，毒性に基づいて統計学的な範囲が策定されている[1]。これはある性・年齢階級に属するほぼすべての人々が，過剰摂取による健康障害を起こすことのない最大限の栄養素摂取量である[1]。真の「上限量」は理論的にはヒトを対象とした研究による「健康障害が発現しないことが知られている量」の最大値（健康障害非発現量＝最大無毒性量＝NOAEL：no observed adverse effect level）である[1),8]。しかしヒトの健康障害非発現量に関する研究は非常に少なく，安全のために健康障害非発現量を不確実性因子（UF：uncertain factor）で割った値を上限量とした[1),8]。一方，サプリメント等から過剰摂取による健康障害発現症例が報告されているときには「健康障害が発現したことが知られている量」の最小値（最低健康障害発現量＝最小毒性量＝LOAEL：lowest observed adverse effect level）の UF を 10 として，最低健康障害発現量を 10 で割った値を健康障害非発現量の推定値とする。UF はビタミン E で 1，ビタミン D では 1.2，ビタミン A では 1.5，ナイアシン，ビタミン B_6，葉酸では 5 と策定された。今日では 6 種のビタミン（ナイアシン，ビタミン B_6，A，E，D，葉酸）のみに上限量が定められ，葉酸は食品以外からの摂取について定めた[1]。各ビタミンについては，ビタミン過剰症の項で説明する。

（5）ビタミン欠乏症（hypovitaminosis）

摂取不足による原発性ビタミン欠乏症の他に，様々な疾患でビタミンの利用，消費に変化があって起こる欠乏症は続発性（二次性）ビタミン欠乏症と呼ばれる[2),5)]。ビタミン欠乏症については詳細な専門書があるので[2),5)]本書では必要な記述に止める。続発性脂溶性ビタミン欠乏症に共通するのは，胆道疾患であり，脂溶性物質の消化・吸収の障害による。それぞれのビタミンに特異性の高い症状もあるが，多くのビタミンは細胞の成長，更新に不可欠なため，成長遅延，皮膚炎など，細胞の成長の早い組織に非特異的に現れる症状も多い。ことに軽度不足の場合は倦怠感，肌荒れ，食欲低下などであるため，血中のビタミン濃度（表 2 - 1，表 2 - 2）[8)]や，補酵素の欠乏に強く影響される酵素活性で判断されることが多い[2)]。最近では，疾患のゲノムスキャンという染色体上の座位を決める遺伝子研究法から意外なビタミン欠乏症が発見された例がある[21)]。以下，各欠乏症について，本書の記述に必要な概略を述べる。

1）ビタミン B_1 欠乏症

国民健康・栄養調査のビタミン B_1 摂取量の平均値は 1.52 mg で推奨量を満たしているが，50%の人は 0.80 mg 以下である[9)]。これで起こる潜在性ビタミン B_1 欠乏症は食欲不振，倦怠感など非特異的な症状で始まる。そこで，潜在性ビタミン B_1 欠乏病態の確定診断基準として溶血赤血球トランスケトラーゼの TPP による活性化が 15%以上の場合と提案されている[2)]。顕在性の欠乏症は脚気[2),5),11)]や脳性脚気（ウェルニッケ - コルサコフ症候群）[2),5)]として知られる。末梢神経の多発性神経炎は乾性脚気であり[2),11)]，腱反射の消失を伴い，衝心脚気による心拡張，浮腫が顕著なときが心血管性（湿性）脚気である[2),11)]。ウェルニッケ－コルサコフ症候群はアルコール中毒に多く，重篤な急性出血性灰白脳炎による眼振，記銘障害，作話などを伴う。原発性ビタミン B_1 欠乏症は白米やラーメンの長期単独摂取や輸液にビタミン B_1 を混合後放置した場合に報告されている。続発性ビタミン B_1 欠乏症は甲状腺機能亢進症，妊娠，授乳，発熱などによるエネルギー消費の増加，下痢などによる吸収不良，肝疾患などによる利用障害によって起こりやすい[2)]。TPP がピルビン酸脱水素酵素複合体の補酵素である点から，ビタミン B_1 欠乏症では血中ピルビン酸の 0.6 mg%以上の上昇[2)]，血中ビタミン B_1 濃度の 50 ng/m*l* 以下の減少が常にみられる[2)]。また，上述の赤血球トランスケトラーゼ活性の TPP による回復試験が有用である。従来，生下時低体重がビタミン B_1 欠乏症とはされなかったが，ゲノムスキャンで 7q34-q35 に 3.1 という最も高いロッドスコアを示す原因遺伝子がサイアミンピロホスホキナーゼであり，その多型が原因とされた[21)]。

2）ビタミン B_2 欠乏症

国民健康・栄養調査のビタミン B_2 の摂取量平均値は 1.52 mg で推奨量を満たしているが，標準偏差は 5.21 mg もあり，25%の人は 0.83 mg 以下である[9)]。この潜在性ビタミン欠乏症は羞明，流涙，口舌の灼熱感がある[5)]。口角炎と口唇表面の朱色化（口角症）が特徴的であるが，非特異的な成長障害，脂漏性皮膚炎，あるいはさめ肌がある。原発性ビタミン B_2 欠乏症は牛乳等の動物性食品の摂取不足が多い。原発性ビタミン B_2 欠乏状態は，慢性的な下痢，肝疾患，慢性アルコール中毒などで，ビタミン B_2 30 μg/クレアチン g 以下の尿中排泄とビタミン B_2 欠乏症の臨床症状を伴う。ビタミン B_2 による赤血球中グルタチオン還元酵素の活性上昇もみられる。

3）ナイアシン欠乏症

国民健康・栄養調査のナイアシンの摂取量平均値は 14.9 mg で推奨量に近いが，標準偏差は 7.6 mg もあり，25%の人は 9.6 mg 以下である[9)]。これで潜在性ナイアシン欠乏症があると推定できる。ナイアシン欠乏症の初期症状は筋肉虚弱，皮膚発疹がある。ペラグラと呼ばれる皮膚炎（紅斑，水疱），下痢，認知障害（dermatitis, diarrhea, dementia）の三主徴が特異的である[5]。ナイアシンはトリプトファンからもつくられるので，原発性欠乏症は，トリプトファン含量が少ないとうもろこしを主食とする地域に起こる。続発性ナイアシン欠乏症は，下痢，肝硬変，アルコール中毒，イソニアジド（ナイアシン類似体）による結核治療，悪性カルチノイド腫瘍（トリプトファンが異常代謝）などがある。N′メチルニコチンアミド0.8 mg/日以下の排泄で欠乏症と診断できる。

4）ビタミンB_6欠乏症

国民健康・栄養調査のビタミンB_6の摂取量平均値は1.72 mgで推奨量を満たしているが，標準偏差は5.51 mgもあり，50%の人は1.09 mg以下である[9]。したがって潜在性ビタミンB_6欠乏症があり得る。脂漏性皮膚病，舌炎，口角症，末梢性神経障害，ビタミンB_6欠乏による幼児のけいれん，成人の貧血がみられる[2),5]。原発性欠乏症は乳児用調乳中のビタミンB_6破壊の例がある。続発性ビタミンB_6欠乏症は吸収不良，アルコール中毒，イソニコチン酸ヒドラジド，サイクロセリン，ペニシラミン等の過剰消費で起こる。ピリドキサールリン酸の全血液中の濃度は参考になる。ビタミンB_6欠乏症において，赤血球グルタミン酸ピルビン酸トランスアミナーゼとグルタミン酸オキサロ酢酸トランスアミナーゼ活性は低下するが，健康人における値の幅は，遺伝子多型，肝臓，心臓の疾患で大きく変動するので，欠乏症診断には不向きである。

5）葉酸欠乏症

国民健康・栄養調査の葉酸の摂取量平均値は294 μgで推奨量を満たしているが，標準偏差は147.3 μgもあり，25%の人は199.5 μg以下である[9]。これで潜在性葉酸欠乏症は高ホモシステイン患者の存在で明白である。日本以外では推奨量は1日400 μgだからである。しかし，米国と異なり[18]，日本の国民健康・栄養調査では葉酸，ホモシステインの血清濃度測定を行っていない。葉酸欠乏には巨赤芽性大赤血球性貧血が特徴的であるが[5]，高齢社会となってからは，葉酸反応性高ホモシステイン血を介して，心筋梗塞，脳梗塞[4]，認知症が起こることが注目される[20]。さらに，妊娠期にエピジェネティックに葉酸が大量に消費されて，欠乏しやすく，神経管閉鎖障害を起こしやすいので，妊娠期のサプリメント使用が勧められている[15]。葉酸欠乏によって血清ホモシステイン（正常範囲 10 μmol/L）が上昇するのでよい指標とされる[15]。

6）ビタミン B_{12} 欠乏症

国民健康・栄養調査のビタミン B_{12} の摂取量平均値は 6.9 μg で推奨量を満たしているが，25%の人は 2.51 μg 以下である[9]。これで潜在性ビタミン B_{12} 欠乏症は起きるかも知れない。巨赤芽性貧血を特徴とする悪性貧血と，後に起こる進行性神経症状に特徴がある[5]。原発性ビタミン B_{12} 欠乏症は菜食主義者にみられ，続発性ビタミン B_{12} 欠乏症はビタミン B_{12} の胃からの吸収に必要な内因子の欠乏する胃切除患者や萎縮性胃炎が代表的である[5]。診断はメチルマロン酸尿の出現で判定する。これは補酵素であるアデノシルコバラミンに依存するメチルマロニル CoA ムターゼの活性低下による。アデノシルコバラミンはリボヌクレオチド還元酵素の補酵素として，デオキシリボ核酸の合成を通して，全細胞の DNA 合成，ひいては造血系の機能を維持する。

7）パントテン酸欠乏症

国民健康・栄養調査のパントテン酸の摂取量分布をみると平均値は 5.5 mg で目安量を満たしているが，50%の人は 5.3 mg 以下である[9]。パントテン酸は名前の通り（ギリシャ語で「広くどこにでもある」の意）食品に広く分布しており，潜在性パントテン酸欠乏症は起きないかも知れない。初期の倦怠感，腹部不快感，そして触覚異常を伴う灼熱足が発症しパントテン酸の投与に対し反応を示した例がある[5]。

8）ビオチン欠乏症

国民健康・栄養調査では摂取量分布は調査されていない[9]。しかし，筆者らの調査ではビオチン摂取量は 48.3 ± 17.4 μg/日であり，62%が目安量 45 μg を満たしていた[11]。ビオチン欠乏症では脂漏性皮膚炎や舌炎がみられる。欠乏症で有名なのは生の卵白の長期摂取であり，ビオチン結合物質であるアビジンが生の卵白に含まれる[5]。プロピオニル CoA カルボキシラーゼの補酵素であるために，欠乏では基質が蓄積したプロピオン酸血（尿）によって診断される。毎日 150～300 μg のビオチン投与によって速効する。欠乏症は，ビオチン補給を伴わない長期の中心静脈栄養でも起こる。

9）ビタミンC欠乏症

国民健康・栄養調査のビタミンCの摂取量分布をみると平均値は116.8 mgで推奨量を満たしているが，50%の人は79.7 mg以下である[9)]。ビタミンCについては，詳細な欠乏実験が行われ，異物代謝酵素の多型の影響を受けることが解明された[22)]。脳卒中の発生頻度から見て潜在性ビタミンC欠乏症は起きていると考えられる[13)]。顕在性のビタミンC欠乏症は壊血病とメラーバロウ病である[2),5)]。コラーゲン合成の必須因子であるため，欠乏では外傷治癒不全，毛細血管が脆弱化し，続いて出血，および骨やその関連構造の障害が起こる多発性の中手骨出血，歯肉出血がみられる。血清ビタミンCの正常範囲は0.6～1.4 mg/dL（34～79 μmol/L），欠乏症では0.2 mg/dL以下（11 μmol/L以下）に低下する[22)]。長期の慢性欠乏では，潜在性のビタミンC不足が脳卒中のリスクとなるので，目標量の設定が望まれる[13)]。

10）ビタミンA欠乏症

国民健康・栄養調査のビタミンAの摂取量平均値は879 μgREで推奨量を満たしているが，50%の人は710 μg以下である[9)]。丁寧な調査で潜在性ビタミンA欠乏症はあり得る[2)]。暗順応障害や夜盲症がビタミンA欠乏症の特徴であり，網膜のロドプシンのレチナールの欠乏で起こる[2),5)]。やや非特異的であるが，角膜乾燥症，角膜軟化症も起こる。小児では欠乏の程度が強く，失明，成長遅延の他，感染抵抗性の低下が大きな死因となる。上皮角化，皮膚の毛包周囲角化症も伴う。

血漿中レチノール濃度は肝臓の貯蔵がなくなってから下降する。レチノール1 μgが3.3旧国際単位に相当し，12 μgのβカロテンと同効果を示す。血清中レチノール約42 μg/dL（表2-2）が正常範囲，10 μg/dL未満（0.35 μmol/L未満）になると欠乏症となる。RBP（レチノール結合蛋白）の平均血漿中濃度は成人男性で47 μg/mL，女性で42 μg/mLである。

11）ビタミンD欠乏症

国民健康・栄養調査のビタミンD摂取量分布の平均値は7.9 μgで目安量を

満たしているが，標準偏差は9.1 μgもあり，50%の人は4.3 μg以下である[9)]。潜在性ビタミンD欠乏症は広く骨密度低下の形で現れる。米国では70歳以上の高齢者のビタミンD推奨量は骨粗鬆症の予防のため，日本の推奨量の3倍にあたる15 μgである[1)]。摂取量不足によるくる病や骨軟化症では，25(OH)D_3の値は10 ng/mL以下であり，1,25(OH)$_2D_3$は測定不能となる。低い血清中リン濃度（正常：3.0～4.5 mg/dL［0.97～1.45 mmol/L］）と高い血清中アルカリホスファターゼ濃度が特徴である。顕在性欠乏症はくる病や骨軟化症が主である[2),6)]。原発性ビタミンD欠乏症は日光（紫外線）照射が不足か，ビタミンD含有食物摂取不足で起こる[2),6)]。続発性ビタミンD欠乏症は，肝臓での25(OH)D_3産生の欠如や，腎臓機能低下で1,25(OH)$_2D_3$の産生の欠如によっても起こる。健常人では，25(OH)D_3の値は25～40 ng/mL（62.4～99.8 nmol/L），1,25(OH)$_2D_3$の値は20～45 pg/mL（48～108 pmol/L）である。

12）ビタミンE欠乏症

国民健康・栄養調査のビタミンEの摂取量分布をみると平均値は10.5 mg αTEで目安量を満たしているが，標準偏差は23.7 mgもあり，50%の人は7.6 mg以下である[9)]。潜在性ビタミンE欠乏症はすぐには現れないが，老化，生活習慣病の促進は活性酸素による。ビタミンEは抗酸化ビタミンであり，その不足は酸化ストレスによる多様な症状を呈する。神経症状としては，深部腱反射の喪失，体幹四肢運動失調症，振動感覚と位置感覚の喪失，眼筋麻痺，筋脱力，脊髄小脳失調である[5),6)]。未熟児における溶血性貧血はビタミンE欠乏症の現れである場合がある。そうした乳児のヘモグロビン濃度は7～9g/dLで，血漿中のビタミンE濃度は低く，網状赤血球増加症と高ビリルビン血症がみられる。欠乏症では血漿トコフェロール濃度は4 μg/mL未満（9.28 μmol/L未満）である。健常者では血漿中のαトコフェロールの濃度は5～10 μg/mL（11.6～23.2 μmol/L）である。成人では脂肪組織でのビタミンE貯蔵量が多いので，欠乏症は稀である。続発性ビタミンE欠乏症は閉塞性黄疸を伴う肝胆汁性疾患には上記神経症状がみられる。

13）ビタミンK欠乏症

国民健康・栄養調査のビタミンKの摂取量平均値は242 μgで目安量を満たしており，標準偏差は206 μgと比較的少なく[9]，潜在性ビタミンK欠乏症は5％以下と推定される。ビタミンK欠乏症は低プロトロンビン血症による出血である[5]。新生児の出血性疾患は，出生後1週間以内にみられ，新生児メレナ（下血）頭蓋内出血，皮下出血がある。新生児では，ビタミンK欠乏を起こしやすい理由は，新生児の肝臓は，プロトロンビン合成能が低く，母乳にはビタミンK含量がわずか1〜3 μg/Lで，新生児の腸は，生後数日間は無菌でビタミンK（メナキノン）が産生されないからである。続発性ビタミンK欠乏症は胆道閉塞や肝疾患で現れる。ビタミンKは，蛋白質のグルタミル基をカルボキシル化して，凝固因子である第Ⅱ因子（プロトロンビン），第Ⅶ因子，第Ⅸ因子，第Ⅹ因子を形成し，骨のいくつかの蛋白質も形成する。したがって，欠乏によってプロトロンビン時間と活性化部分トロンボプラスチン時間が延長するので診断される。またPIVKA（ビタミンK欠乏時産生蛋白）を抗体で測定する。血漿フィロキノン濃度の範囲は0.2〜1.0 ng/mLで，1日にフィロキノンを50〜150 μg消費する。ビタミンK欠乏は骨粗鬆症の誘因ともなるので，中高年では日本の目安量が男性75 μg，女性60 μgに対して，米国ではそれぞれ120 μgと90 μgとなっている[1]。

（6）ビタミン過剰症（hypervitaminosis）

ビタミンの中に明らかな過剰症がみられるものがある[1),2),5]。その大半は医原性であってサプリメント過剰摂取による。天然のビタミン過剰症について，古くから知られていた例はビタミンAであり，北極のイヌイットは白熊の肝臓を致死的な毒物として決して食べない[8]。なぜなら，白熊は食物連鎖の頂点に位置し，プランクトンから魚，アザラシを経て肝臓に蓄積されたビタミンAの量は人体肝臓の数十倍に上る。そのため中毒の危険がある。

ビタミンの上限量（UL）については，先に述べたように最大無毒性量＝NOAEL，不確実性因子＝UF，最小毒性量＝LOAELに基づいて策定されている。定量的に過剰症が実証されている次のビタミンについてのみ記載する[1),2),5)]。UF はビタミン E で 1，ビタミン D では 1.2，ビタミン A では 1.5，ナイアシン，ビタミン B_6，葉酸では 5 と策定された[1)]。ビタミン K には新生児溶血性貧血，ビタミン C には，人体での代謝産物が蓚酸（しゅうさん）であるため尿路結石の可能性が指摘されるが，UL は策定されていない[1)]。現在，サプリメント等で特にビタミン B_1 とビタミン C が推奨量の数倍も摂取されているが，水溶性ビタミンの多くは，過剰摂取分の血清ビタミンは糸球体でろ過されて，原尿からはヒト腎尿細管の各ビタミンの輸送体量で定まる最大輸送量 Tm（tubular maximum reabsorption）以上には再吸収されない。したがってビタミン量を負荷していくと，この腎閾値を超える時点から過剰摂取分は尿中に排泄されて，血清ビタミン濃度は一定量を超えないため，過剰症は発生しないと推定されている。しかし，排出には時間がかかることから大過剰の水溶性ビタミン摂取であっても遺伝子発現で異常が検出される（図 2-15，p.73）。全ての薬物ではその分解，機能障害，代謝に著しい個人差が知られているが，ビタミン代謝にも著しい個体差があることについては，第 3 章，第 4 章で詳しく述べる。

1）ナイアシン

ナイアシンは高脂血症患者へ大量投与されており，消化不良，下痢，便秘，肝機能障害があるのでニコチンアミドの NOAEL を 1.5 g/日，LOAEL を 3 g/日として，上限量は 300 mg である[1)]。国民健康・栄養調査のナイアシンの摂取量最高位 1 %の人でも 40 mg である[9)]。

2）ビタミン B_6

国民健康・栄養調査のビタミン B_6 の摂取量上位 1 %でも 13.36 mg である[9)]。ピリドキシン大量投与で感覚神経障害を起こすので NOAEL を 300 mg/日とし，上限量を 60 mg とした[1)]。

3）ビタミン A

頭痛が特徴的で，急性毒性では脳脊髄圧が上昇，慢性毒性では頭蓋内圧亢進のほか，皮膚の落屑，筋肉痛，関節痛，肝脾腫，皮膚色素沈着，それから妊婦では胎児奇形がある[1),5)]。胎児奇形のデータに基づき妊婦では NOAEL を

4.5 g/日，上限量を３mgRE（レチノール当量）とし，成人では肝障害によるLOAELを６mg/日から，上限量を３mgRE/日とした[1)]。国民健康・栄養調査のビタミンA摂取量最上位１%の人は3.8 mgと上限量を超えている[9)]。

４）ビタミンD

過剰摂取で筋緊張低下，嘔気，食欲不振，高カルシウム血症，腎石灰化症，異所性石灰化，腎不全が起こる[5)]。血清カルシウム濃度を根拠にNOAELを60 μg/日として上限量を米国と同様，50 μg/日とした[1)]。国民健康・栄養調査で摂取量最上位１%では40.8 μg/日である。

５）ビタミンE

過剰摂取で出血が認められることから，NOAELを800 mg/日と考えて体重比を元に，成人では男性800 mg/日，女性700 mg/日とした[1)]。国民健康・栄養調査で上限量を超えている個体はないであろう。

６）葉酸（サプリメントの場合のみ）

プテロイルモノグルタミン酸の大量投与で神経障害，発熱，紅斑が発生するので，NOAELを５mg/日から，上限量を１mg/日とした[1)]。国民健康・栄養調査では上限量を超えている個体はないであろう。ただし，餌の１%も葉酸を混ぜても何も障害がないという平成19年度厚生労働省研究報告がある。

2. 単一遺伝子病としてのビタミン依存症

単一遺伝子病（monogenic disease）としてのビタミン依存症（vitamin dependency）は，通常の推奨量（または目安量）を数倍あるいは1,000倍も超えるビタミンを出生後から生涯にわたって投与しなければ欠乏症の症状を示す先天代謝異常症を指す（図２-２）[5)]。一般のビタミン欠乏症は，血中のビタミン濃度が表２-１，表２-２以下の場合であるが，ビタミン依存症で血中のビタミン濃度が正常に保たれても発症する点が欠乏症とは基本的に異なる。原因はビタミンの代謝酵素や輸送体の機能を強く障害する変異または完全な欠失，あるいはビタミンからつくられる補酵素のアポ酵素の大きな変異による立体構造の変化による（図２-２）。このような遺伝子変異は単一の遺伝子に起こり，その多くが常染色体劣性遺伝（autosomal recessive）の同型接合体（homozygote）である。つまり，生活習慣病などの際にみられる多数の遺伝子の関与で起こる疾患でもなく，図２-２右側に示す軽度の酵素機能低下や軽度の量的減少による遺伝子多型（すなわち正常個体間の多様性）による摂取量の相違でもない。このような単一遺伝子病は淘汰を受けやすいので，その頻度は数万人に１人程度の稀な疾患である[5),6)]。

ビタミン依存症は，遺伝子変異で立体構造が変化した酵素の補酵素結合能や変化した受容体の活性型ビタミン結合能が低下するために，多量のビタミンを必要とすると推定されている。ビタミン依存症は遺伝子の個人差がビタミンの個人の必要量を極端に変えるという明確な実例になった。

単一遺伝子病の根本的原因療法は，遺伝子治療か，該当する遺伝子の産物である酵素の補充療法が理論的には可能であり，アデノシンデアミナーゼ欠損症などでは成功例がある。ビタミン依存症は，ビタミン B_1，ビタミン B_6，ナイアシン，葉酸，ビオチン，ビタミン B_{12}，ビタミンD，ビタミンEについて多数の報告がある[2),5)]。ある酵素や受容体について，その遺伝子の変異には無数の可能性があり，１つの酵素のビタミン依存症であっても，そのビタミン要求性や病態も多数ある。例えば，ビタミン B_1 依存症を含む楓糖尿病だけでも，関連４酵素に既に100種類を超える変異が報告されている[2),3)]。したがって，本書ではこれらの変異の１つひとつは専門書[5)]や遺伝子関連データベースを検索していただくこととし，以下に代表例を述べるに止める。

（1）ビタミン B_1 依存症

チアミンピロリン酸を補酵素として酸化的脱炭酸を行う諸酵素には複雑な遺伝子構成を持つ場合が多いので，様々な依存症が報告されている[2)]。先天性高乳酸血症（ピルビン酸脱水素酵素変異）[24)]，巨赤芽球性貧血（ビタミン B_1 輸送体変異）[25)]，楓糖尿病（分枝鎖 α ケト酸脱水素酵素変異）[23)]，間欠性運動失調症，など多数の疾患の一部に多量のビタミン B_1 を投与して寛解する症例を一括し

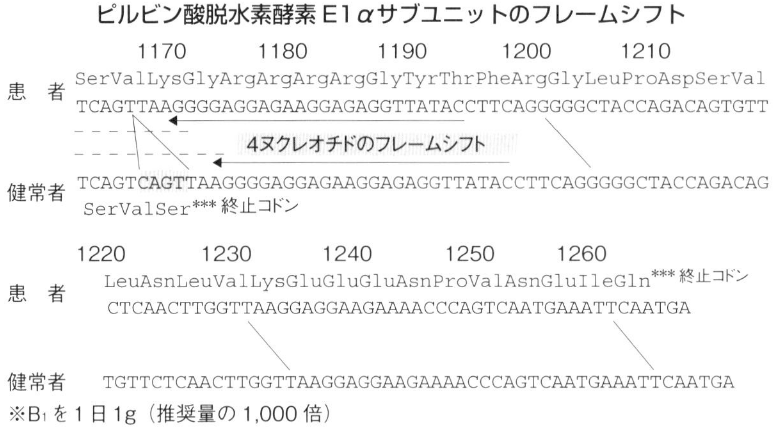

図2-8　ビタミン依存症の遺伝子解析

遠藤，香川他：ビタミン B_1 依存性高ピルビン酸血症患者の E1α 変異，*Am. J. Hum. Genet.* 44, 358, 1989

てビタミン B_1 依存症と呼ぶのである[5)]。

楓糖尿病[23)]はよく知られたビタミン B_1 依存症の例であるが，すでに約100種類の変異が branched-chain alpha-ketoacid decarboxylase/dehydrogenase α［E1α］，E1β，dihydrolipoyl transacylase［E2］，および E3 の4種の酵素複合体成分で発見されている。ビタミン B_1 依存症は TPP の結合する E1 成分の変異にみられるはずであるが，E2 の変異でもみられることは，酵素の立体構造が複合体形成で影響されるためである[23)]。

ピルビン酸脱水素酵素複合体の E1α サブユニットの遺伝子変異を例に説明する[18)]。これは乳酸アシドーシスを示す患者で，1日1g のビタミン B_1 の投与によって症状は寛解する。遺伝子の変化は図2-8のように健常者の CAGT という4個の塩基が欠失したためにフレームシフト（コドンの読み枠の移動）が起こり，健常者では TAA という終止コドンでペプチド鎖が切断されるところが，長いペプチド鎖が続き，TGA という終止コドンが出現して初めてサブユニットの合成が停止する[24)]。したがってこの長い余分なペプチド鎖が立体構造を歪め E1α サブユニットに結合するサイアミンピロリン酸の親和性を下げたのである。

ビタミン B_1 輸送体遺伝子（SLC19A2）の変異の例も大変貴重なので特に挙げる[25]。この輸送体の変異では，当然脚気が予想されるが，実際は巨赤芽細胞貧血，糖尿病，難聴という脚気とは全く異なる症状が現れる典型的なビタミン B_1 依存症である[25]。同遺伝子の G515C の変異の同型接合体であって，コドン G172R の変化によってグリシンがアルギニンに変化したことが確認されている。ビタミン B_1 大量投与によって，貧血と糖尿病は寛解したが，神経の変化による難聴は改善しなかった[24]。脚気の際に耐糖能が低下することは一般教科書には見あたらないが，臨床記録では多数の症例が記載され，糖代謝のビタミンであることから論じられている[11]。

（2）ビタミン B_6 依存症

乳児けいれん，ビタミン B_6 反応性貧血，シスタチオニン尿症，キサンツレン酸尿などが知られている[2),5),26)]。その上，本ビタミンはアミノ酸代謝の補酵素であり，けいれんの原因となる先天性アミノ酸代謝異常にはフェニルケトン尿症やホモシステイン尿症，先述の楓糖尿病，アルギノコハク酸尿症，高プロリン血症など多数がある。ピペコリン酸の蓄積で診断できる場合もある[2),5),26)]。

（3）ナイアシン依存症

中性アミノ酸輸送体異常のハートナップ病がよい例である[5),6),27)]。腎輸送体の変異でナイアシンの原料であるトリプトファンの再吸収ができないために起こる。したがってペラグラ様の症状を伴う。第 5 染色体 5p15 に病因遺伝子の座位で輸送体は SLC6A19 にある[27]。

（4）ビタミン B_{12} 依存症

巨赤芽性貧血，内因子先天異常[2),28)]，トランスコバラミンⅡ欠損症等が知られている[5),28)]。ゲノムワイドサーチによって内因子の欠損は第 11 染色体に局在することが知られている[28]。

(5) ビオチン依存症

発育遅滞，脱毛症，角膜結膜炎，T細胞およびB細胞の免疫能欠損が，複数のビオチン依存性カルボキシラーゼ欠損を伴う小児において報告されている[2),5),29)]。ホロカルボキシラーゼシンセターゼ（ビオチンを代謝に必要な4つのカルボキシラーゼと結合させる酵素）[29)]あるいはビオチニダーゼ（カルボキシラーゼからビオチンを切断して回収再利用する酵素）の突然変異によって欠乏症は生じる[5)]。メチルマロン酸などの尿中排泄が診断に役立つ。

(6) ビタミンD依存性くる病

1）活性型ビタミンD合成酵素変異

偽性ビタミンD欠乏症とも呼ばれ常染色体劣性遺伝で，重症のくる病が特徴であり，$25(OH)D_3$は正常，$1,25(OH)_2D_3$は正常値以下の血漿濃度，カルシウムの血清濃度は低値あるいは正常値，そして低リン酸血症，全身性のアミノ酸尿がある。この疾患は腎の1α-ハイドロキシラーゼの変異によるから$1,25(OH)_2D_3$（1～2 μg／日）の投与で改善する[2),30)]。

2）活性型ビタミンD受容体変異

これは低カルシウム血性，低上皮小体ホルモン性のビタミンD不反応性くる病の一種であり，$1,25(OH)_2D_3$受容体（VDR）の遺伝子変異による[2),30)]。この受容体はステロイド受容体スーパーファミリーに属し，そのDNA結合領域であるZnフィンガーのアミノ酸の変異が同定されている。受容体機能の低下を$1,25(OH)_2D_3$の多量経口投与で軽快する症例がある。

(7) ビタミンE欠乏症を伴う単一遺伝子病[5)]

アポリポ蛋白Bの遺伝性欠損による無βリポ蛋白血症（バッセン-コルンツヴァイク症候群）は，生まれてから20年の間，進行性神経障害と網膜症を伴う重篤な脂肪の吸収不良と脂肪便を起こす。血漿中のビタミンE濃度は通常検出できない。

3. ゲノム栄養学の中のビタミン

(1) ゲノムの変異とビタミン必要量

ビタミン関連の遺伝子多型と単一遺伝子病によってビタミンの必要量が変動することは，すでに図2-2で示した。特に前節で詳しく述べた単一遺伝子病であるビタミン依存症においては，その必要量は極度に大きくなる。個々の脂溶性ビタミンの多型は第3章，水溶性ビタミンの多型については第4章で詳しく述べる。

個体を形成する遺伝子の一揃いの集合体をゲノム（genome）と呼ぶ[5)-8)]。1個人の60兆個の各体細胞のゲノムが等しいことは，羊の1体細胞核を脱核未受精卵に入れて，親羊と核遺伝子が同一なクローン羊を作成して確立された。人体のゲノムは核内DNAの30億塩基対中の遺伝子2万2,000個とミトコンドリアDNAの1万6,000塩基対中の遺伝子13個からなる。この中に約1,000塩基に1個ずつ遺伝子多型が存在し，その組み合わせで無数の個人差が発生するのである。

本書で中心的に扱うビタミン関連遺伝子多型が果たしてどの程度の影響を表現型に及ぼすかは，遺伝子の塩基配列の全く同一な一卵性双生児を用いて検討するのが1つの有力な方法である[31),32)]。例えば血清ホモシステイン濃度という表現型は，野菜など葉酸を含む食品の摂取と遺伝子多型の双方で決まる[15)]。そこで，216組の一卵性双生児と790組の二卵性双生児を揃えて検討したところ，血清葉酸の影響が57%と最も大きく，多型の影響の約倍もあった[31)]。つまり，たとえ多型があっても，十分なビタミン補給があれば，有害な高ホモシステイン血は予防できることを示している[31)]。それにもかかわらずメチオニン合成酵素還元酵素C1763Tが有意にホモシステインの遺伝性に関係していた[26)]。ビタミンB_1，B_2　ナイアシンなどの必要量はエネルギー消費量と比例するとして策定されている[1)]ので，必然的にメタボリックシンドロームの節約遺伝子

表2-4　一卵性，二卵性双生児の兄弟間の発症一致率[32)]

	双生児の兄弟両方の発症頻度		統計的な有意差
	一卵性双生児（男62組，女63組）	同性二卵性双生児（男86組，女92組）	p 値
肥満度（BMI）	0.68	0.28	<0.001
120分血糖上昇	0.52	0.26	<0.05
収縮期血圧	0.55	0.17	<0.001
拡張期血圧	0.47	0.07	<0.01
HDLコレステロール値	0.61	0.26	<0.001

※エネルギー代謝関連ビタミンに影響する。環境・栄養の影響は約半分。

(thrifty gene）多型で影響される[32),33)]。メタボリックシンドロームの肥満度，血糖，血圧，血清脂質の発症率を中高年一卵性双生児と同性二卵性双生児とで比較すると，一卵性双生児兄弟間の一致率は，二卵性双生児兄弟間の一致率よりも有意に大きい（表2-4）[8),32)]。しかし，一卵性双生児兄弟間の一致率は47—68%であり，兄弟の一方は発症しないのであるから食事などで予防できる余地は100%にもなる可能性がある[8),32)]。これに対しビタミン依存症などの単一遺伝子病では一致率ほぼ100%で発症する。また，ピーク時骨密度は双生児研究で実に60—80%が遺伝要因で決まるが，ビタミンD等の関連遺伝子多型の相違であると考えられている[34)]。

（2）ビタミン摂取量とゲノムの変異

個体が子孫に伝達して行く生殖細胞系列のゲノムは生涯変わらないが，体細胞のゲノムの変異は癌，老化，生活習慣病の原因とされる[35)]。ビタミンの必要量は，ゲノムが決めていると同時に，逆にビタミンの摂取量がゲノムの変異に影響を及ぼすのである。その検出の1つの方法として，リンパ球の微小核（micronucleus：MN）の形成の計測がある[35)]。図2-9のように，ビタミンE，葉酸，ビタミンA，ニコチン酸などの摂取の多い被験者は微小核形成からみて，ゲノム損傷を予防できることが示されている[35)]。また，同図には掲載

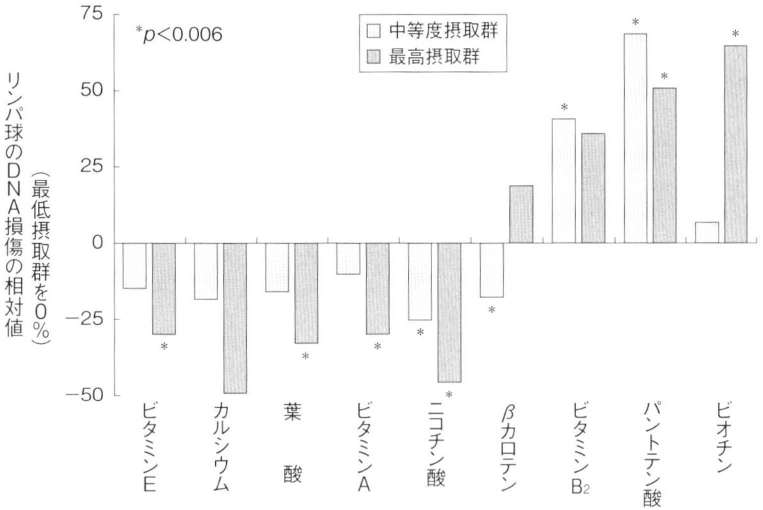

図2-9　ビタミン類，カルシウム摂取量と遺伝子損傷[35)]

されていないが，活性酸素を除去するビタミンCは喫煙者の白血球の酸化的なDNA損傷を予防する[36)]。事実，ビタミンCの代謝は異物代謝の酵素の多型と強く関連している（第4章，p.117参照）[22)]。これらのビタミン摂取の癌，生活習慣病への影響があれば当然，ビタミン関連多型が影響を及ぼすため，例えばメチレンテトラヒドロ葉酸還元酵素（MTHFR）のC677T多型のTT型は6.18倍の危険度，同酵素のA1298C多型のCC型は4.43倍の危険度で食道扁平上皮癌を発生させることが確認されている[37)]。また，上記のTT型は胃癌の危険度も2倍であった[37)]。ビタミンB_6の摂取量が大腸癌の発生と逆相関（0.6，$p<0.001$）することを55歳以上の1,001例の癌と1,010例の対象についてMTHFR C677T，MTHFR A1298C，MS A2756G，MTRR A66G（略号は図2-10参照）の多型等を層別化して結論している[38)]。これらの多型の日本人における頻度については筆者らが300人について詳細に研究している（図2-10）。

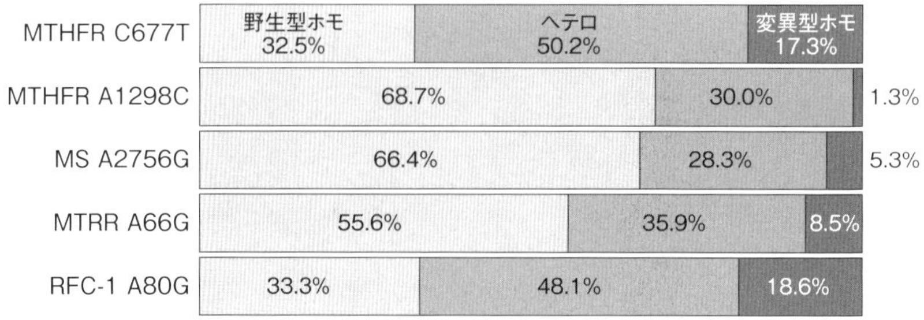

MTHFR：methylenetetrahydofolate reductase　メチレンテトラヒドロ葉酸還元酵素
MS：methionine synthase　メチオニン合成酵素
MTRR：methionine synthase reductase　メチオニン合成酵素還元酵素
CBS：cystathionine β synthase　シスタチオニンβ合成酵素
RFC-1：reduced folate carrier 1　還元葉酸輸送体1

図2-10　葉酸関連の酵素，輸送体の多型頻度

文献15）より作図

（3）ビタミンのニュートリゲノミックス：オームとオミックス

同一ゲノムでも，栄養等の影響で異なる結果を生じることは表2-4（p.64）でも明らかである[7),32)]。人体は複雑な情報のネットワークで調節され，個人ごとに遺伝子多型も異なるので，1種の酵素の増減だけで健康度や老化への影響を知ることはできない[7)]。ヒト・ゲノム計画の完成によって，ゲノム全体について，その働きも含めて網羅的に解析するゲノミックスすなわちゲノム解析学が成立した。ニュートリゲノミックス（栄養遺伝解析学 nutrigenomics）とは，栄養すなわちニュートリションとゲノミックスの合成語である[5),7)]。

ヒト・ゲノムの解読完成から4年になるが，塩基配列がわかっても生体機能は直接にはわからない。つまり，生体の生死の前後でゲノムは変化しないのであるから，逆に塩基配列から生死はもちろん，様々な生命活動を知ることはできない。そこで，機能解析のための新技術としてRNA干渉と遺伝子導入マウスに対してそれぞれ2006年，2007年のノーベル医学生理学賞が授与された。これらの新技術がビタミン学に及ぼしつつある影響も大きい。例えば，MTHFR欠損マウスを用いて葉酸代謝における全身への影響が解析された[39)]。

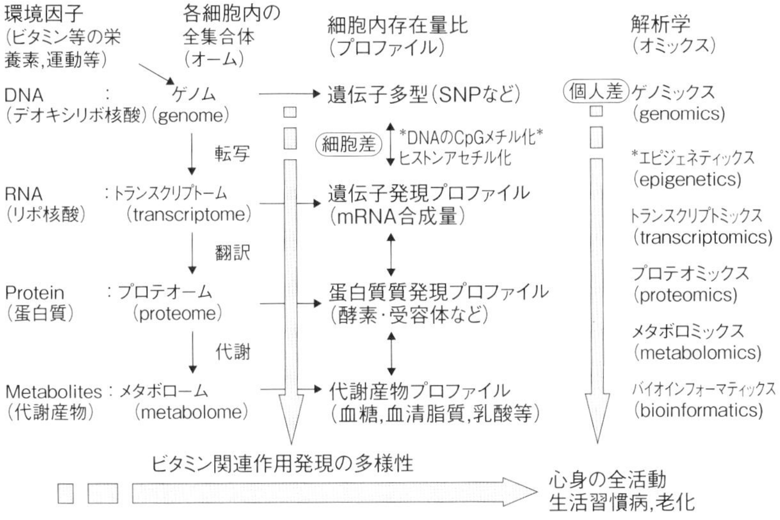

図2-11　ビタミン代謝のニュートリゲノミックス，オミックス[7)]

また，RNA 干渉の応用ではヒトの乳腺細胞でレチノイン酸が転写因子 Nrf2 を阻害することを RNA 干渉で実証したり[40)]，ヒト軟骨細胞の酸化型ビタミン C の輸送体（GLUT1,3）を RNA 干渉によって除き，^{14}C 標識酸化型ビタミン C の輸送を生理的，病的状態で実測でき，低酸素の有害な作用もわかった[41)]。

そこで，ビタミンの作用によって，ゲノムから生体機能にいたる経路が解析されている（図 2-11）。まず，細胞は転写因子に結合するビタミンなどの環境因子，例えばレチノイン酸の濃度に応じて，特定遺伝子の塩基配列を転写して mRNA（伝令リボ核酸）を合成する。ゲノムと同様に，個体内成分の一揃いの集合体にオーム（-ome）という語尾を付け，その網羅的な解析学にオミックス（-omics）という語尾を付けるので mRNA の一揃いをトランスクリプトーム，その解析学をトランスクリプトミックスと呼ぶ[7)]。ゲノムの個人差の原因は塩基配列の相違による多型である。mRNA 中の遺伝子の塩基配列の情報（暗号）はその遺伝子の蛋白質のアミノ酸配列に翻訳され，酵素，受容体，輸送体，筋肉などの蛋白質が合成される。このゲノム由来の全蛋白質集合体をプロテオーム，その解析学をプロテオミックスと呼ぶ。プロテオームによって様々な代謝が起こり，代謝産物が生じる。個体の一揃いの代謝産物をメタボローム，その解析学をメタボロミックスという。このようにビタミンなどの環境因子の適切な摂取によってゲノムの発現が行われ，人体の生命活動が営まれ，その異常によって生活習慣病等が生じる（図2-11右下）。

プロテオミックスもメタボロミックスも日本のノーベル賞研究であるマトリックス支援レーザー脱離イオン化法（MALDI：Matrix assisted laser desorption/ionization）によって長足の進歩を遂げた。特に超微量での解析が可能となったために，ビタミンの関連する諸反応が解明された。例えば，BirAとよばれる2機能をもった蛋白質は，翻訳後の蛋白質にビオチンを結合させる一方で，DNAに結合してビオチン生合成の転写を抑制することがMALDIによってわかった[42]。

オミックスの発展はビタミン学にも大きな衝撃を与え，GT. Keuschはオーム/オミックスを生命科学系における革命と評して，ビタミンAのオミックスがいかにこの分野の発展を促したかを述べている[43]。ビタミン関連酵素のトランスクリプトミックスの一例として，メタボリックシンドロームと2型糖尿病のm RNAの網羅的解析を挙げると，70頁，20図を含む厖大な論文で，エネルギー代謝に関するビタミンを補酵素とする酵素，例えば乳酸脱水素酵素，NADH脱水素酵素をはじめ，多くのmRNAの転写量は健常者に較べて大きく上昇していた[44]。これはエネルギー代謝に関するナイアシンやビタミンB_1，B_2等の必要量がこれらの病態で増加していることを裏付けるニュートリゲノミックなデータである。

（4）エピジェネティックジェネティックスと葉酸等

同一個体内のゲノムは等しいが，その発現が神経や筋肉の細胞で大きく異なるのは，分化の途上でDNAのCpGアイランドのメチル化などが起こり，細胞の遺伝子ごとに異なって伝達されるためである。これがエピジェネティック現象で，その科学をエピジェネティックス（epigenetics）と呼ぶ（図2-11右上)。このほかヒストンのアセチル化も重要なエピジェネティック反応である。

葉酸は水溶性ビタミンの中でも，直接にエピジェネティックスに関連するきわめて重要な位置を占めている。エピジェネティックな発症機構は，葉酸欠乏で promoter の CpG アイランドの DNA メチル化が低下し，発現の抑制が失われるためである。葉酸の推定平均必要量は胎児の分化によるエピジェネティックな変化が最も激しい妊娠期に推定平均必要量を大幅に増加して策定されている[1]。例えば，母体の栄養不足で生まれた低出生体重児は，糖尿病などに罹患しやすいが，ストレス時に糖新生を促す糖質コルチコイド受容体遺伝子等の調節部位の CpG アイランドのメチル化が胎児で著しく低下している[45]。しかし，メチル化を促進する葉酸を十分量投与すればメチル化の低下，胎児の分化異常はある程度防げる[45]。

葉酸代謝の MTHFR の多型[4]や葉酸欠乏で全てのサブタイプの脳梗塞[46]が起こるが（図2-3）[4]，これはエピジェネティックに血管平滑筋細胞が増殖型移行して動脈硬化を生じるからである[47]。また，Alzheimer 病の amyloid 前駆体と presenilin 1 の合成が促進され[48]，発生時の神経管閉鎖障害が起こる[49]のも葉酸欠乏や葉酸関連の多型のために CpG アイランドのメチル化が十分に行われないためであることがわかった。さらに，葉酸による遺伝子保護[35]も摂取量によって S-アデノシルメチオニンの合成が増し，DNA 合成のためのチミンが十分にウラシルから合成されるために，ウラシルの誤挿入による遺伝子の変異が防がれ，さらに CpG アイランドのメチル化が遺伝子を保護して，変異の指標である微小核（micronucleus）を持った細胞（micronucleated cell）の形成を防ぐためである（図2-9）[35]。

ここでは葉酸のみを提示したが，発生時のエピジェネティックスは数多くの報告がある。例えば，周産期には多くの蛋白質の発現が増加するが，ビタミンAの代謝に不可欠なⅡ型レチノール結合蛋白質（CRBP Ⅱ）はヒストン H_3，H_4 のアセチル化によって，この CRBP Ⅱのプロモーター／エンハンサー領域にレチノイド X 受容体α（RXRα：第3章，p.95 参照）等が結合して，この CRBP Ⅱの mRNA が増加することがわかった[50]。

(5) 個人対応のビタミン栄養学

ゲノム対応ビタミン診療は図2-12に要約することができる。個人の様々な遺伝子多型，エピジェネティックスなどの遺伝因子情報を，個人の許諾を得てから厳重な個人情報の保護の下に収集する。発症前であれば，ビタミン摂取の適正な指導によって一次予防が可能となる。これは短期のビタミン出納というよりも，遺伝子多型に応じた生活習慣病，老化，認知症，癌などの予防が大きな課題となったのである[6)-8)]。すでに発症した後には，多型に基づいて病態を診断し，ビタミンの効果，副作用の予測などを含めて多型に応じた正確な治療法を選択する。ゲノム創薬も可能である。

「テーラーメイド医療」を標榜したミレニアムプロジェクトも終了したが，個人対応栄養指導はまだほとんど実現していない。その理由は，①遺伝子の塩基配列が疾病に表現される機構の知見，②大規模長期コホート遺伝子疫学研究，遺伝子多型に基づく栄養指導の具体的方法と指導者，③迅速，安価，簡易な遺伝子多型の多数同時測定法，が十分でないからである（第6章第6節）。

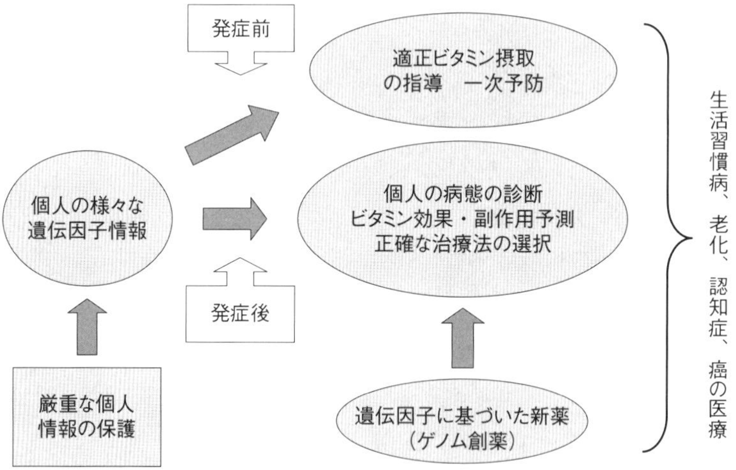

図2-12　ゲノム対応ビタミン診療の模式図

文献7）より作図

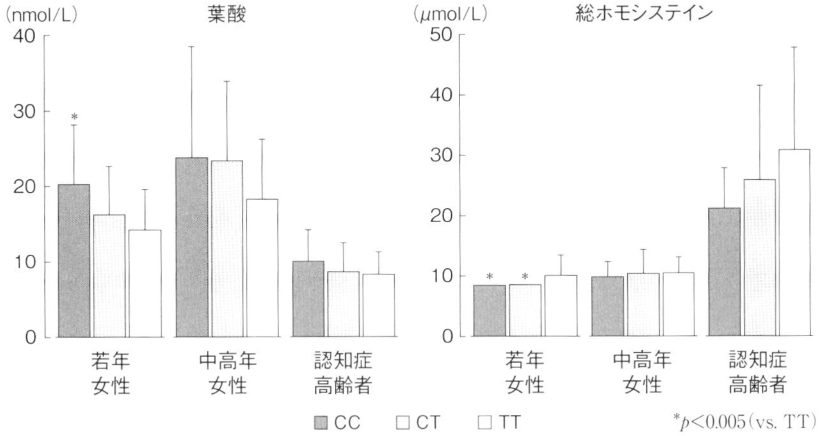

図2-13　MTHFR C677T 遺伝子多型別の血清葉酸濃度，血清総ホモシステイン濃度[3),50)]

もっとも実行可能な個人対応ビタミン医療として，海外でも遺伝子調査後の個人対応の葉酸補給プログラム（tailored supplementation program）を挙げている[6)]。この葉酸代謝多型に対する予防効果の科学的根拠はすでに図２-３から図２-７までの５枚のデータで詳細に示されている。そこで，女子栄養大学栄養クリニックでは，受講者全員のMTHFRの多型等を調べて，野菜摂取の少ない人や，日本人の15%を占めるMTHFRのTT型多型の人に脳梗塞（図２-３，２-６），心筋梗塞，認知症（図２-７）の予防のために血清葉酸濃度とホモシステイン濃度に応じて指導してきた。日本人においても認知症患者の血清葉酸濃度が低く，ホモシステイン濃度が高いこと，MTHFRの多型の影響を受けること，を筆者らが確認している（図２-13）。これを市民に応用した「さかど葉酸プロジェクト」は第７章で述べる[51)]。重要なことは，遺伝子の告知（genome announcement）によって，血清葉酸の上昇，血清ホモシステインの低下が，告知しなかった対照に較べて著しいことである（図２-14）。

ゲノム対応ビタミン学が主として目標とする一次予防は，高血圧，高血糖など個々の症状に対して降圧剤，経口糖尿病薬を投与する二次予防とは基本的に

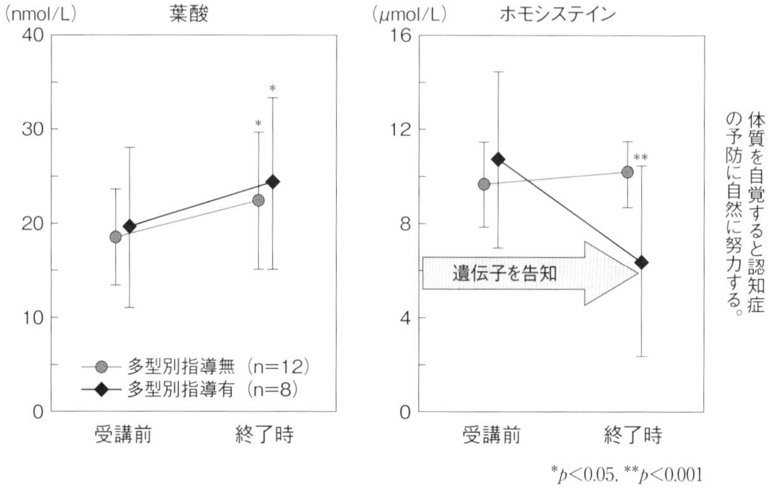

図2-14　遺伝子多型告知：MTHFR の TT 型を個別告知された人は，血清葉酸濃度，ホモシステイン濃度の改善が良好

文献3）より作図

異なり健常個体の全体の健康の維持増進である。したがって，第6章で例示するように，Sciona 社の 19 遺伝子の 24 多型分析を利用する，ギリシャのアルカディノス病院や[52]，肥満遺伝子，葉酸関連遺伝子分析に基づく女子栄養大学栄養クリニックのように，メタボリックシンドロームの是正に際して見られる多面的な健康指標を目標とする。葉酸関連の4多型に対しては葉酸を 800 μg，ビタミン B_6 を 15 mg，ビタミン B_{12} を 20 μg 与え，活性酸素関連多型にはビタミン A 5,000 IU，ビタミン C 250 mg，ビタミン E 200 IU を与えるなど，その多型検査項目も指導内容はビタミンに関する項目が半分以上を占めている[52]。

ビタミンに関するトランスクリプトミックスで最近の大きな進歩は過剰症が知られていなかった大量長期のビタミン C 摂取が筋肉のミトコンドリアの増加を抑え，持久力の増進を強く阻害することである[53]。ビタミン C は抗酸化ビタミンとして，持久走などの好気的運動に伴う活性酸素の害を防ぐために推奨されてきた。しかし，ビタミン C を毎朝 1 g 服用させたヒトでも，同様のラットでも，好気的運動を6週つづけたところ，持久力，酸素消費量の増加が

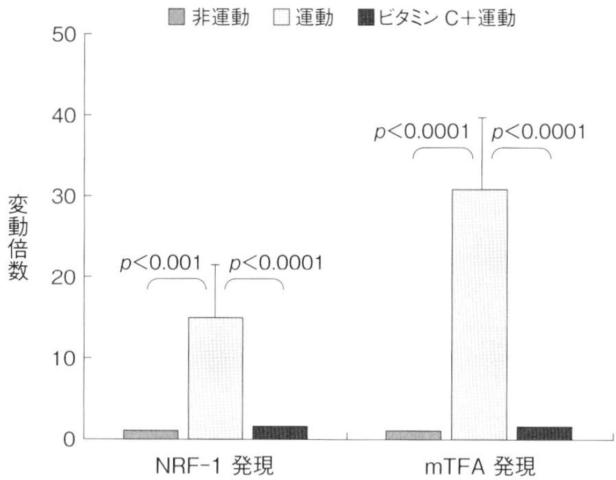

図2-15　過剰のビタミンCは，ミトコンドリアや筋形成に必要な転写因子の発現を強く抑制して，持久力の増加を阻害する[53)]

対照に較べて3分の1から6分の1にすぎなかった。そして，図2-15に示すように筋肉をつくるNFR-1とミトコンドリアをつくるmTFAという転写因子のmRNAの発現が阻害された[53)]。活性酸素を防ぐスーパーオキシドジスムターゼ（SOD）の合成阻害もあきらかになった[53)]。この結果は，スポーツ選手はもとより，全国的に行われているメタボリックシンドロームの治療の栄養指導に，過剰のビタミンCは有害であることを明確に示した。

エピジェネティックスについても，ナイアシンから導かれるNADに依存したヒストンのデアセチラーゼが，エネルギー制限の効果発現の機序として重視され，糖尿病予防や老化予防に大きな期待を集めている[54)]。

ニュートリゲノミックスは未だに緒についたばかりである[7),55)]。テーラーメイドのビタミン学は絶えずニュートリゲノミックスの進歩と共に歩まなければならない。

文　献

1) 厚生労働省策定:日本人の食事摂取基準［2005年版］，第一出版，2005，p.1-202.
2) 日本ビタミン学会編：ビタミン学［I，II］東京化学同人，1980，I. p. 1-349, II. p.1-630.
3) 香川靖雄，日笠志津，辻村卓ほか：ビタミン関連酵素の多型とテーラーメイド栄養．ビタミン，2008；82，165-172.
4) Morita H, Kurihara H, Tsubaki S, et al.：Methylenetetrahydrofolate reductase gene polymorphism and ischemic stroke in Japanese. *Arterioscler Thromb Vasc Biol*. 1998; 18(9)，1465-1469.
5) 木村修一，香川靖雄日本語版監修：食品・栄養・食事療法事典，産調出版：Krause's Food, Nutrition & Diet Therapy. 11th ed. W.B. Saunders，2006，ビタミン p.75-119，栄養ゲノム科学入門 p.309-406.
6) Fairfield KM, Fletcher RH：Vitamins for chronic disease prevention in adults：*Scientific Review*. JAMA. 2002; 287(23)：3116-3126.
7) 香川靖雄：ニュートリゲノミクス．栄養学レビュー　2006；14；67-73.
8) 香川靖雄：香川靖雄教授のやさしい栄養学，女子栄養大学出版部，2006，p. 1-187.
9) 厚生労働省：平成16年国民健康・栄養調査報告，第一出版，2006，p.1-287.
10) Takaki K：On the cause and prevention of Kak'ke. *Nutrition* 1992; 8(5)：376-381（原著は Transactions of the Sei-I-Kai 1885; 39; 29-37）.
11) 香川綾編：香川昇三論文集，女子栄養大学出版部，1983，p.1-289.
12) 香川昇三：臨牀上より見たるヴィタミンの問題．科学 1933；3；313-317.
13) Yokoyama T, Date C, Kubo Y et al.: Serum vitamin C concentration was inversely associated with subsequent 20-year incidence of stroke in a Japanese rural community. *Stroke* 2000; 31; 2287-2294.
14) 佐々木菜美，石黒紀代美，香川靖雄：経皮内視鏡的胃瘻造設術（PEG）施行患者における REE 実測値と BEE 計算値の検討．日本臨床生理学会雑誌　2007；37；93-104.
15) Hiraoka M, Kato K, Saito Y et al.: Gene-nutrient and gene-gene interactions of controlled folate intake by Japanese women. *Biochem Biophys Res Commun* 2004；316；1210-1216.

16) 小山田絵美，曽根英行，平岡真実他：マイクロバイオアッセイによるビオチン定量法の確立とビオチンの体内動態について．*Trace Nutrients Res.* 2007; 24; 157-162.

17) Hiraoka M：Nutritional status of vitamin A, E, C, B_1, B_2, B_6, nicotinic acid, B_{12}, folate, and β carotene in young women. *J Nutr Sci Vitaminol.* 2001; 47; 20-27.

18) Ganji V, Kafai MR：Trends in serum folate, RBC folate, and circulating total homocysteine concentrations in the United States: analysis of data from National Health and Nutrition Examination Surveys, 1988-1994, 1999-2000, and 2001-2002. *J Nutr.* 2006; 136(1); 153-158.

19) Yang Q, Botto LD, Erickson JD et al.: Improvement in stroke mortality in Canada and the United States, 1990 to 2002. *Circulation.* 2006; 113; 1335-1343.

20) Tucker KL, Qiao N, Scott T et al.: High homocysteine and low B vitamins predict cognitive decline in aging men: the Veterans Affairs Normative Aging Study. *Am J Clin Nutr.* 2005; 82; 627-635.

21) Fradin D, Bougneres P : Three common intronic variants in the maternal and fetal thiamine pyrophosphokinase gene (TPK1). *Annals Hum Genet.* 2007; 71; 578-585.

22) Higasa S, Tsujimura M, Hiraoka M et al.: Polymorphism of glutathione S-transferase P1 gene affects human vitamin C metabolism. *Biochem. Biophys. Res. Commun.* 2007; 364; 708-713.

23) Chuang DT, Chuang JL, Wynn RM: Lessons from genetic disorders of branched-chain amino acid metabolism. *J Nutr.* 2006; 136 (1 Suppl): 243S-249S.

24) Endo H, Hasegawa K, Narisawa K et al.: Defective gene in lactic acidosis: abnormal pyruvate dehydrogenase E1 alpha-subunit caused by a frame shift. *Am J Hum Genet.* 1989; 44; 358-364.

25) Alzahrani AS, Baitei E, Zou M et al.: Thiamine transporter mutation: an example of monogenic diabetes mellitus. *Eur J Endocrinol.* 2006; 155; 787-792.

26) Gospe SM Jr.：Pyridoxine-dependent seizures: new genetic and biochemical clues to help with diagnosis and treatment. *Curr Opin Neurol.* 2006; 19(2); 148-153.

27) Bröer S, Cavanaugh JA, Rasko JE：Neutral amino acid transport in epithelial cells and its malfunction in Hartnup disorder. *Biochem Soc Trans.* 2005; 33(Pt 1): 233-236.

28) Tanner SM, Li Z, Perko JD et al.: Hereditary juvenile cobalamin deficiency caused by mutations in the intrinsic factor gene. *Proc Natl Acad Sci U S A*. 2005; 102(11): 4130–4133.

29) Hou JW.: Biotin responsive multiple carboxylase deficiency presenting as diabetic ketoacidosis. *Chang Gung Med J*. 2004; 27(2): 129–133.

30) Nicolaidou P, Papadopoulou A, Georgouli H et al.: Calcium and vitamin D metabolism in hypocalcemic vitamin D-resistant rickets carriers. *Horm Res*. 2006; 65: 83–88.

31) Siva A, De Lange M, Clayton D et al.: The heritability of plasma homocysteine, and the influence of genetic variation in the homocysteine methylation pathway. *QJM*. 2007; 100(8): 495–499.

32) Poulsen P, Vaag A, Kyvik K et al.: Genetic versus environmental aetiology of the metabolic syndrome among male and female twins. *Diabetologia* 2001; 44: 537–543.

33) Kagawa Y, Yanagisawa Y, Hasegawa K et al.: Single nucleotide polymorphism of thrifty genes for energy metabolism: evolutionary origins and prospects for intervention to prevent obesity-related diseases. *Biochem. Biophys. Res. Commun*. 2002; 295: 207–222.

34) Bonjour JP, Chevalley T, Rizzoli R et al.: Gene-environment interactions in the skeletal response to nutrition and exercise during growth. *Med Sport Sci*. 2007; 51: 64–80.

35) Fenech M: Nutrition and genome health. *Forum Nutr*. 2007; 60：49–65.

36) Møller P, Viscovich M, Lykkesfeldt J, et al.: Vitamin C supplementation decreases oxidative DNA damage in mononuclear blood cells of smokers. *Eur J Nutr*. 2004; 43(5): 267–74.

37) Lin D, Li H, Tan W, et al.: Genetic polymorphisms in folate- metabolizing enzymes and risk of gastroesophageal cancers: a potential nutrient-gene interaction in cancer development. *Forum Nutr*. 2007; 60: 140–145.

38) Theodoratou E, Farrington SM, Tenesa A et al.: Dietary vitamin B_6 intake and the risk of colorectal cancer. Cancer *Epidemiol Biomarkers Prev*. 2008; 17(1): 171–182.

39) Ghandour H, Chen Z, Selhub J, et al.: Mice deficient in methylenetetrahydrofolate reductase exhibit tissue-specific distribution of folates. *J Nutr.* 2004; 134(11): 2975-2978.

40) Wang XJ, Hayes JD, Henderson CJ et al.: Identification of retinoic acid as an inhibitor of transcription factor Nrf2 through activation of retinoic acid receptor alpha. *Proc Natl Acad Sci U S A.* 2007; 104(49): 19589-19594.

41) McNulty AL, Stabler TV, Vail TP et al.: Dehydroascorbate transport in human chondrocytes is regulated by hypoxia and is physiologically relevant source of ascorbic acid. *Arthritis Rheum.* 2005; 52(9): 2676-2685.

42) Streaker ED, Beckett D : The biotin regulatory system: kinetic control of a transcriptional switch. *Biochemistry* 2006; 45(20); 6417-6425.

43) Keusch GT; What do -omics mean for the science and policy of the nutritional sciences? *Am J Clin Nutr.* 2006; 83(2): 520S-522S.

44) Das UN, Rao AA : Gene expression profile in obesity and type 2 diabetes mellitus. *Lipids Health Dis.* 2007; 6(1): 35-105.

45) Burdge GC, Hanson MA, Slater-Jefferies JL et al.: Epigenetic regulation of transcription: a mechanism for inducing variations in phenotype (fetal programming) by differences in nutrition during early life? *Brit J Nutr.* 2007; 97; 1036-1046.

46) Shimizu H, Kiyohara Y, Kato I et al.: Plasma homocysteine concentrations and the risk of subtypes of cerebral infarction. The hisayama study. *Cerebrovasc Dis.* 2002; 13; 9-15.

47) Hiltunen MO, Ylä-Herttuala S : DNA methylation, smooth muscle cells, and atherogenesis. *Arterioscler Thromb Vasc Biol.* 2003; 23(10), 1750-1753.

48) Fuso A, Seminara L, Cavallaro RA et al.: S-adenosyl- methionine/ homocysteine cycle alterations modify DNA methylation status with consequent deregulation of PS1 and BACE and beta-amyloid production. *Mol Cell Neurosci.* 2005; 28(1), 195-204.

49) Pitkin RM : Folate and neural tube defects. *Am J Clin Nutr.* 2007; 85(1); 285S-288S.

50) Ogura Y, Mochizuki K,Goda T:Induction of histone acetylation on the CRBP Ⅱ gene in perinatal rat small intestine.*Biochim Biophys Acta.* 2007; 1770, 1289-1296.

51）香川靖雄：さかど葉酸プロジェクト—ニュートリゲノミクスの社会への応用—. 食品と開発 2007；42(7), p.74-76.

52）Arkadianos I, Valdes AM, Marinos E et al.: Improved weight management using genetic information to personalize a calorie controlled diet. *Nutr. J* 2007; 6 : 29.

53）Gomez-Cabrera MC, Demonech E, Romagnoli M et al.: Oral administration of vitamin C decreases muscle mitochondrial biogenesis and hampers training-induced adaptations in endurance performance. *Am J Clin Nutr.* 2008 87(1) : 142-149.

54）Milne JC Lambert PD, Schenk S et al.: Small molecule activators of SIRT1 as therapeutics for treatment of type 2 diabetes. *Nature.* 2007; 450(7170): 712-716.

55）Kagawa Y, Yanagisawa Y,Saigusa A,et al:Human nutrigennomics of membrane transporters and receptors to control metabolic syndrome. *Current Topics in Biochem. Res.* 2007; 9 : 1-28

第3章　脂溶性ビタミンの代謝と作用の個体差

四 童 子 好 廣*

1. 脂溶性ビタミン摂取量の個体差の現状

私たちは，常日頃，何気なく食事をしていることが多い。にもかかわらず，「最近の若者の食生活は云々」とか「日本人の栄養素摂取のパターンは，アメリカ人と比べて云々」という研究者の報告を耳にすることがある。日常的に口の中に入れている食品の種類や量は，もちろん国によって，また同じ国の中でも地域によって，あるいは家庭の経済的な格差によって，そして料理を準備する人の知識の豊かさや「食」に対する考え方の違いによって，そして究極的には個人個人によって全く異なっているといえる。しかし，そのような直観的に判断している違いも，多数の人を解析していくと統計学的なバラツキの範囲内に入ってしまうことになる。その結果，数千人規模のサンプル（被験者）で解析をすると，国民という国家規模の大集団が摂取している食品や栄養素の特徴も，均質なメンバーで構成している集団のものと見なしてなんら差し支えないという。実際，私たちの国で毎年行われている国民健康・栄養調査の結果をみると，エネルギー摂取量や，蛋白質摂取量，炭水化物摂取量などは正規分布のような確率分布を示し，平均値の両側にほぼ対称的な分布となる[1)]。したがって，2005年度の国民健康・栄養調査の結果，日本人男子の1日当たりのエネルギー摂取量は2,110 ± 632 kcal（平均値 ± 標準偏差）であったなどといえるのである。そして，その平均値を比較して日本人とアメリカ人の食生活や，都市と農村の食生活などを議論することになる。

それでは，脂溶性ビタミンの摂取量の分布を国民レベルで解析するとどうな

* 長崎県立大学大学院

るだろうか？　2004年度，2005年度の国民健康・栄養調査の結果[1)]をグラフにすると図3-1のようになる。ビタミンA，D，E，Kなどの摂取量は，いずれも蛋白質や糖質，脂質などのエネルギー源の摂取量の対称的分布（蛋白質や糖質については図には示していないが図中の脂質の摂取量分布とほぼ類似した分布）とは明らかに異なる分布を示している。いいかえると，平均値（相加平均）の両側で確率分布が非対称的になり，平均値より極端に高い人が相対的に多く存在する（右側に裾野を長くひく）分布となっている。一見，対数正規分布のようにみえる。このような分布を示すことの理由として，脂溶性ビタミンの水に対する溶解性がまず考えられる。しかし，それは，水に溶けない脂質の摂取量の分布がエネルギー摂取量の分布と同様な正規分布を示すことから考えにくい。また，水溶性ビタミンやアルコールなどの摂取量もほぼ同様の（右側に裾野を長くひく）非対称分布となっていることから，摂取量の比較的少ない栄養素（微量栄養素）に特徴的な分布とも考えられる。しかし，2005年度の国民健康・栄養調査の結果では，カルシウムや鉄などの微量元素の摂取量の分布はビタミンとは異なり，蛋白質や脂質の分布と類似していることから，ビタミン摂取量の特異的な分布は微量栄養素のせいでもなさそうである。

脂溶性ビタミンの摂取量の非対称分布は，最近のサプリメントの普及の影響だとも考えられる。しかし，図3-1に示したように，ビタミンAの摂取量分布は，ここ数年平均値が低下傾向にあり，しかも分布の幅が狭くなっていることから，ビタミン摂取量の特異的な分布は，サプリメントの普及と必ずしも関連があるとは断定できない。また，カルシウムや鉄もサプリメントが比較的よく普及しているが，その摂取量の分布は正規分布に近く，標準偏差も比較的小さい。

表3-1から明らかなように，国民健康・栄養調査の結果は，エネルギー摂取量，蛋白質摂取量，糖質摂取量，脂質摂取量，ならびにカルシウム摂取量などは，いずれも平均値の標準偏差の値が，それぞれの平均値の3分の1から2分の1程度である[1)]。ところが，脂溶性ビタミンの摂取量は，（ビタミンKを除いて）いずれも標準偏差の値の方が平均値より大きい。このようなビタミン

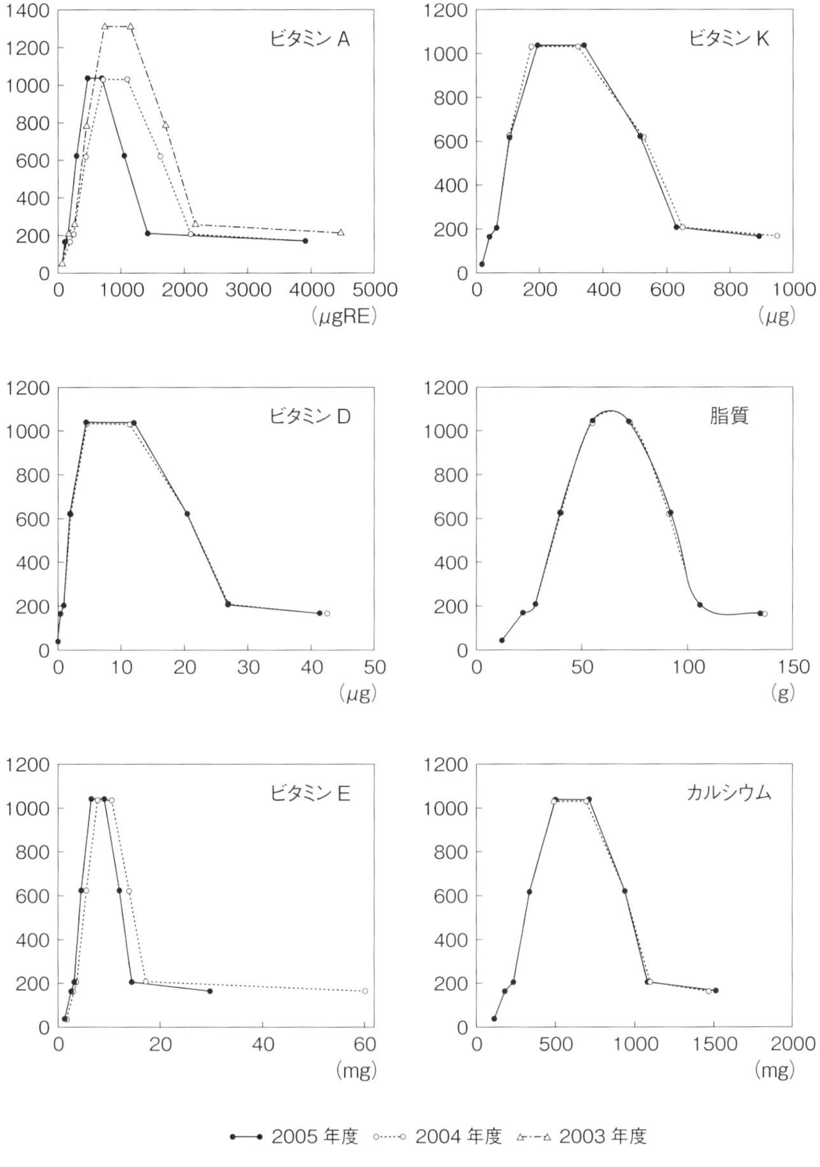

図3-1　日本人男子の脂溶性ビタミン摂取量分布[1)]
（たて軸：人数，よこ軸：各摂取量）

表3-1　変動幅の大きいビタミン摂取量

項目	単位	平均値	標準偏差
エネルギー摂取量	kcal	2110.0	632.0
蛋白質摂取量	g	77.2	26.4
炭水化物摂取量	g	294.0	95.0
脂質摂取量	g	57.9	25.8
カルシウム摂取量	mg	554.0	293.9
鉄摂取量	mg	8.4	3.6
ビタミンA摂取量	μgRE	627.0	947.0
ビタミンD摂取量	μg	8.4	9.4
ビタミンE摂取量	mgα-TE	8.3	13.9
ビタミンK摂取量	μg	249.6	195.0

2005年度国民健康・栄養調査（男子）より

摂取量の標準偏差の大きさは，本書の中心テーマである「ビタミンの必要量に大きな個体差があり，個人個人はその必要に応じてビタミンを摂取している」と考えるきっかけを与えてくれるものだ。しかし，そのことを証明するには，摂取量の低い人たちと，摂取量の高い人たちの間で本当にビタミン必要量に差があるのかを実験的に確かめる必要がある。そして，もしビタミン必要量の差が本当にあるとすれば，その差がヒト・ゲノムの多型性・多様性に結びついたものであるかどうかを明らかにすることが生物学的に解決すべき問題となろう。つまり，脂溶性ビタミンの体内代謝や生理作用に関与する遺伝子群に焦点を当て，今後，それらの個々の遺伝子の多型性とその組み合わせの観点からビタミンの摂取量の違いを解析する研究を考えてはどうかと提案したい。そこで，本章では脂溶性ビタミンの体内代謝や生理作用に関係すると考えられる遺伝子多型についてスニップデータベース（NCBI dbSNP[2]ならびにJSNP[3]）上に見いだされるスニップの中で，ここでは手始めに，今後の相関研究が我が国においてもなされることを期して，特に非同義スニップ nsSNP のみを取り上げ，そのうちコモンスニップになっているもの（MAF が５％以上のもの）をリストアップする（表３-２）。

表3-2　脂溶性ビタミンの体内代謝に関連した遺伝子のコモンスニップの中の非同義スニップとそのアリル頻度

遺伝子名	遺伝子記号	遺伝子座	非同義スニップ	JPT（日本人・東京）				CEU（白人・ユタ州）			
				遺伝子型頻度		アリル頻度		遺伝子型頻度		アリル頻度	
胃リパーゼ (lipase, gastric)	*LIPF*	10q23.31	Thr(A)161Ala(G)	A/A	0.341	A	0.625	A/A	0.733	A	0.858
				A/G	0.568			A/G	0.250		
				G/G	0.091	G	0.375	G/G	0.017	G	0.142
小腸脂肪酸結合蛋白 (fatty acid binding protein, intestinal)	*FABP2*	4q28-q31	Ala(G)54Thr(A)	A/A	0.067	A	0.300	A/A	0.119	A	0.373
				A/G	0.467			A/G	0.508		
				G/G	0.467	G	0.700	G/G	0.373	G	0.627
ビタミンA脱水素酵素	*RDH5*	12q13-q14	Arg(C)70Gly(G)	C/C	0.489	C	0.744	C/C	0.333	C	0.667
				C/G	0.511			C/G	0.667		
				G/G	0.000	G	0.256	G/G	0.000	G	0.333
βカロテン開裂酵素	*BCMO1*	16q21-q23	Arg(A)267Ser(T)	A/A	0.721	A	0.860	A/A	0.310	A	0.560
				A/T	0.279			A/T	0.500		
				T/T	0.000	T	0.140	T/T	0.190	T	0.440
			Ala(C)379Val(T)	C/C	0.756	C	0.878	C/C	0.458	C	0.712
				C/T	0.244			C/T	0.508		
				T/T	0.000	T	0.122	T/T	0.034	T	0.288
ATP結合性カセット	*ABCA1*	9q31.1	Arg(G)1587Lys(A)	G/G	0.523	G	0.705	G/G	0.717	G	0.842
				G/A	0.364			G/A	0.250		
				A/A	0.114	A	0.295	A/A	0.033	A	0.158
			Met(G)883Ile(A)	G/G	0.273	G	0.500	G/G	0.000	G	0.133
				G/A	0.455			G/A	0.267		
				A/A	0.273	A	0.500	A/A	0.733	A	0.867
			Val(G)825Ile(A)	G/G	0.523	G	0.716	G/G	0.783	G	0.892
				G/A	0.386			G/A	0.217		
				A/A	0.091	A	0.284	A/A	0.000	A	0.108
			Arg(G)219Lys(A)	G/G	0.295	G	0.545	G/G	0.700	G	0.842
				G/A	0.500			G/A	0.283		
				A/A	0.205	A	0.455	A/A	0.017	A	0.158
アポB	*APOB*	2p24-p23	Asn(A)4338Ser(G)	A/A	0.091	A	0.318	A/A	0.683	A	0.808
				A/G	0.455			A/G	0.250		
				G/G	0.455	G	0.682	G/G	0.067	G	0.192
			Ile(A)98Thr(G)	A/A	0.000	A	0.125	A/A	0.100	A	0.267
				A/G	0.250			A/G	0.333		
				G/G	0.750	G	0.875	G/G	0.567	G	0.733
			Val(A)618Ala(G)	A/A	0.711	A	0.833	A/A	0.288	A	0.466
				A/G	0.244			A/G	0.356		
				G/G	0.044	G	0.167	G/G	0.356	G	0.534
			Leu(A)2739Pro(G)	A/A	0.455	A	0.670	A/A	0.067	A	0.192
				A/G	0.432			A/G	0.250		
				G/G	0.114	G	0.330	G/G	0.683	G	0.808
コリパーゼ	*CLPS*	6pter-p21.1	Leu(A)8Pro(G)	A/A	0.822	A	0.911	A/A	0.767	A	0.883
				A/G	0.178			A/G	0.233		
				G/G	0.000	G	0.089	G/G	0.000	G	0.117
ビタミンD結合蛋白	*GC*	4q12-q13	Thr(C)436Lys(A)	C/C	0.578	C	0.778	C/C	0.483	C	0.708
				C/A	0.400			C/A	0.450		
				A/A	0.022	A	0.222	A/A	0.067	A	0.292
			Asp(T)432Glu(G)	T/T	0.689	T	0.811	T/T	0.150	T	0.425
				T/G	0.244			T/G	0.550		
				G/G	0.067	G	0.189	G/G	0.300	G	0.575

2. 脂溶性ビタミンの消化・吸収の個体差

ビタミンは，体内で合成できない有機化合物であり，生存に必須の化合物であるから，ヒトにとって必然的に環境因子の１つとなる。この環境因子が多様なヒト・ゲノムと出会うことにより，その相互作用に多様性が生まれる。食品中の脂溶性ビタミンが，経口摂取されて，消化・吸収されるまでに，いったいいくつの遺伝子が関与するだろうか？

食品中の脂溶性ビタミンは，脂質の１つとして，他の脂質ならびに脂質分解物と共に混合ミセルを形成して，消化・吸収される。したがって，脂溶性ビタミンの消化・吸収は，一般的な脂質の消化・吸収の多様性・個体差の影響を直接的に受けることになる。

a. 胃リパーゼ：食品中の脂質の主要成分の１つである中性脂肪の消化・吸収の初発段階は，胃内における消化である。中性脂肪の約 30％の加水分解に関与しているといわれている胃リパーゼは，胃液のような酸性環境でも触媒活性を示す酵素である[4]。胃リパーゼをコードする遺伝子には，日本人の集団で多くの遺伝子多型，特にスニップの存在が知られている。そのスニップの中には，非同義スニップ nsSNP が複数あり，いずれも日本人のコモンスニップとなっている。特に，161 番目の Thr 残基が Ala 残基に置換するスニップは，マイナーアリルの頻度 MAF が 37.5％と大きな数値になっている（表３-２）[2]。ユタ州の白人の集団では，その値が 14.2％となっているので，日本人の集団は胃リパーゼの活性に白人より大きな多様性が存在する可能性がある。

胃リパーゼは，混合ミセルの形成に重要なジアシルグリセロールの産生に大きな働きを示す酵素である。解糖系の酵素の１つであるアルドラーゼＢ遺伝子は，非同義スニップによる多型性を示す遺伝子であることが古くから知られていた。しかし，遺伝子型と表現型の間に何の相関もみられないことから，酵素活性などに影響を与えるものだとは考えられていなかった。ところが，現代のように砂糖や人工甘味料のようなフルクトースを大量に含む食品を摂取する環境にいると，非同義スニップのキャリアの一部にはフルクトース不耐症を発症してしまう人がいるという[5]。つまり，遺伝子多型と環境因子の負荷量がミスマッチを起こしたときに健康障害を発生させる典型的な例である。したがって，胃リパーゼの非同義スニップに関しても，現在のところ表現型との相関に関する報告はないが，脂質摂取量が欧米並みに増加していることから今後，胃リパーゼによる脂質消化能の個体差が問題になることがあるかもしれない。

b. コリパーゼ：一方，リパーゼには膵液中に分泌される膵臓リパーゼがよく知られている。膵臓リパーゼはコリパーゼと共同でトリアシルグリセロールやジアシルグリセロールをモノアシルグリセロールや遊離脂肪酸にまで消化し，十二指腸管腔内の脂肪の消化の最終段階を担っている酵素である。膵臓リパーゼをコードする遺伝子には，日本人，白人，アフリカの黒人の集団において，今のところ非同義のコモンスニップは報告されていない。すなわち，発現量の個体差はともかく，アミノ酸配列の異なる膵臓リパーゼは集団に多様性を与えるほど存在しないことを意味している。しかしながら，コリパーゼ遺伝子には非同義スニップがコモンスニップとして日本人にも白人にも報告されている（表3-2）[2]。

c. FABP2：低分子量の脂肪酸結合蛋白2型，FABP2は脂肪酸の吸収に関与する蛋白として知られている。小腸吸収上皮細胞内の可溶性蛋白の10%程度を占めるFABP2をコードする遺伝子には，よく知られているコモンスニップがある[6]。元来，ピマインディアンの肥満やメタボリックシンドロームに関連のある遺伝子多型の1つとして報告されたAla54Thr多型である。Ala54Thr多型は，ピマインディアン以外にも日本人やユタ州の白人においてもコモンスニップとなっている（マイナーアリル頻度MAFはそれぞれ30%と37%，表3-2参照）[2]。Thr-54型のFABP2蛋白質は，Ala-54型に比べて脂肪酸に対する結合親和性が2倍程度高く，培養細胞における脂肪酸の摂取速度も2倍程度速いことが知られている。消化管管腔内の脂肪酸を効率よく細胞内に取り込んでしまうことから，いわば倹約遺伝子の1つではないかと考えられたことがある[7]。しかし，Thr-54型の*FABP2*遺伝子は，ピマインディアン以外の集団では肥満やメタボリックシンドロームとの相関が必ずしも明確ではないことから，このスニップと脂肪の吸収速度との関係を疑問視する研究者も多い。

その後，*FABP2* 遺伝子には，Ala54Thr 多型以外にもプロモーター領域に調節スニップ rSNP があることが判明した。ピマインディアンの場合，rSNP の高発現型のアリルと nsSNP の高親和性型の Thr アリルが強く連鎖（連鎖不平衡 LD）していたことから，Thr アリルを保持している人は結合親和性の高い FABP2 が大量に発現するハプロタイプであったことになる。一方，白人の場合は，rSNP と nsSNP との連鎖がほとんど観察されていないので，そういうハプロタイプは少ないことになる。しかし，最近，キール市（ドイツ）在住の成人男性健常者の相関解析により，白人においても高発現型で結合親和性の高い *FABP2* 遺伝子を持つハプロタイプの人たちが多数存在し，脂肪の経口負荷試験を行うと，そのハプロタイプの人たちのみが他の人たちよりも脂肪の吸収効率がよいことが確認された[8)]。しかも，興味深いことに，*FABP2* 遺伝子の rSNP の存在するプロモーター領域は，PPAR γ/RXR ヘテロ２量体の応答領域で，それぞれのリガンドであるロシグリタゾンと９-シスレチノイン酸により転写活性化されるという[8)]。

（1）ビタミン A

a. BCMO1：ビタミン A の消化・吸収に関わる特異的な遺伝子として，β カロテンモノオキシゲナーゼ *BCMO1* 遺伝子がよく知られている。植物性食品に含まれるビタミン A の供給源は，主として β カロテン，α カロテンなどのカロテノイドである。BCMO1 は β カロテンを基質とする酵素で，小腸吸収上皮細胞内において１分子の β カロテンに作用して２分子のレチナールを産生する。*BCMO1* 遺伝子の発現は，ビタミン A をはじめ脂肪酸などの栄養素による調節が古くからよく知られているが，ここでは *BCMO1* 遺伝子に見いだされている非同義スニップについて紹介する。表３-２に示したように *BCMO1* 遺伝子の Arg267Ser 多型のマイナーアリル頻度 MAF は日本人の集団で14%，白人で44%に達する[2)]。さらに，*BCMO1*遺伝子にはもう1つ非同義のコモンスニップがあり，Ala379Val多型のマイナーアリル頻度は日本人の集団で12%，白人で29%である。*BCMO1*酵素におけるこれら2カ所のアミノ酸置換が酵素活性にどのような影響を与えるかについては，今後の研究を待たなければならない。血中βカロテン濃度の値が，国によって大きく異なることが知られているが，摂取食品（環境因子）の違いと共に*BCMO1*遺伝子の多型の違いが血中βカロテン濃度に影響を与えている可能性も考慮しておく必要があるかもしれない。

(2) ビタミンD，E，K

ビタミンD，E，Kの消化・吸収についても，ビタミンAの場合と同様に脂質の消化・吸収に依存していると考えられる。ビタミンDは主として動物性食品，ビタミンEは植物油や緑黄色野菜，ナッツなど，ビタミンKは緑黄色野菜と腸内細菌などを供給源としている。これらの中では，最近，ビタミンEの消化・吸収のメカニズムが比較的よく研究されている。

a. SR-BI：管腔内のビタミンE，特にαトコフェロールが小腸吸収上皮細胞内へ取り込まれる際には，スカベンジャー受容体Bクラス1型*SR-BI*遺伝子が関与していることが最近明らかにされた[9)]。*SR-BI*遺伝子には，複数（6カ所以上）の部位にコモンスニップ（ただしいずれも同義スニップ）が見いだされており，血中αトコフェロール濃度と相関するスニップアリルも報告されている（後述）。また，*SR-BI*遺伝子のコモンスニップには，血中βカロテン濃度とも相関するものがあり，*SR-BI*遺伝子はβカロテンの吸収にも関与している可能性がある。

b. ABCA1：上皮細胞内に取り込まれたαトコフェロールは，一般にカイロミクロン内に取り込まれて肝臓にまで運ばれるものと考えられている。ところが，小腸吸収上皮細胞から血中HDLへのαトコフェロールの受け渡しに関与すると考えられている遺伝子として小腸吸収上皮細胞において発現している*ABCA1*や*ABCG5*，*ABCG8*などのABCファミリーが注目されている[9)]。そして，もちろん *ABCA1* 遺伝子にも，*SR-BI* 遺伝子を上回るほどのコモンスニップ（しかもその大部分は，*SR-BI* 遺伝子の場合とは違い非同義スニップ）が報告されている（表3-2）[2]。これらのコモンスニップの組み合わせとビタミンEやβカロテンの吸収速度との相関については，これからの研究が待たれる。

3. 脂溶性ビタミンの血中レベルの個体差

消化・吸収された脂溶性ビタミンが，カイロミクロンに取り込まれた後，カイロミクロンレムナントとなって肝臓にまで運搬され，貯蔵され，必要に応じてVLDLリポ蛋白の形で分泌され，血中レベルが一定濃度に維持されるまでに，いったいいくつの遺伝子が関与するのだろうか？

最近，「リポ蛋白代謝は生物学の宝の山」（A treasure trove for lipoprotein biology）と題する記事[10]がNature Genetics誌に掲載された。上に述べたように，消化・吸収された脂溶性ビタミンは，コレステロールやトリアシルグリセロールなどの他の脂質と共に種々の血漿リポ蛋白に結合して血中を輸送され，全身に運ばれる。したがって，脂溶性ビタミンの血中動態を考える場合，他の脂質の血中動態に与える遺伝子とその多型を理解しておくことが重要となる。「宝の山」の記事には，最近行われた3つの全ゲノム領域にわたる関連研究genome-wide association studyが紹介されている。また，いずれも北欧の白人やインド人，中国人などを対象としているが日本人は含まれていないので，日本人の集団において当てはまる現象であるかは今後の研究を待たなければならないが，3つの独立した研究は驚くほどよく似ている。いずれも，数千人の被検者が参加した大規模な研究であり，HDLコレステロールやLDLコレステロール，トリアシルグリセロールの血中濃度を測定している。その結果，これらの脂質濃度に影響を与える遺伝子のスニップとして，従来から指摘されていたリポ蛋白リパーゼ *LPL* 遺伝子のような12個の遺伝子と共に，新たに7つの遺伝子多型との相関が検出された（図3-2）[10]。

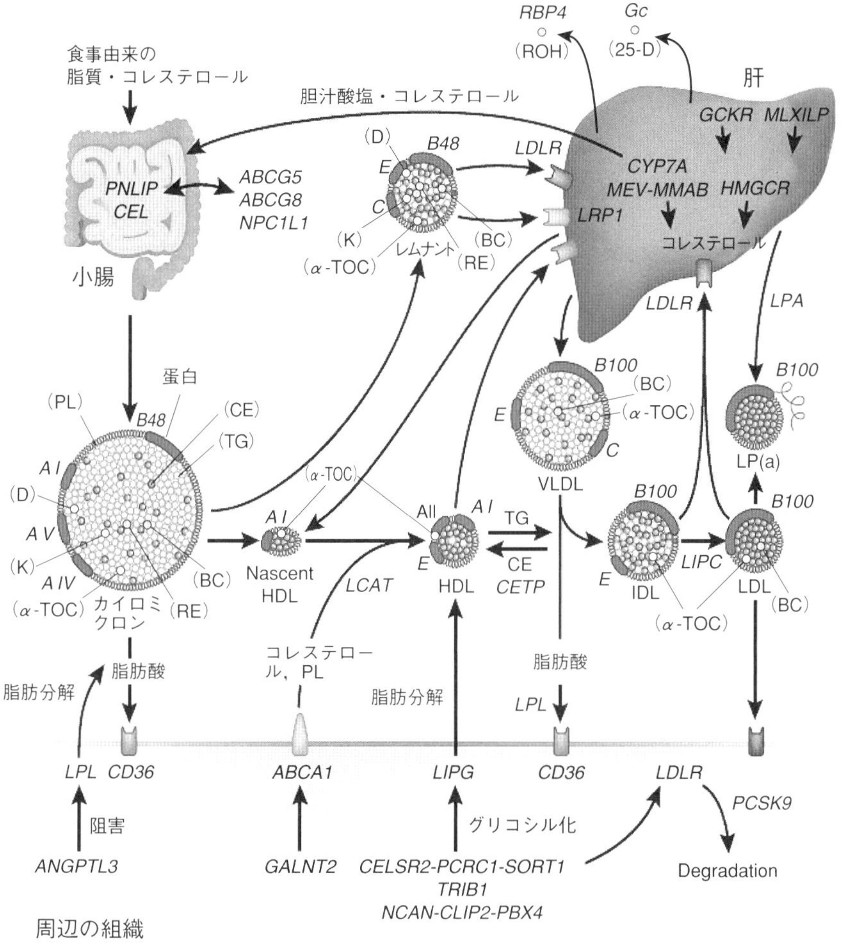

ビタミンAエステル：(RE)　ビタミンA：(ROH)　ビタミンD：(D)
25-OH ビタミンD：(25-D)　ビタミンE：(a-TOC)　ビタミンK：(K)　βカロテン：(BC)
トリアシルグリセロール：(TG)　コレステロールエステル：(CE)　リン脂質：(PL)
MLXILP：MLX 結合蛋白　MMAB：コバラミンアデノシル転移酵素　CELSR2：GPCR/カドヘリン
ANGPTL3：アンギオポエチン様蛋白3　TRIB1：MAP キナーゼカスケード調節因子
PBX4：ホメオボックス転写調節因子　SORT1：プロニューロトロフィン受容体

図3-2　ヒト血漿リポ蛋白代謝の主要経路と関連のある遺伝子多型[10)]

新たに検出された遺伝子の中でも *MLXIPL*（MLX interacting protein-like）遺伝子のスニップは３つの研究のいずれにおいても共通して同定されている。*MLXIPL* 遺伝子にはコモンスニップとして Gln241His の非同義スニップが報告されているが，日本人の集団の報告はない[2)]。MLXIPL はトリアシルグリセロール合成系の遺伝子を標的遺伝子とするグルコース依存性の転写因子である。したがって，機能喪失型の His-241MLXIPL を発現している人は，余剰のグルコース存在下においても血中トリグリセリド濃度が低いと考えられる。いいかえると，*MLXIPL* 遺伝子の活性型遺伝子産物 Gln-241 MLXIPL は，グルコースの存在下にトリアシルグリセロール合成を促進して食物の利用効率を上げると共に，グルコースが過剰の場合は脂肪蓄積や体重増加を促進する，いわゆる古典的な「倹約遺伝子」の有力候補ではないかと考えられている。これら３つの研究を総合すると，*MLXIPL* 遺伝子以外にも，ヒト・ゲノム全領域にすでに見いだされているマイナーアリル頻度５％以上のいわゆるコモンスニップの中から 30 万カ所以上を解析し，最終的に 30 個弱の遺伝子の多型 SNPs を指摘し，それらの遺伝子多型が血清脂質レベルを左右しているという結論に至っている（図３-２）[10)]。

それでは，脂溶性ビタミンを解析した関連研究ではどうなっているだろうか？　図３-２の中に，体内動態が比較的よく理解されている脂溶性ビタミンの分布についても書き加えてある。ここでは，図３-２をふまえて Borel ら[11)]がまとめたビタミンＥとカロテノイドの血中濃度に与える遺伝子多型の影響について行った研究をまず簡単に紹介する。表３-３に示したように，Borel らは脂質代謝全般に関与する遺伝子としてアポ *A-Ⅳ*，アポ *B*，アポ *E*，リポ蛋白リパーゼ *LPL*，*SR-BI* の５つを取り上げ，これらの遺伝子多型とビタミンＥとカロテノイドの血中濃度に相関のあったものを検出した。その結果，アポ *A-Ⅳ* 遺伝子の Ser347 多型は α トコフェロールおよび γ トコフェロール，リコペンの血中濃度に影響を示した。しかし，この多型は白人ではマイナーアリル頻度 MAF が 20％であるが，日本人ではほぼ０％となる[2)]。一方，アポ *B* 遺伝子のプロモーター多型と相関するのは β カロテンとリコペン，アポ *E* 遺伝

表3-3　脂溶性ビタミンの中濃度と相関する遺伝子多型[11)]

	SNP	α-Tocopherol	γ-Tocopherol	α-Carotene	β-Carotene	Lycopene	β-Cryptoxanthin
apo *A-Ⅳ*	apo *A-Ⅳ*-Ser347	X	X	－	－	X	－
apo *B*	apo *B*-516	－	－	－	X	X	－
apo *E*	apo *E*(*E2, E3, E4*)	X	－	－	－	－	－
LPL	*LPL*-93G/Asn9	－	－	－	－	－	－
SR-BI	*SR-BI* exon 1	－	X	－	－	－	X
	SR-BI intron 5	－	－	X	X	－	－
	SR-BI exon 8	X	－	－	－	－	X

[1]SNP were selected based on their published phenotypic effect on lipid metabolism. An X indicates a relationship ($p<0.05$) between an SNP and a plasma micronutrient concentration in either the whole population, men alone, or women alone under fasting conditions.

子の多型と相関するのはαトコフェロールのみであった。アポ*B*遺伝子の非同義スニップは4つのコモンスニップが知られているが，そのうち3つは，日本人の集団とユタ州の白人とではマイナーアリルとメジャーアリルが逆転している（表3-2）[2)]。

日本人におけるカロテノイドの代謝とアポ*B*遺伝子の多型性の関連解析が急がれる。アポ*E*遺伝子の*E2/E2*ホモ接合体の人は他の人に比べて血清αトコフェロール濃度が低く，*E4/E2*ヘテロ接合体の人は他の人に比べて血清αトコフェロール濃度が有意に高い。*SR-BI*遺伝子の多型は，αトコフェロール，γトコフェロール，αカロテン，βカロテン，βクリプトキサンチン濃度と相関した。しかしながら，前述したように日本人における*SR-BI*遺伝子の非同義コモンスニップは，現在のところ報告されていない[2)]。

血液中のビタミンAは，レチノールとレチニルエステルの2種類に分かれる。レチノールが肝臓で合成・分泌されるレチノール結合蛋白RBP4に結合して存在していることから，内因性のビタミンAと呼ばれるのに対し，レチニルエステルはカイロミクロンやカイロミクロンレムナントに結合していることから外因性のビタミンAと見なされる。そこで，ビタミンAの含まれる脂肪食を負荷して血液中のレチニルエステルを経時的に測定すれば，負荷した脂肪やビタミンAの吸収の速度を観察していることになるとされている。図3-3はその結果を示しているが，上段のパネル[12)]は*SR-BI*遺伝子エクソン1の

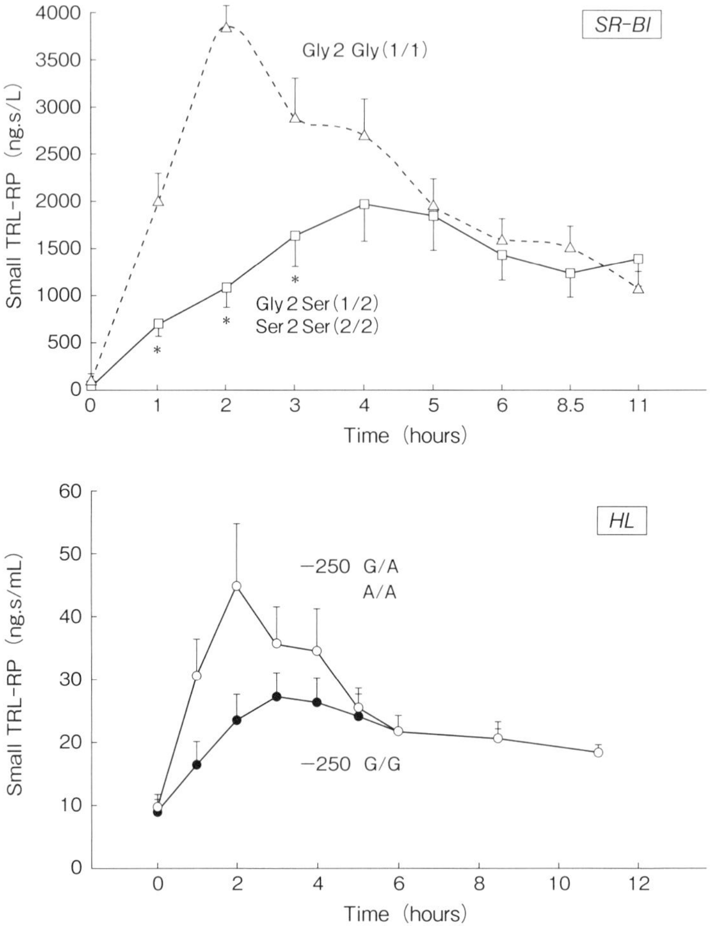

図3-3　ビタミンA負荷後の血中ビタミンAエステル濃度の遺伝子多型による相違[12)13)]

非同義コモンスニップ nsSNP，そして下段[13)]は肝リパーゼ *HL* 遺伝子のプロモーター領域の調節スニップ rSNP により，それぞれカイロミクロン以外のリポ蛋白に結合したレチニルパルミチン酸エステルの血中動態がスニップにより異なることを示したものである。図から明らかなように，*SR-BI* 遺伝子の 2-アリルキャリア（Ser2）または *HL* 遺伝子の −250 G/G 多型の人は，そうでない人に比べて，一見ビタミンAの吸収速度が遅く，その効率が悪いようにみえる。しかしながら，吸収直後の脂質を反映していると考えられるカイロミクロンのレチニルエステルや脂質（トリアシルグリセロール）の動態には図3-3のような差がないことから，図3-3に示したSNPによるレチニルエステルの血中動態の差は，腸管吸収の速度や効率における差というよりは血漿リポ蛋白のクリアランスの差によるものと考えられている。実際，SR-BIやHLはHDLやLDLなどのリポ蛋白の受容体になることが知られている（図3-2参照）。*HL*遺伝子の−250 G/A多型はマイナーアリル頻度MAFが白人で15—29%，アメリカの黒人で45%，日本人で40%に達する[13]。

血液中の主要なビタミンD輸送蛋白の1つであるDBP（D-binding protein）は，その名前Gc-グロブリンgroup-specific component of serumが示すとおり，多型性を示す血清蛋白として知られていた。表3-2に示したようにコモンスニップという観点から*GC*遺伝子を見直してみると，2カ所に非同義スニップが見いだされている[2]。このうちLys436アリルは，ポーランド人において血清25(OH)D_3濃度が低いことと関連があるという[14]。

4. 脂溶性ビタミンの生理作用の個体差

脂溶性ビタミンの生理作用は，主として欠乏症状から推定され，理解されている。例えば，ビタミンAの場合は欠乏すると，視覚の暗順応障害，皮膚の掻痒感（毛嚢性角化症状），眼球乾燥症（角膜の角化）が発生する。これらの症状は，ビタミンAの経口投与により特異的に軽減・消失することから，体内においてビタミンAがこれらの欠乏症状を起こさないように作用していると考えられている。その中で最も克明に分子下レベルまで，その作用機構が明らかにされているのが暗順応障害を起こさせないメカニズムである。ロドプシンを分子的基盤とする，いわゆる「視覚サイクル」である。比較的発症頻度の高い網膜色素変性症は，暗順応障害を伴う遺伝性の疾患であり，ロドプシン遺伝子*RHO*(*OPN2*)はその原因遺伝子の1つとされている。しかし，現在のところロドプシン遺伝子 *RHO*(*OPN2*) にはコモンスニップは報告されていない。

ところが，色覚に関与する遺伝子のオプシン *OPN1* は，古くからその遺伝子構造の多型の存在が知られている。すなわち，色覚として三色視を示す人は，赤色視物質を形成するオプシン-1遺伝子 *OPN1LW*（long-wave sensitive opsin 1 cone pigment）と緑色視物質を形成するオプシン1遺伝子 *OPN1MW*（medium-wave sensitive opsin 1 cone pigment），ならびに青色視物質を形成するオプシン-1遺伝子 *OPN1SW*（short-wave sensitive opsin 1 cone pigment）の3種類の遺伝子を持っている。そのうち，*OPN1LW* と *OPN1MW* の2つの遺伝子はX染色体長腕末端近くにタンデムに並んで存在している。*OPN1LW* 遺伝子の下流に *OPN1MW* 遺伝子が並ぶのであるが，洋の東西を問わずほとんどの集団でX染色体あたり1つの *OPN1LW* 遺伝子に対して1つまたは2つ以上（1～5個）の *OPN1MW* 遺伝子（*OPN1MW*1, *OPN1MW*2, *OPN1MW*3,…）が並ぶ。*OPN1SW* 遺伝子は性染色体ではなく7番染色体の長腕側に局在する。常染色体3番長腕に位置するロドプシン遺伝子 *OPN*2 の場合と同様に，*OPN1SW* 遺伝子にも非同義コモンスニップは全く報告されていない。しかし，興味深いことにX染色体上の *OPN1LW* と *OPN1MW* の2つの遺伝子は塩基配列が互いに酷似していることと物理的に近傍にあることから，減数分裂による卵子の形成の際，相同組み換えが頻繁に起こり，不等交叉などにより *OPN1MW* 遺伝子のコピー数多型や図3-4に示したような *OPN1LW* と *OPN1MW* がモザイクになったようなキメラ遺伝子を形成する[15)]。中でも，それぞれの遺伝子のエクソン3がコードする180番目のアミノ酸残基は1塩基の違いでそれぞれセリンとアラニンと異なるため，*OPN1MW* 遺伝子のエクソン3が *OPN1LW* 遺伝子のエクソン3に相同組み換えによりハイブリッドになると，一見非同義スニップのような多型性を示す（図3-4に示したようにエクソン5の置換では2つのアミノ酸が非同義となる）。そして，減数分裂時の相同組み換えにより形成されるこのハイブリッド遺伝子がコードする赤色視物質の吸収極大波長の短波長側へのシフトにより赤緑色覚異常となる。図3-4に示したように，相同組み換えの起こる部位に

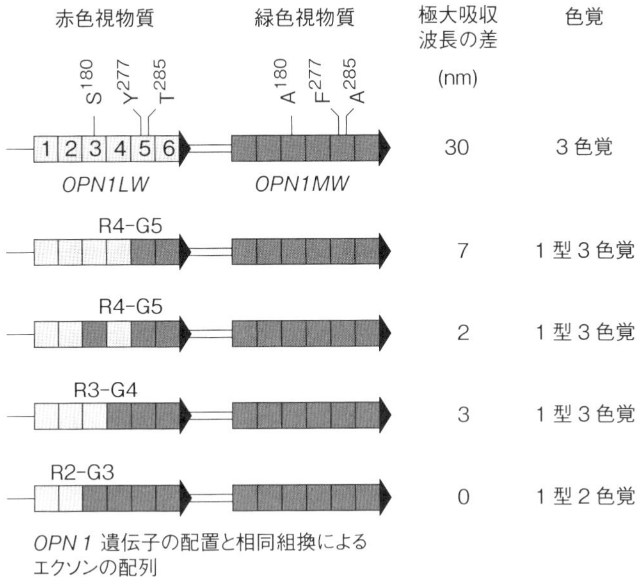

図3-4　第1色弱(赤色覚異常）のオプシン遺伝子の構造多型[15]

よりシフトする波長が異なり，エクソン２とエクソン３の間で相同組み換えが起こると両視物質の極大吸収の波長は全く同一になり，赤と緑の区別がないことになる。赤緑色覚異常はメンデル型遺伝とは全く異なるが，*OPN1* 遺伝子の非同義スニップ nsSNP やコピー数多型 CNV と類似の構造多型といえる[16]。赤緑色覚異常は日本人男性の５％，白人男性の８％程度の割合で存在する。

ａ．核内受容体：脂溶性ビタミンの中でビタミンＡとビタミンＤは，その生理作用を発揮するとき，それぞれレチノイン酸や $1,25(OH)_2D_3$ のような活性型のビタミンに変換された後，リガンド依存性の核内受容体に結合し，それぞれの標的遺伝子の発現調節を行うことが知られている。核内受容体遺伝子は全部で 48 個の遺伝子メンバーからなる大きな *NR* 遺伝子スーパーファミリーを形成している。まだリガンドが未同定のものも多いが多くはリガンド依存性の Zn フィンガータイプ DNA 結合ドメインを持つ転写因子である。ビタミンＡには，*RARα*（retinoic acid receptor-α）（ファミリーメンバー名：*NR1B1*），*RARβ*（*NR1B2*），*RARγ*（*NR1B3*），*RXRα*（retinoid X receptor-α）（*NR2B1*），*RXRβ*（*NR2B2*），*RXRγ*（*NR2B3*）の６種類，ビタミンＤには *VDR*（vitamin D receptor）（*NR1I1*）１種類の遺伝子が知られている。例えば，前述の網膜錐体細胞に発現する *OPN1* 遺伝子ファミリーの中で，*OPN1SW* 遺伝子は RXRγ（NR2B3）と甲状腺ホルモン核内受容体 TRβ2（thyroid hormone receptor-β2）（NR1A2）のヘテロ２量体により制御されている（図３-５）[15]。一方，*OPN1LW* 遺伝子と *OPN1MW* 遺伝子の２つの遺伝子の発現は *RXRγ* による制御は全くなく，*TRβ2* のホモ２量体により制御されている。面白いことに，１つ１つの錐体細胞は，これら３つの遺伝子のうち１つの遺伝子しか発現せず，１人のヒトの網膜上で３種類の遺伝子を発現した細胞がそれぞれモザイク状に分布しているという。後述のように *RXRγ* 遺伝子には２型糖尿病と関連のある多型が知られており，糖尿病患者における色覚の個体差について興味がもたれるが，まだ研究はなされていない。

ユタ州の白人の集団において *RXRγ* 遺伝子の多型は５'-調節領域からエクソン，イントロン，３'-非翻訳領域に至るほぼ全領域の 14 か所に調節スニッ

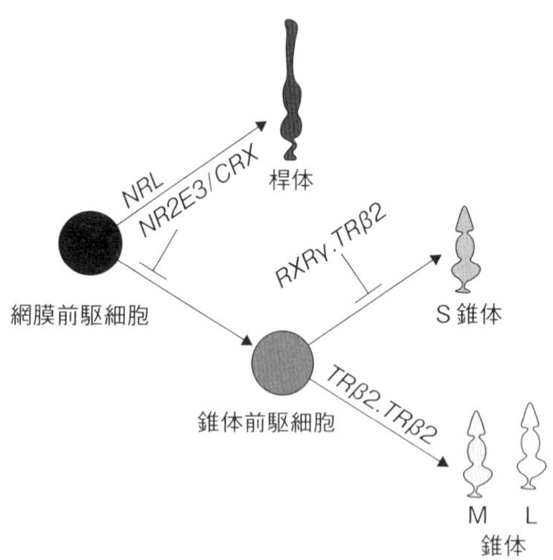

図３-５　発達過程における網膜視細胞の分化とレチノイド受容体の役割[15]

プ3か所，同義スニップ3か所，ならびにイントロンスニップ8か所が報告されている[17]。そのうち3つのスニップが2型糖尿病の罹患率と関連があったが，最近，同じユタ大学のグループは，2型糖尿病の腎障害に対して *RXRγ* 遺伝子のイントロンスニップと，上皮増殖因子受容体遺伝子 *EGFR* のイントロンスニップとの間で共役効果（エピスターシス）を示すことを見いだした[18]。

b. ビタミンD：脂溶性ビタミンの中で生理作用と遺伝子多型の関係が最もよく研究されているのは，ビタミンDとその受容体遺伝子の多型である。ビタミンD受容体 *VDR*（*NR1I1*）遺伝子の染色体上の位置すら解明されていない時期で，ヒト・ゲノム計画がスタートする以前の1989年には既に *Apa* I多型（北米のランダムな集団におけるマイナーアリル頻度44%）が報告され[19]，その後も90年代に続々と制限酵素断片長多型が報告された。ビタミンD受容体 *VDR* 遺伝子の多型と表現型との関連解析については，これまで腎疾患，骨疾患，癌，糖尿病などの発症リスクとの関係が報告されているが[20]，本書ではもう少し日常生活に関連した非臨床的な表現型と *VDR* 遺伝子多型との関連についての最新の研究を紹介する。ビタミンDはカルシウム代謝の調節を介して骨のミネラル密度の調節に関与している。したがって，*VDR* 遺伝子の多型は骨密度に関連したものが多い。よく知られている *VDR* 遺伝子の多型部位を図3-6[21]に示す。これらの多型は世界中の多くの民族で観察されているが，図3-6下段に示したように *Bsm* I-*Apa* I-*Taq* Iの多型部位だけに注目すると，99%の人が3種類のハプロタイプに分類され，その分布は人種間で大きく異なっている[21]。図3-6から明らかなように，*VDR* 遺伝子はエクソンⅧとエクソンⅨの近傍に多くの多型部位が集中している。エクソンⅧとエクソンⅨの間のイントロンにある *Bsm* I多型（iSNP）と，エクソンⅡの *Fok* I多型がよく知られたコモンスニップである。*Fok* I多型はエクソンⅡの中の開始コドンATGのT→Cによるものであり，VDR蛋白質への翻訳開始位置の変更につながる（開始コドン多型：SCP：start codon polymorphismと呼ばれることがある。*VDR* 遺伝子の場合，近傍のin frameにATGが存在するため，*Fok* I多型部位がC-アリルの人は少し分子量の小さいVDR蛋白質が翻訳される）。こ

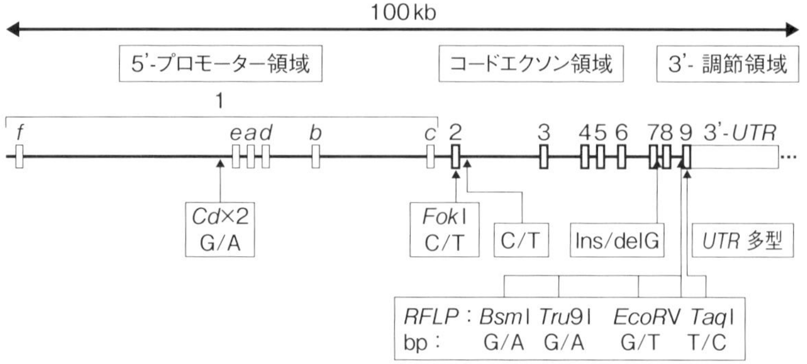

Bsm-Apa-Taq ハプロタイプ

	白人	アジア人	黒人
ハプロタイプ 1（baT）	43	75	26
ハプロタイプ 2（BAt）	39	7	16
ハプロタイプ 3（bAT）	11	17	59

図3-6　*VDR*遺伝子の構造と周知の遺伝子多型部位ならびに各集団におけるハプロタイプ頻度[21]

れら2つのスニップが，筋力トレーニングまたはエアロビックストレーニングによる効果を観察すると，*Fok* I 多型のヘテロ接合体の人はホモ接合体の人に比べて筋力トレーニングの場合のみ骨密度の上昇が有意に高いことが報告されている[22]。一方，ごく最近，イタリアのグループは，*VDR* の遺伝子多型がうつ症状や筋力，筋肉損耗などと関連していることを考慮して，80歳以上の高齢者の転倒との関連を解析した。その結果，ここでは *Fok* I 多型に関しては何の関連も見いだせなかったが，*Bsm* I 多型では2種類のホモ接合体同士を比較すると転倒頻度に有意の差があることが示された[23]。このような老化とは別に，閉経前の成人女性の大腿筋強度が図3-7に示したように *Bsm* I 多型と相関すること[24]や，授乳をしている若いブラジル人母親（15歳～18歳）の母乳中のカルシウム含量が *Bsm* I 多型と相関する（図3-7の bb 遺伝子型の人がその他の遺伝子型の人に比べて有意にカルシウム含量が高い）こと[25]も報告されている。また，閉経後の女性の乳癌罹患率について観察すると，この *Bsm* I 多型は全体的な相関を示さないが，カルシウム摂取量の高い（1日 902 mg 以上

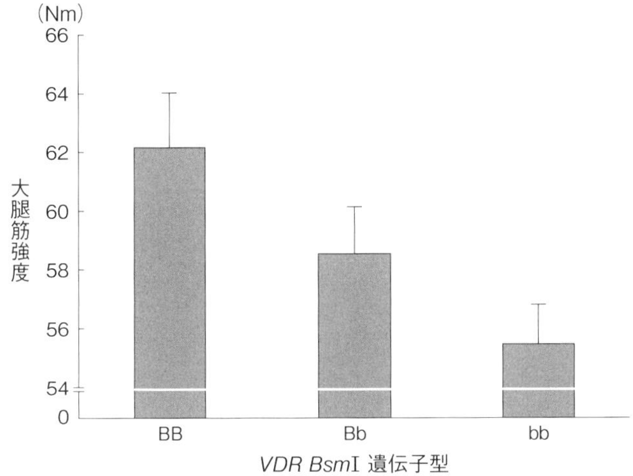

図3-7　大腿筋強度とビタミンD受容体遺伝子多型[24)]

摂取する）人たちだけで比較すると，bb 型の人は他の遺伝子型の人に比べて有意に乳癌の罹患率が低いことが示されている（表3-4）[26)]。このことは，環境因子であるカルシウムの摂取が *VDR* 遺伝子のスニップと乳癌の発症リスクに影響を与えていることを意味しているが，本書の趣旨に最も適合した研究成果である。ただし，本研究では，ビタミンDの補充によっては乳癌発症リスクの抑制にまでは至っていない[26)]。

c. ビタミンK：ワーファリンは半世紀以上も前に殺鼠剤として開発された薬剤である。しかし，その後，心房細動や深部静脈血栓症に伴う血栓症状の予防薬として臨床応用され，21 世紀の今日に至るまで，アメリカ合衆国におけるトップ 20 に常に数えられているほど広く使用されている薬剤でもある。それほど汎用されているにもかかわらず，ワーファリンはその有効量が個人ごとに大幅に異なっていることが知られている（図3-8）[27)]。しかも殺鼠剤であることからも想像できるように過剰投与による副作用も深刻である。

ワーファリンの凝固作用はビタミンKに対する拮抗作用をメカニズムとしている。ビタミンKはその抗凝固作用を発揮する際，酸化的カルボキシル化反応により基質蛋白質のグルタミン酸残基にカルボキシル基を付加する（γカルボ

表3-4　*VDR*遺伝子多型と乳癌発症リスクに及ぼすカルシウム摂取量の影響[26)]

	Total calcium（mg/day）			
	＜902		902＋	
SNP	OR	95% CI	OR	95% CI
Fok 1				
FF	1.00	−	0.91	(0.56−1.47)
Ff	0.79	(0.50−1.25)	0.80	(0.50−1.26)
ff	1.08	(0.56−2.09)	0.63	(0.32−1.24)
		$P_{interaction}$ = 0.34		
*Taq*1				
tt or Tt	1.00	−	1.16	(0.81−1.65)
TT	1.24	(0.79−1.94)	0.64	(0.41−0.99)
		$P_{interaction}$ = 0.01		
*Apa*1				
AA	1.00	−	0.86	(0.49−1.50)
Aa or aa	0.86	(05.3−1.38)	0.74	(0.47−1.17)
		$P_{interaction}$ = 0.77		
*Bsm*1				
BB or Bb	1.00	−	1.05	(0.71−1.55)
bb	1.20	(0.73−1.95)	0.61	(0.38−0.96)
		$P_{interaction}$ = 0.01		
Poly（A）tail				
SS or SL	1.00	−	1.16	(0.81−1.67)
LL	1.18	(0.74−1.87)	0.66	(0.42−1.04)
		$P_{interaction}$ = 0.02		

キシレーション）とともに自らはエポキシドとなって不活性型に変換される。不活性型のビタミンKはビタミンKエポキシド還元酵素複合体1，VKORC1により活性型の元のビタミンKにリサイクルされる。したがって，微量のビタミンKであっても，この「Kサイクル」によって持続的な凝固作用を発揮するためにはVKORC1酵素の活性が重要となる。当初，1日15 mg以上の投与が必要なワーファリン抵抗性の患者の一部に*VKORC1*遺伝子のミスセンス変異（アミノ酸残基の非同義置換）がいくつか発見され，この遺伝子とワーファリン有効性の関連が示された[28)]。しかも，アミノ酸置換の起こる場所によっては，45 mgのワーファリンの投与でも効果を示さない患者もいた。しかし，これはまれな例であり，*VKORC1*遺伝子の突然変異でワーファリン有効量の個人的なばらつきは説明できなかった。ところがその後，*VKORC1*遺伝子には

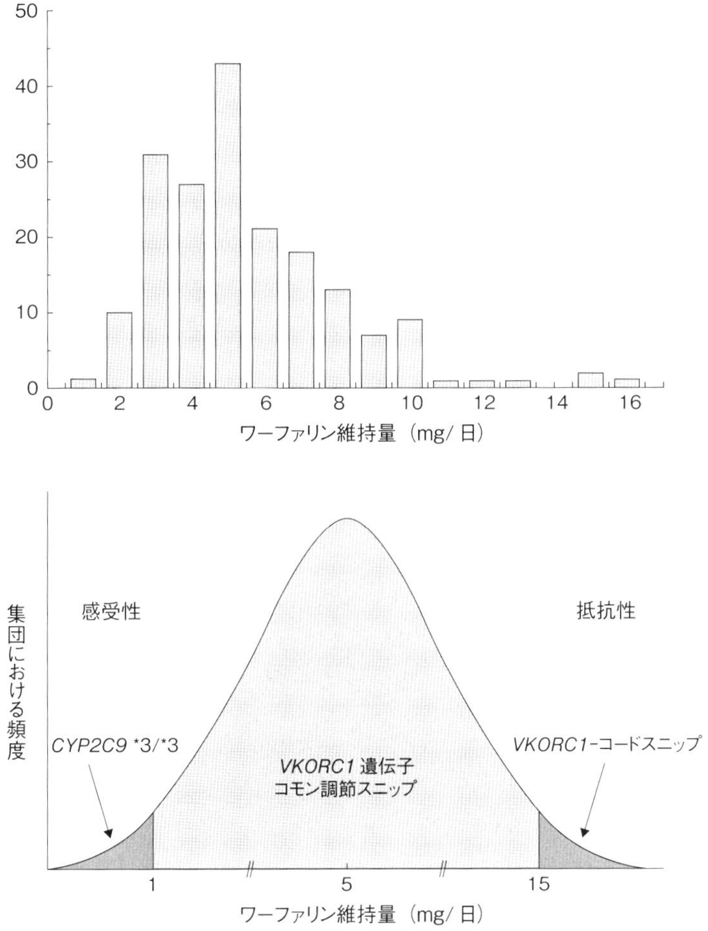

図3-8　ワーファリン維持量の個体差[27)]

プロモーター領域に調節スニップ rSNP が複数あり，そのハプロタイプがワーファリンの有効量の個人差に関与していることが判明した[29)]。

ハプロタイプ H1 と H2 は A 群に分類され，低用量（～ 3 mg/ 日）のワーファリンが有効なグループ，H7 と H8，H9 の B 群は高用量（～ 7 mg/ 日）のワーファリンを必要とするグループであることがわかった。欧米の白人とアジアの人たちでは，この A 群と B 群の分類を，*VKORC1* 遺伝子のイントロン1にある1173T/Cアリルにより95%以上の確率で行うことができる(1173Tアリル＝B群，1173Cアリル＝A群)。白人やアジア人においては，*VKORC1*遺伝子の多型によりワーファリン投与量の変動の25%は予測できるという。では，残りの75%は何によって予測すればよいのだろうか？

薬剤であるワーファリンの薬理効果を終結させるのは，主としてCYPと呼ばれる薬物代謝酵素による酸化分解によるものである。薬理効果のあるワーファリンの酸化分解に寄与する薬物代謝酵素はCYP2C9である。*CYP2C9*遺伝子には30種類以上の多型が知られており，それぞれ*CYP2C9*1*～*CYP2C9*30*と呼ばれている。*CYP2C9*1*遺伝子を基準のアリルと考えて，その遺伝子産物の酵素活性を100%とすると，*CYP2C9*2*は～70%，*CYP2C9*3*は～5%程度となる。*CYP2C9*2*アリルの頻度はユタ州の白人で10%程度であるが，日本人では0%であり，問題とならない。一方，*CYP2C9*3*アリルの頻度はユタ州の白人で6%程度であるが，日本人では3%である。

この*CYP2C9*3*アリルを保持している人は，*CYP2C9*1*アリルのホモ接合体に比べてワーファリンの酸化分解が緩和され，血中の維持濃度がより高くなる。したがって，*CYP2C9*3*アリルはワーファリンに対する感受性を高める遺伝子と考えることができる（図3-8）。一方，前述の*VKORC1*遺伝子の非同義置換のスニップはワーファリン抵抗性を産み出す遺伝子といえる(図3-8)。さらに，前述の*VKORC1*遺伝子のプロモーター領域のハプロタイプH1，H2，H7～9などは，図3-8の中央領域でワーファリンの維持量の個人差を左右しているものと考えられている。Zhuらは，これらの事情を考慮して，ワーファリンの個人別投与量(D)を，*ln*(D)＝1.35－0.008×(年齢：歳)＋0.116×(性別：女＝0，男＝1)＋0.004×(体重：ポンド)－0.376×(*VKORC1*-1639：GG，GA＝0，AA＝1)＋0.271×(*VKORC1*-1639：GG＝1，GA，AA＝0)－0.307×(*CYP2C9*2*：アリル数)－0.318×(*CYP2C9*3*：アリル数)という計算式で算出するのが臨床的に妥当であるとして提唱している[30]。

d. ビタミンA：乾癬は，表皮細胞が異常に増殖することで病態発生する疾患の1つである。皮膚症状の発症部位への血管新生が症状の増悪に関与する。

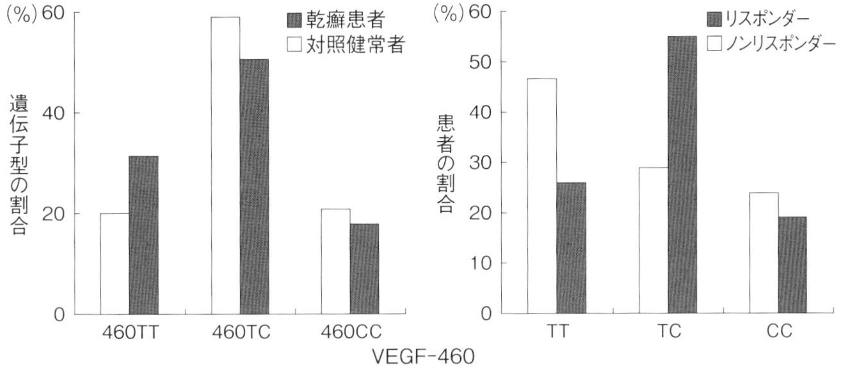

図3-9　*VEGF* 遺伝子多型による乾癬患者のレチノイン酸治療に対するリスポンダーとノンリスポンダー[31)]

血管新生にその増殖因子 VEGF が重要な役割を果たしている。*VEGF* 遺伝子には調節スニップ－460T/C の多型がある。健常者と比較すると乾癬の患者では，VEGF の遺伝子型が T/T ホモ接合体の割合が有意に高い（図3-9）[31)]。これはイギリスにおける研究であるが，乾癬の発症率は欧米の白人では1％程度で比較的ありふれているが，日本人ではその 100 分の 1（0.01％）程度の発症頻度で，有意に低い。ところが，*VEGF* 遺伝子の調節スニップは T/T ホモ接合体の人の割合が 45.5％であり，ユタ州の白人の 34.5％と比べると，日本人の方が高い[2)]。レチノイン酸は，内服により乾癬に対して著効を示すビタミンとして知られているが，興味深いことに図3-9右に示したように T/T ホモ接合体の人はレチノイン酸内服療法に対して抵抗性を示す人が多い。

5．おわりに―脂溶性ビタミンの必要量は？

脂溶性ビタミンは，過剰摂取による副作用が比較的重篤である。抗凝固剤ワーファリンの維持量のところで述べたようにワーファリンの分解酵素 *CYP2C9* 遺伝子の多型によりワーファリン感受性が高い人がいる。このような人に通常量のワーファリンを処方すると出血性の重篤な副作用を招来する危険性が高い。最近，Lee らはレチノイン酸の酸化的代謝酵素 *CYP26A1* 遺伝子の非同義スニップを新たに見出し，そのうち２つのスニップは酵素活性が有意に低下することを報告している[32]が，日本人の多型性については報告がない。

これら，脂溶性ビタミンの分解酵素遺伝子の多型も，脂溶性ビタミンの必要量や生理作用に大きな影響を与えるものと考えられる。サプリメントなどの普及により，現在の日本は比較的容易に脂溶性ビタミンを食事で摂取する以上に摂取する機会がある。個人個人が自分の遺伝子型にあったビタミンの必要量を知らずにサプリメントのようなものを利用すると，健康被害につながるリスクがあることを早急に明らかにする必要がある。

文　献

1）厚生労働省統計一覧：平成 17 年度国民健康・栄養調査
http://www.mhlw.go.jp/toukei/list/61-17.html, 2007.

2）アメリカ合衆国国立バイオテクノロジー情報センター：
http://www.ncbi.nlm.nih.gov/sites/entrez?db=snp&cmd=search&term=, 2008.

3）東京大学医科学研究所ヒト・ゲノム解析センター：
http://snp.ims.u-tokyo.ac.jp/index.html, 2008.

4）四童子好廣：細谷憲政監修，武藤泰敏編著『消化・吸収－基礎と臨床－』，第２章消化吸収の基礎，第一出版，2002.

5）Stover PJ: Influence of human genetic variation on nutritional requirements. *Am J Clin Nutr.* 2006 ; 83 : 436S–442S.

6）Chmurzynska A: The multigene family of fatty acid-binding protein(FABPs): function, structure and polymorphism. *J Appl Genet.* 2007 ; 47 : 39–48.

7）Baier LJ, Sacchettini JC, Knowler WC et al: An amino acid substitution in the human intestinal fatty acid binding protein is associated with increased fatty acid binding, increased fat oxidation, and insulin resistance. *J Clin Invest.* 1995 ; 95 : 1281–1287.

8）Helwig U, Rubin D, Klapper M et al: The association of fatty acid-binding protein 2 A54T polymorphism with postprandial lipemia depends on promoter variability *Metabolism.* 2007 ; 56 : 723–731.

9) Rigotti A: Absorption, transport, and tissue delivery of vitamin E. *Mol Aspects Med*. 2007 ; 28 : 423-436.
10) Lusis AJ, Pajukanta P: A treasure trove for lipoprotein biology. *NatureGenetics*. 2008 ; 40 : 129-130.
11) Borel P, Moussa M, Reboul E et al: Human plasma levels of vitamin E and carotenoids areassociated with genetic polymorphisms in genes involved in lipidmetabolism. *J Nutr*. 2008 ; 137 : 2653-2659.
12) Perez-Martinez P, Lopez-Miranda J, Ordovas JM et al: Postprandial lipemia is modified by the presence of the polymorphism present in the exon 1 varint at the *SR-BI* gene locus. *J Mol Endocrinol*. 2004 ; 32 : 237-245.
13) Jimenez-Gomez Y, Perez-Jimenez F, Martin C et al: The −250G/A polymorphism in the hepatic lipase gene promoter influences the postprandial lipemic response in healthy men. *Nutr Metab Cardiovasc Dis*. 2008, 18 ; 173-181.
14) Kurylowicz A, Romos-Lopez E, Bednarczuk T et al: Vitamin D-binding protein (DBP) gene polymorphism is associated with Graves' disease and the vitamin D status in a Polish population study. *Exp Clin Endocrinol Diabetes*. 2006 ; 114 : 329-335.
15) Deeb SS: Genetics of variation in human color vision and the retinal cone mosaic. *Curr Opin Genet Develop*, 2006 ; 16; 301-307.
16) Cooper GM, Nickerson DA, Eicheler EE: Mutational and selective effects on copy-number variants in the human genome. *Nature Genetics*, 2007 ; 39 ; S22-S29.
17) Wang H, Chu W, Hemphillc et al: Mutation screening and association of human retinoid X receptor γ variation with lipid levels in familial type 2 diabetes. *Mol Genet Metab*, 2002 ; 76; 14-22.
18) Hsieh C-H et al: Analysis of epistasis for diabetic nephropathy among type2 diabetic patients. *Human Mol Genet*, 2006 ; 15 ; 2701-2708.
19) Faraco JH , Morrison NA, Hung YJ et al: ApaI dimorphism at the human vitamin D receptor gene locus. *Nucleic Acids Res*, 1989 ; 17; 2150.
20) Valdivieslo JM, Fernandez E: Vitamin D receptor polymorphisms and diseases. *Clin Chim Acta*. 2006 ; 371 : 1-12.
21) Uitterlinden AG, Fang Y, Van Mears JB et al: Genetics and biology of vitamin D receptor polymorphisms. *Gene*, 2004 ; 338 ; 143-156.

22) Rabon-Stith KM, Hagberg JM, Phares DA et al: Viatmin D receptor FokI genotype influences bone mineral density response to strength training, but not aerobic training. *Exp Physiol.* 2005 ; 90 : 653-661.
23) Onder G, Capoluongo E Danese P et al: Vitamin D receptor genotype is associated with falls among older adults living in the community: results from the *iISIRENTE* study. *J Bone Miner Res.* 2008 Feb 26; [Epub ahead of print].
24) Grundberg E, Brandstrom H, Ribom EL et al: Genetic variation in the human vitamin D receptor is associated with muscle strength, fat mass and body weight in Swedish women. *Eur J Endocrin.* 2004 ; 150 : 323-328.
25) Bezerra FF, Cabello GM, Mendonca LM et al: Bone mass and breast milk calcium concentration are associated with vitamin D receptor gene polymorphisms in adolescent mothers. *J Nutr.* 2008 ; 138 : 277-281.
26) McCullough ML et al: Vitamin D pathway gene polymorphisms, diet, and risk of postmenopausal breast cancer: a nested case-control study. *Breast Cancer Res,* 2007 ; 9 ; 1-7.
27) Retti A, Tai G: The pharmacogenomics of warfarin. Closing in on personalized medicine. *Mol Intervent.* 2006 ; 6 : 223-227.
28) Rost S, Frgin A, Ivaskevicius D et al: Mutations in VKORC1 cause warfarin resistance and multiple-coagulation factor deficiency type 2. *Nature.* 2004 ; 427 : 537-541.
29) Rieder MJ, Reiner AP, Gage BF et al: Effect of VKORC1 haplotypes on transcriptional regulation and warfarin dose. *N Eng J Med.* 2005 ; 352 : 2285-2293.
30) Zhu Y, Shennan M, Reynolds KK et al: Estimation of warfarin maintenance dose based on *VKORC1* (-1639 G>A) and *CYP2C9* genotypes. *Clin Chem.* 2007 ; 53 : 1199-1205.
31) Young HS, Summers AM, Read IR et al: Interaction between genetic control of vascular endothelial growth factor production and retinoid responsiveness in psoriasis. *J Invest Dermatol.* 2006 ; 126 : 453-459.
32) Lee SJ, Perera L, Coulter SJ et al: The discovery of new coding alleles of human CYP26A1 that are potentially defective in the metabolism of all-*trans* retinoic acid and their assessment in a recombinant cDNA expression system. *Pharmacogenet Genomics.* 2007 ; 17 : 169-180.

第4章　水溶性ビタミンと個体差

香川靖雄*

1. 水溶性ビタミンの代謝関連遺伝子の多型

(1) ビタミンの摂取量の個人差は最高100倍

欧米ではテーラーメイド栄養指導のために検査する遺伝子多型も，指導して投与する栄養素もその多くが水溶性ビタミンとその関連物質であるので，ビタミンの個人差とそれへの対応が重要である。水溶性ビタミンの個人差を検討するためには，100名以上の健常者集団について，３日間以上の秤量法に基づく摂取量[1),2)]，血中濃度[1)]，排出量[2),3)]，遺伝子多型[3)]を測定しなくてはならない。三大栄養素と異なり，ビタミンの摂取量[1)]，排出量[2),3)]には大きな個人差がある。第２章のビタミン欠乏症の節で詳細に述べたように，国民健康・栄養調査の8,762人のビタミン摂取量分布をみると平均値と標準偏差の比（変動係数）が４倍を超えるビタミンB_1をはじめ，B_2が3.5倍，B_6が３倍，葉酸が２倍，Cが1.5倍で，ほぼ１に近いのがA，D，Kで，0.5程度に収まるのはナイアシンとパントテン酸のみである[2)]。平均１日摂取量は補助食品摂取者を含めるとビタミンB_1について最上位１％は21 mgと最下位１％の0.22 mgという個人差は実に約100倍であり，ビタミンCについても最上位810 mgは最下位8.4 mgの約100倍の個人差である[2)]。この統計では３日の平均摂取量が推奨（目安）量を大幅に下回る潜在性ビタミン欠乏症がある反面，推奨（目安）量の数倍ものビタミン摂取過剰も栄養補助食品摂取者に多い[2)]。しかし，摂取基準の策定時にも明記されているように[4)]，個人は毎日推奨量に近い摂取量を

* 女子栄養大学栄養学部

摂っているのではなく，推奨量は「習慣的な1ヶ月間程度の摂取量の基準を与えるもの」として策定されている[4)]。そこで栄養補助食品の摂取をしていない女子大生の比較的均一な集団（$n=150$）について，3日間の平均摂取量を10種のビタミンについて，食品秤量法で求めると，変動係数が126%のビタミンC，118%のビタミンAをはじめ，国民健康・栄養調査よりも小幅であることがわかった[1)]。それにしても，変動係数が100%を超えるというビタミン摂取量の個人差は，摂取重量の大きな三大栄養素ではあり得ない。三大栄養素の摂取量については，エネルギー摂取が1,902±580 kcal，蛋白質が70.8±24.6 g，脂質が54.1±24.3 g，特に量の多い炭水化物では266±85.3 gと変動係数は32%に過ぎない[2)]。三大栄養素は必須アミノ酸と必須脂肪酸を除けば，代謝経路を通して相互変換が可能で，糖質の過剰は脂質，可欠アミノ酸などに変換される[5)]。しかし，個々のビタミンは全てが必須で相互変換がないため，ビタミン摂取量の個人差の大きさはビタミン代謝量の大幅な変動を起こす。

なお，ビタミンの推定平均必要量は負荷試験等で出納を調べて求めるが，日米の摂取基準[2),4),5)]を較べると70歳以上でビタミンDは3倍，E，K,ナイアシン，葉酸は約2倍米国が多い。しかしこれが遺伝子に基づく人種差とは断定できない[2),4),5)]。

（2）ビタミン排出量の個人差と血中濃度，体内動態

水溶性ビタミンの出納実験で重視されるのは負荷ビタミン量を増加していき，排出量が急激に増加した負荷量の点を個体のビタミン飽和量と考える[4),5)]。しかし，この排出量は，負荷量を一定に固定しても極めて幅が大きい。例えばまず500 mgのC投与で飽和し，以後低C食（5 mg/日）を続け，72時間後から1 mmolのCを負荷した21歳健常女性のC排出量曲線をみると著しい個人差がある（図4－1）[3)]。

このように著しい排出量の相違にもかかわらず，血中ビタミン濃度は恒常性維持機構によって，比較的狭い範囲に保たれる[1),5)]。図4－2には，10種のビタミンの摂取量と血清中，あるいは全血中の濃度の関係を示している[1)]。この

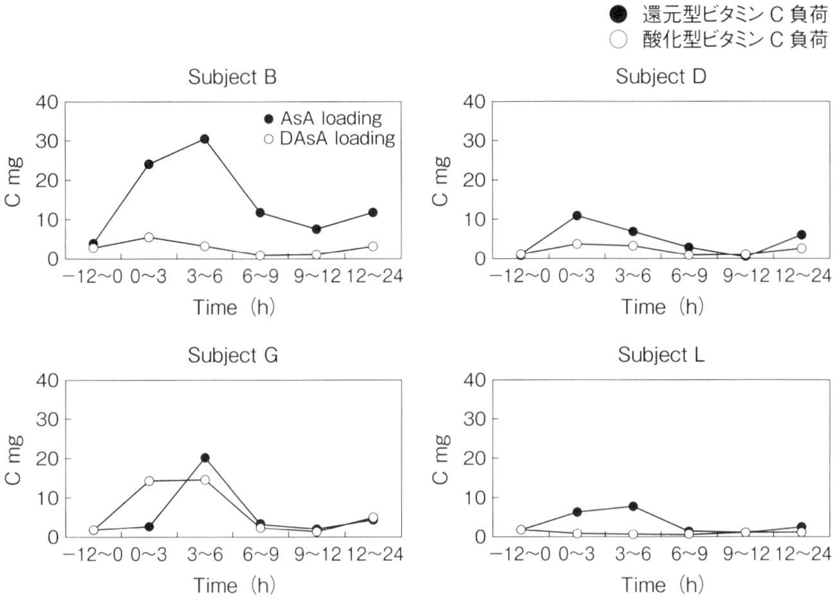

図4-1　1ミリモル負荷ビタミンC排出の個人差[3)]

中で，最低摂取水準と平均摂取水準の間の血清濃度増加に有意の差（$p<0.001$）で増加が見られたのはビタミンCと葉酸のみであり，脂溶性のβカロテンを例外とすると，他はビタミンB_2，B_{12}にわずかの増加（$p<0.05$）があったのみである[1)]。無論これは日常食のビタミン摂取量の範囲での摂取量—血清レベル相関であって，欠乏—大量負荷試験の場合の両者の相関係数は高い[3)]。

このような血中濃度の範囲と，負荷に伴う尿中排出量の急増点を主な基準として，多くの水溶性ビタミンの推定必要量が策定されてきた[1), 4)]。摂取量と排出量の大幅な個人差は，おそらく食事などの環境因子の影響が大きい。そこで，人体内での動態について検討しなければ，遺伝子多型[3)]に基づく個人差の本態に迫ることはできない。これは薬物動態と遺伝子多型を扱うファルマコゲノミックスにおいて，特に詳細に検討されているのである。図4-3に示すように水溶性ビタミンの生体内動態は吸収，分布，代謝・分解，糸球体ろ過，尿細管再吸収の各段階の現れである[5), 6)]。

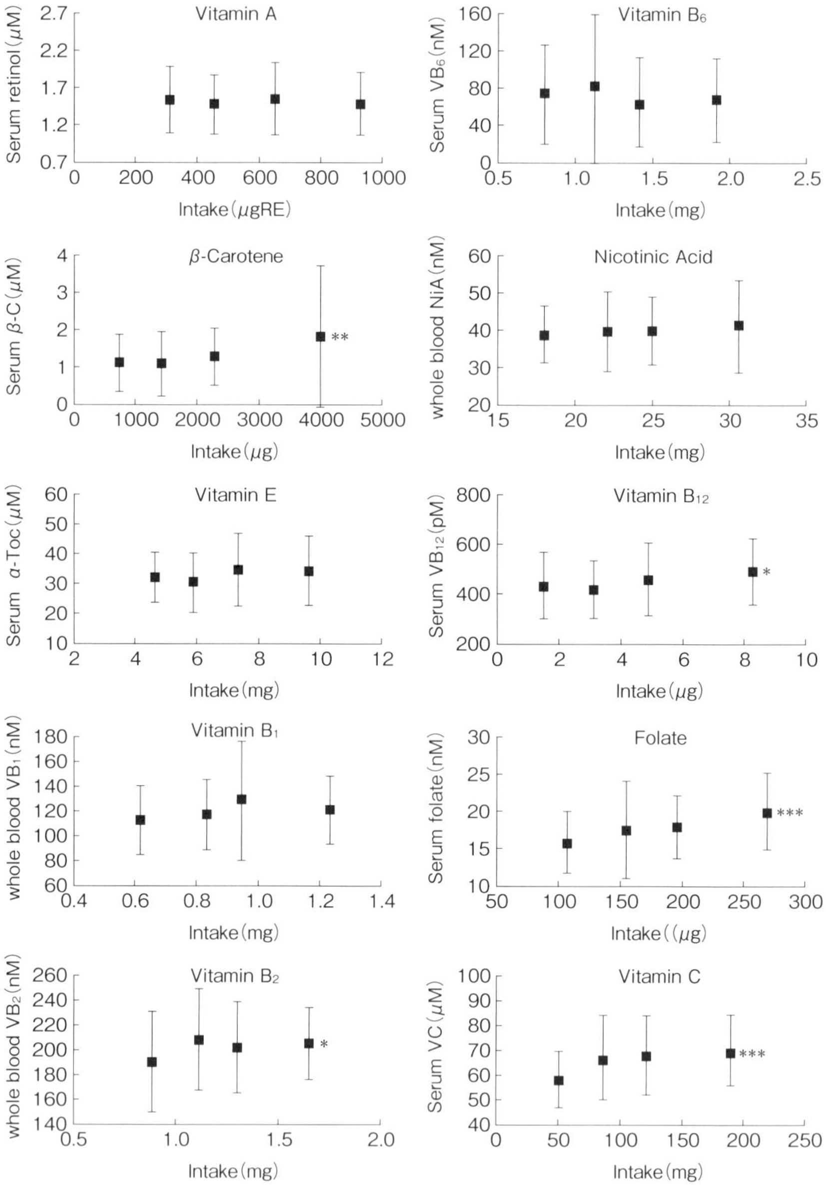

図4-2　10種のビタミンの摂取量と血液中または血清濃度の関係

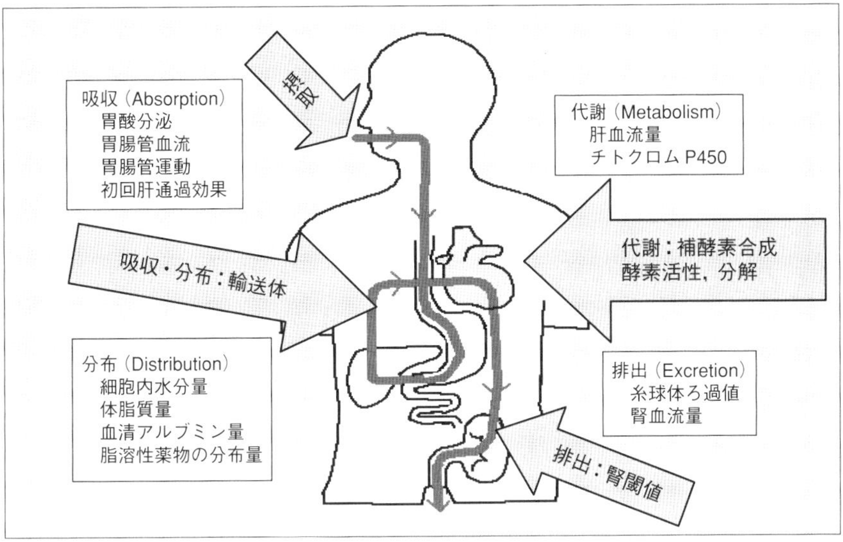

図4-3　ビタミンの吸収，分布，代謝，排出

ビタミンB_1，B_2，B_6，B_{12}，C，A，E，ナイアシン，葉酸（各分子種），パントテン酸を経口投与して，門脈，肝静脈，股動脈にカテーテルを入れて，血液内のビタミンの動態を計測すると，全ての水溶性ビタミンは摂取後10分から120分までは，門脈血中の濃度が肝静脈や股動脈よりも高いが，脂溶性ビタミンはこのような上昇はみられない[6]。葉酸は腸管から吸収される際に全て還元型か5メチルテトラヒドロ葉酸に変化している[6]。

例えば，ビタミンCの負荷試験で排出量の急増がビタミンC摂取量約80 mg/日で起こるということを，体内プールの飽和と考え，この数値を根拠にビタミンCの推定平均必要量を策定している[4]。ビタミンCに関する遺伝子多型の影響を調べる場合には飽和量の約2倍に当たる176 mg（1 mmol）を負荷している[7]。これらの諸過程[8]，分布する生体内プール[9]，生体内半減期[9]などは正確に放射性同位元素で標識したビタミンCを用いて検討され[5), 9]，その各段階の分子機序は輸送体の単離[10]，分解酵素の精製と機能解析[11]による。これらの段階に応じた解析はすべてのビタミンの多型研究の基本である。そこで，ビタミン代謝の個体差の大きな原因である遺伝子多型の現れかたも，一般物質の人体内での動態の各段階に分けて各論をのべることにする。

（3）水溶性ビタミンの吸収・輸送系の多型

水溶性ビタミンの腸管吸収についてはビタミン B_1，葉酸，ビタミン B_{12}，パントテン酸，ビオチンに総説がまとめられており[12]，ビタミンCについても詳細な総説がある[13]。水溶性ビタミンは当然，生体膜の脂質二重層を透過できないので，それぞれに輸送体が存在する。

ビタミンCの輸送系は還元型ビタミンCのNa依存輸送体（SVCT1,2＝sodium-dependent vitamin C transporter 1, 2）[10),13] と酸化型ビタミンCの受動輸送（グルコース輸送のGLUT群）の３つの輸送体である[10]。これらの輸送体によって，ヒト腎尿細管のビタミンC最大輸送量TmAA（tubular maximum reabsorptions＝約1.54mg／分／100 mL glomerular filtration rate）[14] と平均腎閾値（mean renal threshold 約1.4 mg／dL）[14]が決まるがそれらの変動係数は15%程度であり，図４−１の大きな個人差は説明できない[3),7]。やはりビタミンCの場合は，後述のように，主として酸化ストレスに関する酵素の多型による消費量の相違が個人差の大きい原因と考えられる[3),7]。

ビタミン B_1 のヒトでの輸送体hTHTR1,2についてはカルシウム／カルモジュリンを介することが詳細に解明されている[15]。ビタミン B_1 輸送体のG172R変異が巨赤芽球性貧血を伴った糖尿病を発症する[16]。

葉酸については，コンジュガーゼによって食物中のポリグルタミル葉酸がモノグルタミル葉酸に水解されてから，RFC-1と略称される還元葉酸輸送体によって吸収される[17]。この多型はRFC-1A80Gで，そのGG型は高ホモシステイン血の原因の１つである[17]。日本人での頻度は野生型AA＝33.3%，ヘテロAG＝48.1%，変異型ホモGG＝18.6%と高頻度であり，葉酸要求性が高い[18]。

ビタミン B_{12} の吸収は胃の内因子[12]を介するが，その欠乏は同因子の遺伝子多型[19]や様々な胃疾患でみられる。巨赤芽球性貧血を伴う内因子の多型の５名の患者は第5エクソンのA68G変異であり，その頻度は6.7%もあることから，多型であると判定される[19)]。

輸送体の多型は多数の可能性があるが，臨床的に知られている単一遺伝子病以外には，まだ，ビタミン代謝に大きく影響する多型は少ない。

(4) 水溶性ビタミンの利用・分解系の多型

1) エネルギー代謝量の多型とビタミンB_1，ビタミンB_2，ナイアシン

水溶性ビタミンはその補酵素の触媒する反応の多寡によって，利用，分解される。ことにエネルギー消費とビタミン摂取量との相関係数がビタミンB_1は0.618，ビタミンB_2は0.566，ナイアシンは0.677と高く，この3者間の相関係数も0.7程度と高いが，直接関係しないβカロテンは0.167，ビタミンCは0.208などとエネルギー消費と低い相関であった[1)]。したがって，エネルギー代謝に関与するビタミン推定平均必要量（1—69歳，推奨量はその1.2倍）は1,000 kcal当たり1日，ビタミンB_1は0.45 mg，ビタミンB_2は0.50 mg，ナイアシンは4.8 mgナイアシン当量として策定されている[4)]。エネルギー代謝の概略は図4-4に示す。TPP，FAD，FMN，CoA，NADなどは複雑な一連の反応を連続して触媒している。これらのビタミンに対しては，続発性ビタミン欠乏症の原因として発熱，炎症などの消耗性の疾患が挙げられるが（第2章第4節），エネルギー代謝に直接関与する飢餓耐性遺伝子（別名肥満遺伝子）の多型によって，当然そのビタミン消費量が変化すると予想される[20)]。飢餓耐性遺伝子の代表であるβ3アドレナリン受容体（β3AR）のアミノ末端から64番目のアミノ酸は野生型（正常型）ではトリプトファン（W），変異型（肥満型）ではアルギニン（R）であり，WR型（ヘテロ型）とRR型（変異型）は正常のW/W型（野生型）の個人に較べて約200 kcalのエネルギー消費が少なく，それだけ上記のエネルギー代謝関連ビタミン消費が少ないはずである[20)]。β3アドレナリン受容体の他にも脱共役蛋白質1，2，3，レプチン受容体始め数十の飢餓耐性遺伝子が報告されている[20)]。

2）蛋白質代謝量の増加要因となる多型とビタミンB_6

また蛋白質代謝に関与するビタミンB_6の推定平均必要量はg蛋白質当たり1日0.019 mg（推奨量はその1.2倍）と策定されている[4)]。図4-4，図4-5に示したアミノ基転移を触媒するピリドキサールリン酸（PALP）がその中心である。ビタミンB_6の補酵素を持つアラニンアミノ転移酵素（alanine aminotransaminase）は広く肝機能やビタミンB_6の欠乏の臨床検査に用いられている。この酵素にはHis14Asp多型があり，その1型（His）対立遺伝子に対して2型（Asp）が人口の約半数あり[21)]，2型の活性は1型ホモ型の44%である点は検査データの解析上も問題となる（図4-6）。PALPの濃度は多型間で異ならないが，ホモ，ヘテロに比して，変異型ホモでは血清ホモシステインが有意（p=0.007）に高い（発表予定）。糖新生など蛋白質代謝の亢進の原因となる糖尿病の遺伝子多型も数多いが[20)]，このような多型とビタミン消費量の関連の研究は少ない。

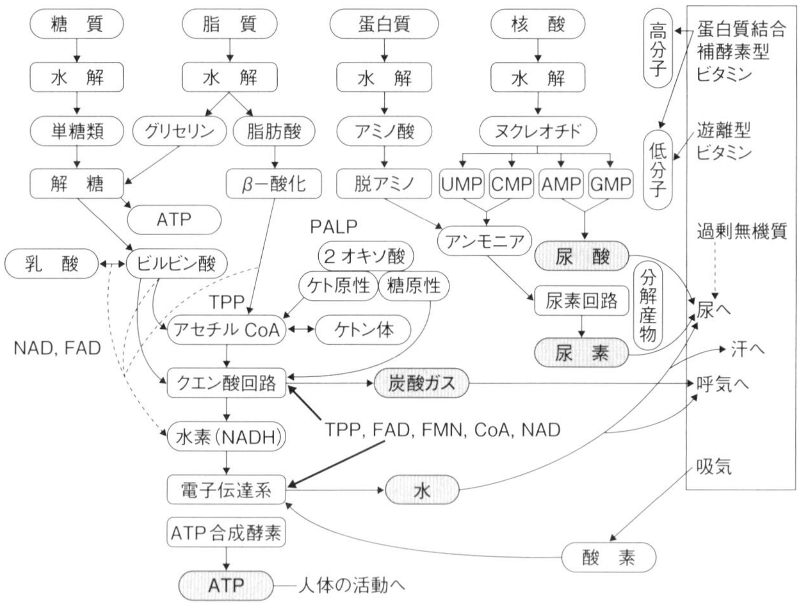

図4-4　水溶性ビタミンと異化（補酵素名は第2章表2-1，p.45参照）

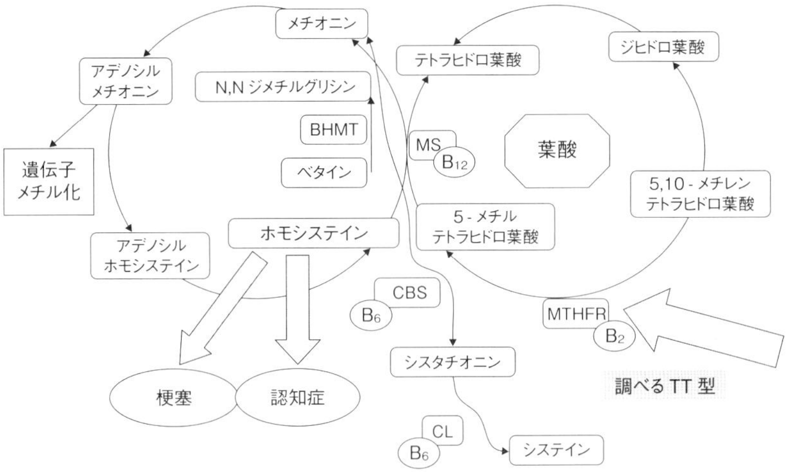

図4-5　葉酸関連遺伝子多型と C-1 代謝

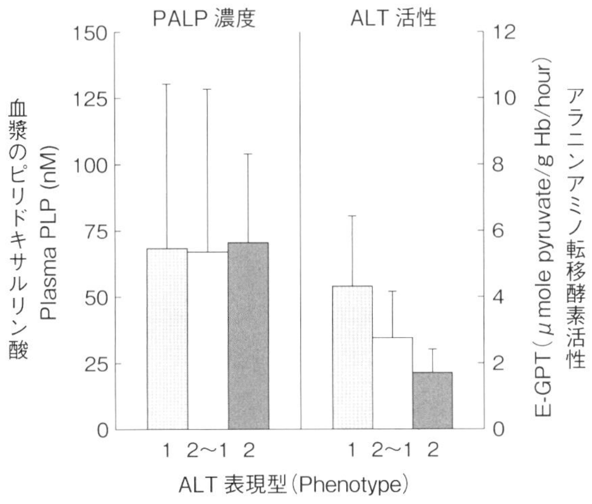

図4-6　アラニンアミノ転移酵素多型

3）エピジェネティックス関連多型と葉酸，ビタミン B_{12}，ビタミン B_6，コリン

メチル基を中心とする一連の反応は図4-5に示すように，DNA の CpG アイランドの DNA メチルトランスフェラーゼのシトシンの5位のメチル化，ホ

モシステインからのメチオニンの再合成には，葉酸，ビタミン B_6，ビタミン B_{12}，ビタミン B_2 などが複雑にかかわっている。したがって，これらのビタミンのいずれかの欠乏時には，共通指標である血清ホモシステインが上昇する（図4-7）。その上でメチレンテトラヒドロ葉酸還元酵素（MTHFR）のC677T 多型と A1298C 多型，メチオニン合成酵素（MS）の A2756G 多型，メチオニン合成酵素還元酵素（MTRR）の A66G 多型，シスタチオニンβ合成酵素（CBS）の挿入・欠失多型（844ins/del）の多型頻度を調べ，多型別に，血清ホモシステイン，葉酸，ビタミン B_6，ビタミン B_{12} 濃度を定量した（表4-1，平岡，香川未発表）。

CBS を除くと，いずれの多型もその頻度はかなり高いが，血清ホモシステイン濃度に有意な影響を持つ多型は MTHFR の C677T 多型であることがわかった。大きなメチル供与源はコリンであるが，ホスファチジルエタノールアミン N-メチル転移酵素のプロモーター領域の多型（G-744C）は C アリルの頻度が 78%に及ぶ。低コリン食をこの C アリル保持者に投与したところ，臓器に障害を認めた[22]。さらにコリン脱水素酵素のコード領域の A318C 多型はこの障害を防ぐ作用があり，G432T は逆に促進した[22]。

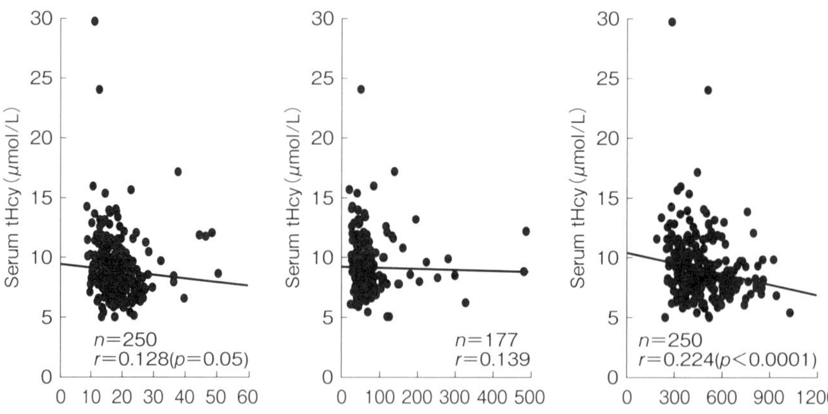

図4-7　血清葉酸，B_6，B_{12} 濃度と血清ホモシステイン濃度の相関
文献18）より作図

表4-1　C-1 関連遺伝子多型別血清ホモシステイン，葉酸，B_6，B_{12} 濃度 [18]

		%	tHcy (mmol/L)	Serum folate (nmol/L)	Serum B_6 (mmol/L)	Serum B_{12} (pmol/L)
MTHFR C677T	CC	32.8	8.8±2.0$^+$	20.3±9.3	66.1±47.5	450±138
	CT	51.6	8.9±2.0$^+$	17.3±6.3*	69.4±46.7	448±162
	TT	15.6	10.9±4.7	16.1±5.7*	107.3±119.8	474±156
MS A2756G	AA	67.2	9.2±2.2	17.9±7.6	75.4±66.5	459±154
	AG	29.2	9.3±3.6	18.4±6.9	69.0±60.8	421±139
	GG	3.6	7.8±2.1	19.4±11.1	113.5±100.2	513±220
MTRR A66G	AA	55.6	9.2±3.1	18.2±6.5	72.3±51.1	454±163
	AG	35.9	9.2±2.1	17.9±6.6	84.6±93.0	440±142
	GG	8.5	8.8±2.1	19.2±14.9	52.2±17.3	455±147
CBS 844ins68	DD	99.6	9.2±2.7	18.1±7.5	74.5±66.0	450±154
	ID	0.4	7.7	15.1	69.2	351

$+p<0.001$ VS TT　　$^*p<0.001$VS CC

※略号は本文参照，酵素反応は図4-5参照

4）酸化ストレス関連多型とビタミンC代謝

非喫煙者のビタミンC定常代謝回転と体内プールの維持を放射性ビタミンCで計測すると100 mg/日であるが，喫煙者では140 mg/日に増加する[9]。ビタミンの輸送体の項で述べたように，腎閾値は大きな変化がないのであるから[10]，図4-1の個人差の一因は異物代謝酵素（xenobiotic enzyme）の多型が考えられる[3),7]。そこで，酸化ストレス関連の遺伝子多型を検討したところ，肺で最も多く発現しているglutathione-S transferase P1-1（A313G(=Ile105Val)）のAA多型とGA多型の間にビタミンC負荷後排出量（$p<0.0069$）と血中濃度（$p<0.003$）が大きく異なることが見いだされた（図4-8）[3),7]。事実，このGA多型ではマロンジアルデヒドの増加と還元型グルタチオンの低下が報告されているので，ビタミンCが酸化ストレスで酸化型になり，さらに分解されやすいことが示された。酸化ストレスを防ぐsuperoxide dismutases 2の多型個体（n=148）の平均血清C濃度（mg/dL）はGG型0.772，AG型1.202，AA型1.240であった（$p<0.066$，平岡未発表）。

ハプトグロビンのHp2-2多型は血中ビタミンCが低く，壊血病や低密度リポ蛋白質の酸化を通して動脈硬化のリスクであることが指摘されている[23]。

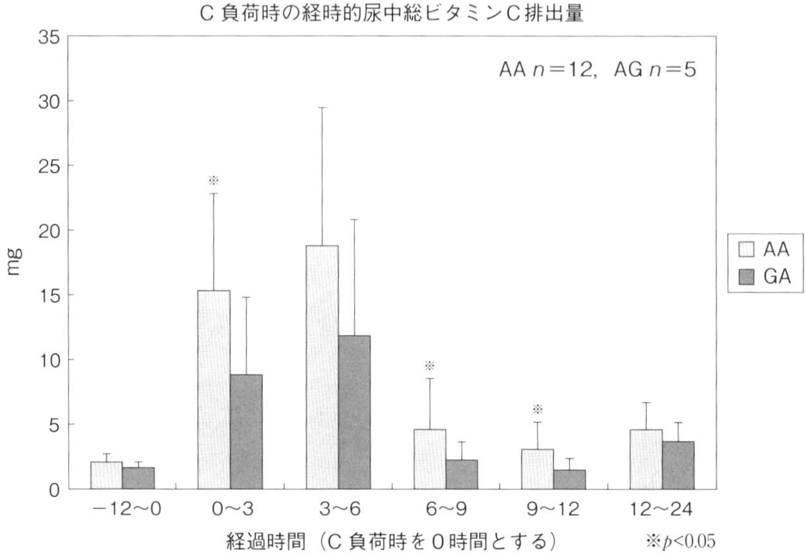

図4-8　ビタミンC代謝はXenobioticsの酵素グルタチオンS転移酵素1の多型による影響を受ける[7)]

ビタミンC代謝の不可逆段階はgluconolactonaseによる酸化型Cのラクトン環水解である[11)]。C代謝の詳細は2007年の総説[8)]にゆずるが，産物の2,3-diketoL-gulonic acidも2,4-dinitrophenylhydrazineで還元型，酸化型Cと同一のosazoneを形成するので，2,3-diketoL-gulonic acidの分解を1-^{14}Cアスコルビン酸の人体投与で実測するのが正しい動態研究法である[9)]。

5）ビタミン再利用系の多型

ビオチンは，4種類のカルボキシラーゼのリジンのεアミノ基にビオシチンと呼ばれる形で共有結合されている。このビオシチンの水解を行うビオチニダーゼの欠損があれば，消化による吸収，体内でのビオチン再利用は低下する[24)]。この酵素は第3染色体3p25に位置し，変異点は多く知られているが，重篤な場合は単一遺伝子病である[24)]。

食品中の葉酸は補酵素として蛋白質に堅く結合しているだけではなく，ポリグルタミル型葉酸なので，消化酵素で食品成分を分解した後に，小腸のコンジュガーゼ（conjugase）でモノグルタミル型葉酸に変えないと前期の還元葉酸輸送体によって吸収できない。ところがコンジュガーゼにはC452T（Thr127Ile）という多型がある[25]。日本人269名中の遺伝子型の頻度はCC型＝89.2%：CT型＝10.4%：TT型＝0.4%で，白人とは大きな相違があった[25]。薬物代謝との関連が報告されており，筆者らが血清ホモシステイン濃度との相関を求めたが，特に吸収低下は認められなかった。

6）水溶性ビタミン補酵素の合成系の多型

水溶性ビタミンはビタミンCを除き，全て補酵素となってから機能を示す。したがって補酵素合成系，すなわちビタミン固有のリン酸化酵素の多型によってビタミン代謝は大きな影響を受けるはずである。この種の多型は既知のビタミン依存症や潜在性ビタミン欠乏症から見いだされたのではなく，ビタミンB_1のピロホスホキナーゼの多型はゲノムワイドな低体重新生児の病因を探索して発見された[26]。その座位の7q34-36はヒトのビタミンB_1のピロホスホキナーゼの遺伝子をクローニングして知られていた[27]。220家系の964名を調べ，この遺伝子の非コード領域内の極めて隣接した3個の一塩基多型を同定したが，これは転写因子のオクタマー構造への結合を介する可能性がある[26]。

7）水溶性ビタミン補酵素のアポ酵素量の合成量，親和性の多型

水溶性ビタミンの補酵素要求アポ酵素の遺伝子多型は最も広くみられるビタミン代謝への多型の関与であって，酵素のエクソン領域の多型は補酵素親和性の低下となることが多く，酵素の制御部位の多型はアポ酵素の合成量の低下による機能障害の場合が多い。

葉酸代謝の最も重要な多型であるメチレンテトラヒドロ葉酸還元酵素（MTHFR）はビタミンB_2を結合しており，そのC677T多型の酵素は熱安定性が低く，変性しやすいことが代謝異常の原因とされる[28]。この酵素のリン酸化による活性変動も知られている。

Wernicke-Korsakoff症候群はビタミンB_1の欠乏を伴う眼球運動障害，運動失調，構音障害，記銘力低下，作話，を伴う神経疾患である[29]。Wernicke-Korsakoff症候群を調べ，アルコール依存症の45%にビタミンB_1依存性トラン

スケトラーゼの異常を発見した[30)]。まだ，トランスケトラーゼの変異の部位は確認されていないが，TPPを加えて活性の上昇が著しい症例と加えても活性上昇がなく低活性な症例があることは，慢性欠乏または酵素への親和性の低下が推定される[30)]。

2. 水溶性ビタミンと生活習慣病

（1）ビタミンの長期効果：生活習慣病，老化，認知症

過去のビタミン研究は出納実験等の短期の欠乏症実験が主体であった[4)]。水溶性ビタミンの過不足が急性のビタミン欠乏症や過剰症の形で現れる場合には，必ず症例に応じた治療が行われる。第２章第２節で過去の臨床例を挙げたのは，遺伝子多型の概念や個人対応医療という用語がなかった時代でも，全ての医師は，個々の患者の症状に対応してビタミンや一般薬物を投与していたからである。しかし，高齢社会を迎えたので，生活習慣病，老化，認知症などの予防にビタミンの長期効果を慢性実験や疫学調査に基づいて確立し，多型の影響を考慮しなくてはならない。この点については第２章１節（４）３）目標量（p.47）の項で詳しく述べてある。

（2）食事改善，食品強化，総合ビタミン剤

適切なビタミン補給による生活習慣病の予防に関しては，既に多くの総説が発表されているので，水溶性ビタミンの代謝に関する多型を含めて最近の業績を網羅したアメリカ医学雑誌の総説を引用する[31)]。まず，軽度（suboptimal）のビタミン欠乏について，血清ホモシステインが12—15 μmol/L（1.62—2.03 mg/L）の人口が多いが，数週間の葉酸，ビタミンB_{12}，B_6を補給するだけで8—10 μmol/Lのレベルまで回復すること，また高齢者の血清メチルマロン酸をビタミンB_{12}で正常化できる例を挙げている[31)]。また，水溶性ビタミンの多型と生活習慣病予防の具体的な対象として第１に挙げられているの

がMTHFRの多型であり[31]，遺伝子調査後の個人対応の葉酸補給プログラム（tailored supplementation program）を挙げている[31]。そして，食品中のビタミンが加工，貯蔵，調理で失われやすいことから，軽度ビタミン欠乏に対して①食事改善，②食品のビタミン強化（強制的穀類葉酸強化），③総合ビタミン剤（multivitamin supplement）の３つの対策を述べている[31]。以下その３項目に分けて水溶性ビタミンによる生活習慣病対策を述べる。

1）食事改善

食事改善は単にビタミンの摂取量を上げるだけでなく，食物繊維，ミネラルをはじめ，生活習慣病予防の基本として重要な手段となっている。そのため，女子栄養大学の４群点数法[20]や政府が推進している食事バランスガイドがきわめて有用である。食事改善の例は果物と野菜の摂取増加で，延べ19万人・年について５年間調査したところ，摂取量４倍の群は心筋梗塞のリスクが１倍の

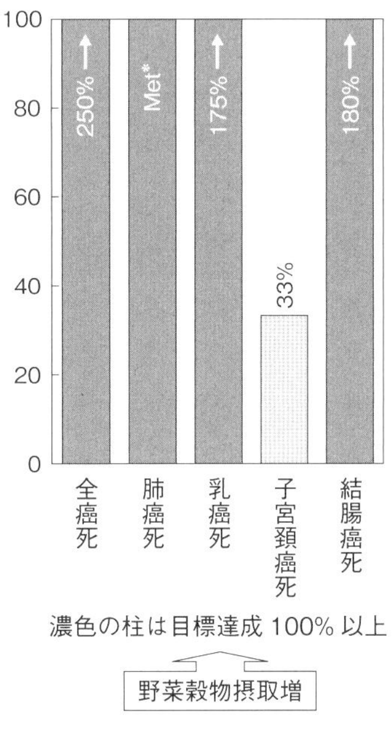

図4-9　米国のヘルシーピープル2000の癌予防成功率
（資料；Healthy People 2000 ホームページ）

群の0.45になることを確かめた[32]。またビタミンCなど抗酸化ビタミンは活性酸素の破壊作用から遺伝子などの細胞成分を守り，癌を予防する[33]。酸化ストレスのビタミンCによる予防効果は，異物代謝酵素の多型との関連で具体的に示されている[3),7)]。喫煙によるビタミンCの消費量の増大も詳細に解析されている[9]。事実，すでに図4－9に示したように米国のヘルシーピープル2000政策の野菜摂取増加で全癌の死亡率減少は実に目標の250％を達成した。これに倣(なら)った健康日本21政策が2000年から開始されたが，5年後の中間評価では野菜摂取，歩行数，肥満頻度等々ほとんどの指標が開始以前よりも悪化している。しかし，遺伝子多型を検査して指導する女子栄養大学の栄養クリニックや「さかど葉酸プロジェクト」では成功を収めており，本書第7章で詳しく述べられる。

2）食品強化

強制的な穀類葉酸強化は1998年に米国・カナダで始められ，穀類100g当たり140μgのモノグルタミル葉酸を添加している[34),35)]。その生活習慣病予防の成果は著しく，多くの国がこれに倣い2007年からはオーストラリア・ニュージランドが穀類100g当たり280μgに増量した。その結果2章図2－5（p.48）で示したように血清葉酸濃度は上昇し[34]，図2－6のように脳卒中死亡率の急激な低下が3億人の米国民の死亡統計から明らかになった[35]。脳卒中の大きな要因とされる肥満・糖尿病の制御に成功していないにもかかわらず，脳卒中，心筋梗塞の激減をもたらしたことは葉酸の食品強化策の重要性を強く示している。わが国でもMTHFRのTT多型が15％おり，その脳卒中のリスクがCC型の3.5倍にも上ることが示されている（第2章図2－3，p.42）[36]。また，わが国で認知症患者が激増しているが，第2章図2－13（p.71）のように，認知症患者の血清葉酸濃度が対照の約50％，ホモシステイン濃度が対照の約3倍と高く，この傾向はTT多型で強まる[37]。そこで，日本でも坂戸市で「さかど葉酸ブレッド」という葉酸強化食品を発売して実績を上げている[37]。

葉酸摂取の増加が大腸癌を増加させるという批判は図4－9の大腸癌（結腸癌）の激減や図2－9（p.65）の葉酸による遺伝子保護で否定されている。食品強化に用いられるモノグルタミル葉酸は，日本食中の葉酸の大部分を占めるポリグルタミル葉酸と異なり，ビタミン吸収の項で述べたようにコンジュガーゼの作用を必要とせず，その利用効率が高いので，米国では食品中の葉酸はモノグルタミル葉酸の0.6倍に過ぎないとして区別している。日本では国民健康・栄養調査[2)]でも，食品成分表でもモノグルタミル葉酸とポリグルタミル葉酸の両者の区別はしていない点は早急に改善すべきである[37)]。特に消化機能の低下した高齢者では図4-10に示すように，日本の推奨量240μgを十分に超えても，血清葉酸は基準値以下であり，血清ホモシステインは危険な濃度を超えている。坂戸市でモノグルタミル葉酸を入れたパンやその他の食品を販売しているのは，遺伝子やホモシステインの検査を10万人の一般市民に行うことが不可能なので，米国，豪州等の葉酸強化穀類による集団アプローチに学んだものである。結論としてアジア・太平洋地区公衆衛生学術連合（APACPH），2007年11月25日の「埼玉宣言」では，坂戸市で行われている食品の葉酸強化を日本，アジアでも導入することが勧められている。

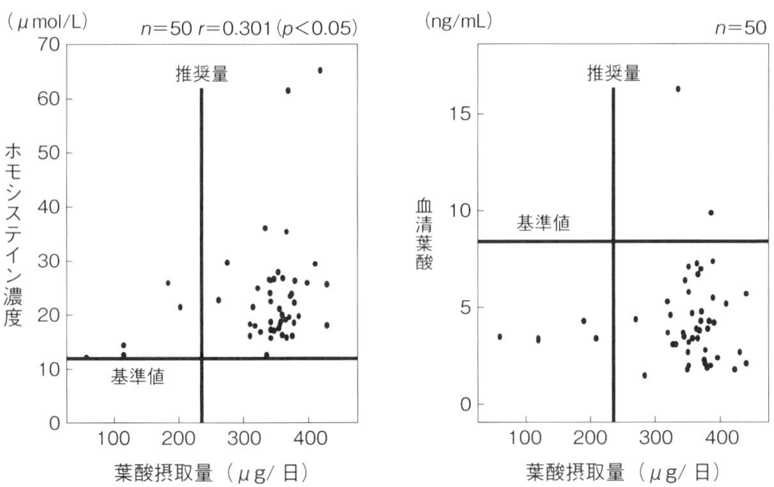

高齢者ではポリグルタミル葉酸の利用が低下

図4-10　葉酸摂取量と血清葉酸，血清ホモシステイン濃度の相関[3)]

3）総合ビタミン剤

食品の強化は日本では坂戸市でのみ行われているが，日本全国民の遺伝子多型を考慮すると，葉酸を含む総合ビタミン剤の摂取が好ましい。なぜならば，食品中に含まれるポリグルタミル葉酸を含めても，日本人のMTHFRのTT多型の個人では，食品から摂取できるはずの推奨量を摂取しても，さらにホモシステイン代謝に関するビタミンB_6，B_{12}を推奨量以上に摂取しても図4-11のように，血清ホモシステイン濃度が10 μmol/Lを超え，CT型，CC型に較べて有意に高いからである。国民健康・栄養調査のこれらのビタミンの平均摂取量は推奨量を超えているが，ホモシステイン濃度が低下していないので，葉酸強化食品が入手できない場合は，葉酸を含む総合ビタミン剤をTT型の個人は摂取するように女子栄養大学の栄養クリニックでは勧めている。

総合ビタミン剤の使用については，SU. VI. MAX studyとよばれる最近の

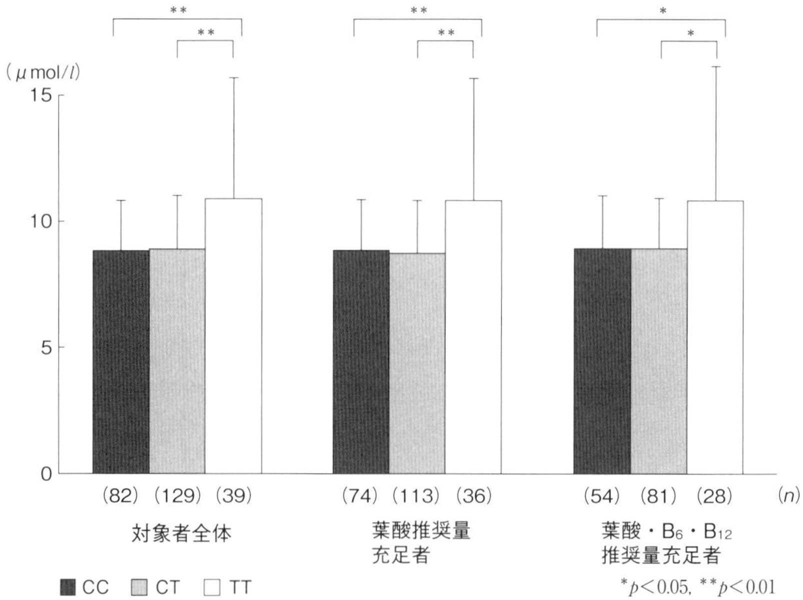

図4-11　葉酸，VB_6，VB_{12}推奨量を充足したTT型個人も血清総ホモシステイン濃度は10 μmol/Lを超え他型よりも高い

文献18）より作図

無作為化対照介入試験で7,876人の中高年者にビタミンC 120 mg，ビタミンE 30 mg，βカロテン6 mgを含むサプリメントを毎日7.5年間内服させたところ，偽薬対照に比して男性で死亡率（0.63，$p<0.02$）と癌発生率（0.69，$p<0.08$）に有意の予防効果があった[38]。様々な水溶性ビタミンのサプリメントの投与研究が行われているが，特に注目すべき最近の成果は軽度認知障害（MCI=mild cognitive impairment）の改善で，葉酸投与が有効で血清ホモシステインを低下させ，3年間で有意に認知機能が回復した[39),40]。総説[31]の著者は結論として，1日の推奨量を含む総合ビタミン剤1錠の習慣的服用を広く勧め，2錠では脂溶性ビタミンの過剰の危険があり勧めないとしている[31]。

3. ニュートリゲノミックスによるビタミンの目標量の策定

ビタミンの個人対応医療で特に強調されるのは，潜在性のビタミン不足を来しやすい各種の多型の個人に対して，生活習慣病，老化，癌，認知症などを予防する長期間の至適栄養である[31]。第2章（p.47）で述べたように，全てのビタミンについて，現在の食事摂取基準では目標量は定められていない。これは人体の長期追跡研究，正確な剖検などの検証の困難さに原因がある。しかし，ヒトを一定環境に置く長期追跡の例として，生涯を同一環境で過ごす修道女の「Nun Study」があり，遺体解剖では血清葉酸低下が−0.80（p=0.0006）という高相関でアルツハイマー病を発生させたことを，脳の新皮質の形態から正確に決めている[41]。わが国でも特に久山研究という優れたコホートがあり，対象者の剖検率が高く糖尿病が癌や認知症のリスクであることを明確に示している[42]。また世界的に優れたコホート研究として知られる「Framingham Study」でも，認知症の原因として葉酸欠乏による高ホモシステイン血を示し大きな衝撃を与えた[43]。しかし，長期コホート研究ではエンドポイントを脳梗塞等の生活習慣病の末期の発症，死亡に置くと，その機構，経過が不明となるだけでなく，早期の対策の指標が得られない。そこで，高血圧[44]や動脈硬化[45]などの生活習慣病のリスクと，葉酸軽度不足状態の有力な指標である血清ホモシステイン濃度と葉酸の投与，遺伝子多型の研究が重要となってくる。

現在は生活習慣病予防の効果に基づいて各ビタミンの目標量は決められていないものの負荷実験に加えて[4)]，脳卒中の発生頻度がビタミンCの一定量で低下するという疫学の結果がビタミンCの推定平均必要量の根拠とされるようになったのである[46)]。しかし，トランスクリプトミックスの発展は新しい視点を与えつつある。第2章の図2-15（p.73）で示したように1日1gのビタミンC摂取は数週間の好気性運動にも有害である。

基本的に，生物にとって多型は例外的な現象ではないだけでなく，多様性を介して進化の原動力となるのに不可欠で，特に栄養環境と関係が深い[47)]。飢餓に対して飢餓耐性遺伝子多型，ビタミンC合成のグロノラクトン酸化酵素の欠損は人類の尿酸代謝系を変え，飢餓は肥満遺伝子の多型，長い冬季や熱帯の果実の発酵に対してはアルコール耐性多型，牧畜による生乳の引用は小腸ラクターゼの発現多型を生む[47)]。黒人飢餓に対して飢餓耐性遺伝子多型，ビタミンC合成のグロノラクトン酸化酵素の欠損は人類の尿酸代謝系を変え，飢餓は例えば，黒人の肌が黒いのは葉酸の光分解を防ぐためであり，白人の白い肌は弱い日光でもビタミンがつくれるためである[48)]。こうした多型の現実を踏まえてビタミンの推奨量も決めなければならない。

プロテオミックスの発達によって酸化型Cを分解するラクトナーゼ[11)]が意外にも老化指標蛋白質30そのものであり，細胞死や動脈硬化を防ぐ重要蛋白質であることを示した[49)]。数十年の経過で発症する生活習慣病，老化，認知症等に対応するためには，個人の遺伝子多型に応じた最適の水溶性ビタミンの目標量を決定していく必要がある。

文　献

1）Hiraoka M: Nutritional status of vitamin A, E, C, B_1, B_2, B_6, nicotinic acid, B_{12}, folate, and β carotene in young women. *J Nutr Sci Vitaminol.* 2001 ; 47 : 20-27.

2）厚生労働省：平成15・16年国民健康・栄養調査報告，第一出版，2005，2006.

3）香川靖雄，日笠志津，辻村卓ほか：ビタミン関連酵素の多型とテーラーメイド栄養．ビタミン，2008 ; 82(3) : 165-172.

4）厚生労働省策定：日本人の食事摂取基準［2005 年版］第一出版，2005，p.1-202.

5）木村修一，香川靖雄日本語版監修：食品・栄養・食事療法事典：Krause's Food, Nutrition & Diet Therapy. 11th ed. W.B. Saunders，産調出版，2006，ビタミン p. 75-119，栄養ゲノム科学入門 p.309-406.

6）Baker H, tenHove W, Baker E et al.: Vitamin activities in human portal, hepatic and femoral blood after vitamin ingestion. *Int J Vitam Nutr Res*. 1994 ; 64(1) : 60-67.

7）Higasa S, Tsujimura M, Hiraoka M et al.： Polymorphism of glutathione S-transferase P1 gene affects human vitamin C metabolism. *Biochem. Biophys. Res. Commun*. 2007 ; 364 : 708-713.

8）Linster CL, Van Schaftingen E : Vitamin C, Biosynthesis, recycling and degradation in mammals. *FEBS J* 2007 ; 274 : 1-22

9）Kallner AB, Hartmann D, Hornig DH : On the requirements of ascorbic acid in man : steady-state turnover and body pool in smokers. *Am J Clin Nutr*. 1981 ; 34 : 1347-1355

10）Wilson JX : Regulation of vitamin C transport. *Annu Rev Nutr* 2005 ; 25 : 105-125.

11）Kagawa Y, Takiguchi H, Shimozono N : Enzymic delactonization of dehydro-L-ascorbate in animal tissues. *Biochim Biophys Acta* 1961 ; 51 : 413-415.

12）Said HM, Kumar C : Intestinal absorption of vitamins. *Curr Opin Gastroentel*. 1999 ; 15 : 172-176.

13）Mackenzie B, Illing AC, Hediger MA : Transport model of human sodium coupled L-ascorbic acid（vitamin C）transporter SVCT1. *Am J Physiol Cell Physiol*. 2007 ; 294(2) : C451-C459.

14）Oreopoulos DG, Lindeman RD, VanderJagt DJ et al.: Renal excretion of ascorbic acid : effect of age and sex. *J Am Coll Nutr*. 1993 ; 12 : 537-542.

15）Ashokkumar B, Vaziri ND, Said HM : Thiamin uptake by human-derived renal epithelial（HEK-293）cells : cellular and molecular mechanisms. *Am J Physiol Renal Physiol*. 2006 ; 291 : F796-805.

16）Alzahrani AS, Baitei E, Zou M et al.: Thiamine transporter mutation: an example of monogenic diabetes mellitus. *Eur J Endocrinol*. 2006 ; 155 : 787-792.

17) Chango A, Emery-Fillon N, de Courcy GP et al.: A Polymorphism (80G->A) in the reduced folate carrier gene and its associations with folate status and homocysteinemia, *Mol. Genet. Metab.* 2000 ; 70 : 310-315.
18) Hiraoka M, Kato K, Saito Y et al.: Gene-nutrient and gene-gene interactions of controlled folate intake by Japanese women. *Biochem Biophys Res Commun.* 2004 ; 316 : 1210-1216 .
19) Gordon MM, Brada N, Remacha A et al.: A genetic polymorphism in the coding region of the gastric intrinsic factor gene (GIF) is associated with congenital intrinsic factor deficiency. *Hum Mutat.* 2004 ; 23 : 85-91.
20) Kagawa Y, Yanagisawa Y, Hasegawa K et al.: Single nucleotide polymorphism of thrifty genes for energy metabolism: evolutionary origins and prospects for intervention to prevent obesity-related diseases. *Biochem. Biophys. Res. Commun.* 2002 ; 295 : 207-222.
21) Ubbink JB, Bissbort S, van den Berg I et al.: Genetic polymorphism of glutamate-pyruvate transaminase (alanine aminotransaminase) : influence on erythrocyte activity as a marker of vitamin B-6 nutritional status. *Am J Clin Nutr.* 1989 ; 50 : 1420-1428.
22) da Costa KA, Kozyreva OG, Song J et al.: Common genetic polymorphisms affect the human requirement for the nutrient choline. *FASEB J.* 2006 ; 20 : 1336-1344.
23) Delanghe JR, Langlois MR, De Buyzere MI et al.: Vitamin C deficiency and scurvy are not only a dietary problem but are codetermined by the haptoglobin polymorphism. *Clin. Chem.* 2007 ; 53 : 1397-1400.
24) Pomponio RJ, Ozand PT, Al Essa M et al.: Novel mutations in children with profound biotinidase deficiency from Saudi Arabia. *J Inherit Metab Dis.* 2000 ; 23 :1 85-187.
25) Hayashi H, Fujimaki C, Inoue K et al.: Genetic polymorphism of C452T (T127I) in human gamma-glutamyl hydrolase in a Japanese population. *Biol Pharm Bull.* 2007 ; 30 : 839-841.
26) Fradin D, Bougneres P : Three common intronic variants in the maternal and fetal thiamine pyrophosphokinase gene (TPK1). *Annals Hum Genet.* 2007 ; 71 : 578-585.
27) Zhao R, Gao F, Goldman ID : Molecular cloning of human thiamin

pyrophosphokinase. *Biochim. Biophys. Acta.* 2001 ; 1517 : 320-322.
28) Goyette P, Rozen R : The thermolabile variant 677C-->T can further reduce activity when expressed in cis with severe mutations for human methylenetetrahydrofolate reductase. *Hum Mutat.* 2000 ; 16(2) : 132-138.
29) 小坂憲司：Wernicke-Korsakoff 脳症をめぐって．精神神経学雑誌 2007；109：509-515.
30) Heap LC, Pratt OE, Ward RJ et al.: Individual susceptibility to Wernicke-Korsakoff syndrome and alcoholism-induced cognitive deficit : impaired thiamine utilization found in alcoholics and alcohol abusers. *Psychiatr Genet.* 2002 ; 12 : 217-224.
31) Fairfield KM, Fletcher RH : Vitamins for chronic disease prevention in adults : scientific review. *JAMA.* 2002 ; 287(23 : 3116-3126.
32) Liu S, Manson JE, Lee IM et al.: Fruit and vegetable intake and risk of cardiovascular disease : the Women's Health Study. *Am J Clin Nutr.* 2000 ; 72(4) : 922-928.
33) Hennekens CH : Antioxidant vitamins and cancer. *Am J Med.* 1994 ; 97(3A) : 2S-4S.
34) Ganji V, Kafai MR : Trends in serum folate, RBC folate, and circulating total homocysteine concentrations in the United States: analysis of data from National Health and Nutrition Examination Surveys, 1988-1994, 1999-2000, and 2001-2002. *J Nutr.* 2006 ; 136(1) ; 153-158.
35) Yang Q, Botto LD, Erickson JD et al.: Improvement in stroke mortality in Canada and the United States, 1990 to 2002. *Circulation.* 2006 ; 113(10) : 1335-1343.
36) Morita H, Kurihara H, Tsubaki S et al.: Methylenetetrahydrofolate reductase gene polymorphism and ischemic stroke in Japanese. *Arterioscler Thromb Vasc Biol.* 1998 ; 18(9) : 1465-1469.
37) 香川靖雄：さかど葉酸プロジェクト―ニュートリゲノミクスの社会への応用―．食品と開発　2007；42(7)，p.74-76.
38) Hercberg S, Czernichow S, Galan P : Antioxidant vitamins and minerals in prevention of cancers: lessons from the SU. VI. MAX study. *Br J Nutr.* 2006 ; 96 Suppl 1 : S28-S30.
39) Durga J, van Boxtel MP, Schouten EG et al.: Effect of 3-year folic acid

supplementation on cognitive function in older adults in the FACIT trial : a randomised, double blind, controlled trial. *Lancet.* 2007 ; 369 : 208-216.

40) Tucker KL, Qiao N, Scott T et al.: High homocysteine and low B vitamins predict cognitive decline in aging men : the Veterans Affairs Normative Aging Study. *Am J Clin Nutr.* 2005 ; 82 : 627-635.

41) Snowdon DA, Tully CL, Smith CD, et al.: Serum folate and the severity of atrophy of the neocortex in Alzheimer disease: findings from the Nun study. *Am J Clin Nutr.* 2000 ; 71 : 993-998.

42) Yamagata H, Kiyohara Y, Nakamura S et al.: Impact of fasting plasma glucose levels on gastric cancer incidence in a general Japanese population : the Hisayama study. *Diabetes Care.* 2005 ; 28(4) : 789-794.

43) Seshadri S, Beiser A, Selhub J et al.: Plasma homocysteine as a risk factor for dementia and Alzheimer's disease. *N Engl J Med.* 2002 ; 346(7) : 476-483.

44) Kahleová R, Palyzová D, Zvára K et al.: Essential hypertension in adolescents : association with insulin resistance and with metabolism of homocysteine and vitamins. *Am J Hypertens.* 2002 ; 15(10 Pt 1) : 857-864.

45) Williams C, Kingwell BA, Burke K et al.: Folic acid supplementation for 3 wk reduces pulse pressure and large artery stiffness independent of MTHFR genotype. *Am J Clin Nutr.* 2005 ; 82(1) : 26-31.

46) Yokoyama T, Date C, Kokubo Y et al.; Serum vitamin C concentration was inversely associated with subsequent 20-year incidence of stroke in a Japanese rural community. *The Shibata study.* 2000 ; Stroke. 31 : 2287-94.

47) Kagawa Y, Yanagisawa Y, Hasegawa K et al.: Single Nucleotide Polymorphisms of Thrifty Genes for Energy Metabolism: Evolutionary Origins and Prospects for Intervention to Prevent Obesity-Related Diseases. *Biochem. Biophys. Res. Commun.* 2002 ; 295 : 207-222.

48) Jablonski NG, Chaplin, G : The evolution of human skin coloration. *J. Hum. Evol.* 2000 ; 39 : 57-106.

49) Kondo Y, Inai Y, Sato Y : Senescence marker protein 30 functions as gluconolactonase in L-ascorbic acid biosynthesis, and its knockout mice are prone to scurvy. *Proc Natl Acad Sci U S A.* 2006 ; 103(15) : 5723-5728.

第5章　予防医学における個と集団― ニュートリゲノミックスと一次予防

正木基文*

はじめに

今日，生活習慣病は多くの人々の健康問題として意識され，その予防対策や治療方法については学際的な取り組みが精力的に進行している。生活習慣病とは，食事，運動，嗜好，休養などの生活習慣に注意を払うことにより予防可能な一連の慢性疾患群を意味しているが，実は遺伝要因など個人の生物学的特徴と深く関わっていることも見逃せない。例えば2型糖尿病については，疫学的な見方からは肥満が重要なリスクファクターとして指摘されており，またアメリインディアンにおいて罹患率が高率であったことから，いわゆる「thrifty gene」モデルが古くから提唱されていた[1)]。このモデルは，当初仮説的遺伝子にすぎなかったが，その後のゲノム解析の急速な進展とともに，今日では一塩基多型（SNP）と慢性疾患との関連が注目され，いわゆる「倹約遺伝子」は何に由来するのか，という本質的な議論が展開されている。これらの議論のなかで，ゲノム情報に基づく栄養学「ニュートリゲノミックス」(nutrigenomics) からさらに，栄養素の摂取とその作用機序を解明する分子栄養学（molecular nutrition）やSNPと個人変異およびこれらに関連した疾患を解明する個別栄養学（personalized nutrition）の考え方が生まれている。ここではとくに，ゲノム情報に基づく個別栄養学の展開が，従来からの疫学的な予防モデルとどう関連するか，さらにゲノム情報を利用した生活習慣予防の健康相談，保健指導のありかたを考えてみる。

＊ 長崎県立大学看護栄養学部

1. 予防医学における高リスクアプローチと集団アプローチ

予防医学は公衆衛生学とほぼ同義とする考え方があるが，公衆衛生学の体系の一部といえよう。その目的は，まさに疾病の発生要因の解明および予防対策の樹立にある。公衆衛生学は何を目指す学問かと問われたとき，ウィンスローによる定義がよく引用される。その核心は，「共同社会の組織的な努力を通じて，疾病予防，寿命延長，健康増進などを図る科学と技術」にあるが，とくに「個」と「集団」を意識した定義とはなっていない。

予防医学の対極にあるのは臨床医学である。両者の決定的な違いは対象者にある。臨床医学の歴史をみると，対象者を何らかの判断基準をもとに「正常」と「異常」に分類し，「異常」者についてのみ必要な治療・対策を講じるというのが一般的であった。予防医学においては，おもに「正常」らしき対象者を対象とする。「らしき」というのは，「正常」のなかには，実際には疾病発症に至っていないが，発症直前ないし発症する可能性の高い人が多数存在することによる。このように，いわば真の正常と偽の正常が混在している（現実にはこの状態が一般的である）集団において，何らかの疾病予防対策を講じようとしたとき，２つの方法があることはよく知られている。１つは問題がありそうなグループのみを対象とする「高リスクアプローチ（high risk approach）」である，もう１つは集団を構成するすべての人々を対象とする「集団アプローチ（population approach）」である。

言いかえれば，健康障害を起こす危険因子を持つ集団のうち，より高い危険度を有する者に対して，その危険を削減することによって疾病を予防する方法が高リスクアプローチであり，集団全体で危険因子を下げる方法が集団アプローチである（図５-１）。例えば，高血圧の場合，臨床的高血圧のグループを見つけ出し，強力な治療，例えば降圧剤で血圧を下げることによって，そのグループの合併症の頻度は低下させることができる。しかし，将来，脳卒中などの重大な合併症に罹る実際の人数は，現在高血圧域の人より境界域の人数の方

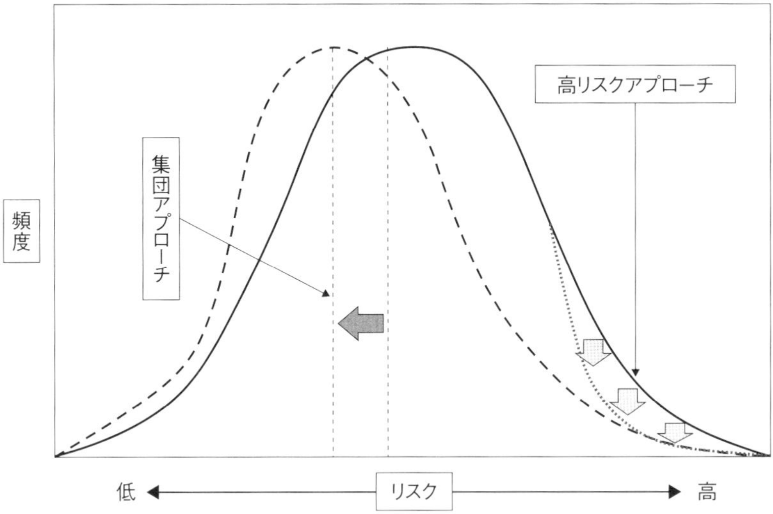

図5-1　高リスクアプローチと集団アプローチ
出典：厚生労働省「健康日本21」 3章 基本戦略　2節 対象集団への働きかけ（2000）より

が圧倒的に多い。したがって全体の血圧を下げた方が防げる合併症の数は大きい（図5-2）。

高リスクアプローチは方法論も明確で対象も明確にしやすいが，影響の量は限られている。一方，集団全体の予防効果からすれば，集団アプローチが必要である。しかし，一般に集団アプローチは社会全体への働きかけを必要とし，効果を定量化しにくいことが多い。したがって，高リスクアプローチと集団アプローチを適切に組み合わせて，対策を進めることが必要である。

予防医学の活動をすすめていくうえで，どちらの方法を採用すべきかはそれぞれに長所と短所がある。このあたりの議論は，G. Rose[2)]が詳述しているので，そのまとめを表5-1[2)]に示した。このまとめをみると，高リスクアプローチの効果は個に，また集団アプローチは集団に大きな効果を生むものと理解できる。

現実には効果があるとしても，その効果がどの程度であるかを推定することが重要である。図5-2の高血圧の例をとって説明する。食塩摂取と血圧との

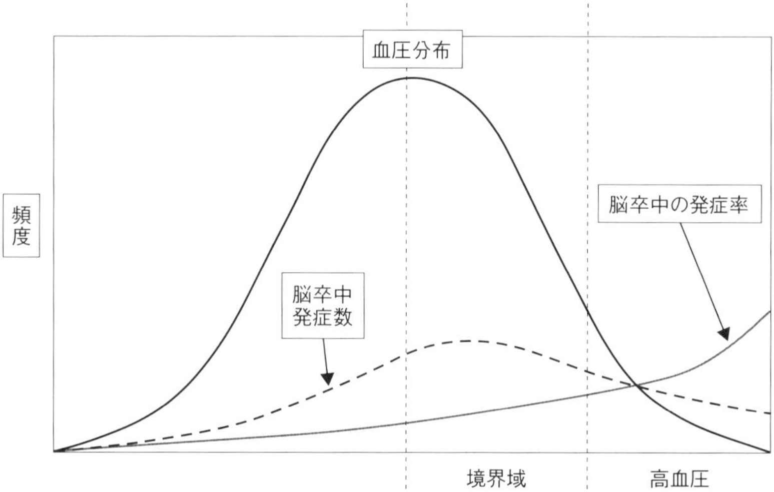

図5-2　危険因子と合併症の発生数

出典：厚生労働省「健康日本21」 3章 基本戦略　2節 対象集団への働きかけ（2000）より

表5-1　高リスクアプローチと集団アプローチ[2)]

高リスクアプローチ	集団アプローチ
利　点	
・個人への介入が適切に行われる	・本質的な問題を解決できる
・費用―効果分析において有効な方法	・個人の利益より集団の利益が大きい
・リスク―便宜の関係が明らか	・社会・環境の変革から個人の行動変容へ
弱　点	
・予防が医療となる	・受容性
・効果は限定的	・実行の可能性
・予防戦略行動としては不十分	・コストと安全性

関連はよく知られている，そこで減塩により，現実にどの程度の血圧低下が期待できるかについて，高リスクアプローチと集団アプローチによる試算例を紹介する[3)]。例えば集団全員の収縮期血圧を5 mmHg低下させたときと，収縮期血圧が160 mmHg以上の者を全員治療して130 mmHgまで低下させたときについて，血圧別死亡率をあてはめて得られた年間死亡者数をみると，どちらもほぼ同数との結果が得られた。この試算は極端な例であるが，社会全体の小

さな変化が大きな社会効果を持つことがわかる。

2. 計測値とリスクの連続性

何らかの基準を設けてある個人を異常・正常の分類をしたとしても，全員を正しく分類することは困難である。これは身長，血圧，コレステロールなど日常われわれが得ることのできる計測値には連続性があるためである。どのレベルで二分するか，いわゆるカットオフ値（基準値）をどこに設定するかにより，正常・異常の分布は異なってくる。G. Pickerling[4]は「健康と病気とのあいだにはっきりした線引きをすることは，医学的人工遺物で自然界にはありえない」と述べているが，これは正論である。この線引きをどう設定するかは，今日でもROC曲線（Reciever Operator Curve）を利用してスクリーニングの有効性を判断する際によく議論されている。

一般に異常頻度は集団のなかでは低く，正常と判断される割合が高い。したがって仮に集団アプローチが大きな社会的効果を上げるとしても，個人への恩恵がなかなか実感できないため，さまざまな保健対策には工夫が必要となる。

3. ニュートリゲノミックスと予防医学

ここでニュートリゲノミックス（nutrigenimics）の展開は，予防医学にどのような効果をもたらすかを考えてみたい。一般にニュートリゲノミックスは，個人のゲノム情報に基づいて，個々の栄養素の役割を個人別に評価するというpersonalized nutritionの考え方が基本である。ニュートリゲノミックスにより現在と何が変わるかといえば，例えば個人に最適な栄養素推奨量を設定できるなどが可能となり[5]，保健指導においても従来からの疫学情報に加え，根拠に基づいた栄養指導など幅広い指導が可能となるであろう[6]。

ゲノム解析は，遺伝子情報と疾病との関係を解明するうえに重要な役割を果たしているが，同時にまた，生体内での代謝や生理応答などの機能の変異を知るうえでの情報となり得る。抗酸化ビタミンとして知られるビタミンＥは，動脈硬化の予防に有効であると信じられてきた。しかし最近の研究によると[7]，動脈硬化症や糖尿病の患者に対するビタミンＥの長期投与は，必ずしも症状の改善につながらず，場合によっては心血管系疾患の発症リスクを高めると報告されている。その概要を表５-２に示した[7]。一定の酸化ストレスの存在下では，ビタミンＥも抗酸化物質でなく，酸化促進物質に様変わりする可能性があること示している。さらにこの様変わりを引き起こしている要因の１つとして，ヘモグロビンの酸化防止と再利用を促すハプトグロビン遺伝子型（Hp1，Hp2）が関連していることが指摘されている。すなわち，高齢の糖尿病女性においては，Hp1 ホモでは抗酸化ビタミン剤摂取は動脈硬化を予防し，Hp2 ホモでは動脈硬化を促進するという。ただしハプトグロビンは赤血球を回収し，肝臓に送って鉄を再利用するというリサイクルの役目を果たしている。Hp2 ホモではリサイクル効率が低下し，血中の鉄濃度が高いことが知られている。したがって動脈硬化促進の本体はハプトグロビンではなく，鉄の可能性も考えられる。したがってこの研究グループも，大規模な臨床試験により遺伝子タイプごとに結果を示し，遺伝子タイプが本当に抗酸化ビタミンの作用を左右するのかの検証を行う必要性を説いている。

しかし最近になって，Hp2 ホモの糖尿病患者について，ビタミンＥ投与群

表5-2　ビタミン投与試験における冠動脈血管造影による最小血管径の変化—ハプトグロビン類型別

	ビタミン投与（−）	ビタミン投与（＋）	p
総数（n=299）			
Hp 1-1	−.15	−.00	.00
2-1	−.02	−.04	.41
2-2	−.02	−.08	.06
糖尿病群（n=113）			
Hp 1-1	−.24	.00	.01
2-1	−.04	−.04	.97
2-2	−.07	−.22	.02

数値（mm）はいずれも年齢，血圧，喫煙など心血管系リスクを調整したもの。
ベースライン時と比較して，血管径が拡張すると正，狭窄すると負を示す。

（400 IU/ 日）とプラセボ群の心筋梗塞や脳卒中など心血管系死亡を 18 カ月間観察した結果が報告され，死亡率は投与群に低値であることが示された[8)]。ビタミン E の生体作用についての決着は，まだ先のようである。

4．ニュートリゲノミックスの一次予防への応用

疾病予防における３つのレベル，すなわち一次予防，二次予防，三次予防のなかで，重点は健康診断などによる疾病の早期発見および早期治療の二次予防から，疾病罹患に関与すると考えられるリスクや感受性を軽減する，疾病の発生を未然に防止するという一次予防にシフトしている。とくに近年話題の生活習慣病対策においては，一次予防の重要性が説かれている。多くの公衆衛生や予防医学を標題とする教科書ないし参考書をみると，一次予防の内容は，健康増進，健康教育，特異的予防などが挙げられており，遺伝要因に対する対応については特段の言及がない。すでに述べたように，疾病は環境と遺伝の交互作用によることを考えると，ニュートリゲノミックスを中心とする遺伝情報の蓄積が，一次予防に生かせる時期も遠くないと考える。

ここで，ニュートリゲノミックスの一次予防への応用に際して，再度，個と集団の問題を考えたい。個の場合は遺伝子変異に応じた食事指導などいわゆる「テーラーメイド栄養学」が考えられ，比較的理解しやすい。すでにコマーシャルレベルにおいて，健康診断や健康相談に応用されつつある。例えば検査機関に出向かなくても肥満遺伝子検査キットなるものが郵送されてくる。生体試料として爪を送ると，β3 アドレナリン受容体（β3AR），脱共役蛋白質 1（UCP1），β2 アドレナリン受容体（β2AR）などの遺伝子変異を検索し，それらの結果をもとにそれぞれのタイプに応じた食事指導や運動指導の処方箋が返ってくるしくみである。研究成果の社会還元の視点からすれば歓迎すべき事態ではある。しかし遺伝情報の正しい理解と伝達が前提となることは言うまでもない。

一方集団レベルにおける一次予防の応用は話が複雑である。それは，環境要

因と疾病リスクの量―反応関係が一様でないため，これに遺伝要因のリスクを加味したときの総合的なリスク評価が容易でないことによる。集団の特性に従って，性別，年齢別に分けて解析したとしても，それは個の情報の蓄積でしかありえない。そもそも集団レベルでのリスク評価の指標はどのようなものが考えられるであろうか。生態学では個体群（population）の用語があり，これは本稿でとりあげた集団とは多少意味合いが異なる。個体群とはある場所に生息する同種（species）の生物の全体を意味する。そしてその集団が再生産を繰り返し，生息を続けていることが条件となる。この意味からすると，集団における遺伝要因に関するリスク評価の指標は，例えば集団の消長に関する指標となる。SNP による変異が，短期間で集団の消長に影響を及ぼすことは考えにくいが，ニュートリゲノミックスによる一次予防の効果判定は，長期間の観察，場合によってはシミュレーションも必要になる。

5. 進化とゲノム

疾病に関連する遺伝子情報が次第に蓄積されるにつれ，治療や予防活動に新たな道が開かれつつある。個を対象とする場合と集団を対象とする場合において，実施方法や効果判定の手法が異なることを述べた。集団を対象とする場合には，さらに重要な視点がある。それは疾病と進化の関連である。これはダーウィン医学とも呼ばれ，人間集団になぜ疾病が存在するかを，進化の視点から説明しようとする学問領域として注目されている。Nesse and Williams による論説[9]があるので簡単に紹介する。われわれがなぜ癌や動脈硬化などの病気にかかりやすいかといえば，身体や細胞が傷つくことが適応的だから，と進化的に説明するものである。彼らの考え方によると，病気は①防御反応によるもの，②他の生物との利害の対立によるもの，③新しい環境変化に対する適応の遅れ，④適応的利点との相殺による遺伝的欠点，⑤進化の時間的制約，の５つに分類される。栄養との関連は③に集約される。その昔，飢餓がまれでなかった時代には，一度の食事で体内に栄養素を長期間保存できることが生存に

表5-3　ダーウィン医学による淘汰の原則[9)]

1．	身体の生理的な構造は新しい環境に必ずしも適応していない。この不適合性の結果，さまざまな現代の流行病が生まれた。
2．	“正常な身体”というようなものはない。
3．	“正常なヒト・ゲノム”などというものは存在しない。
4．	病気を起こす遺伝子の中には有用性を与えるものもある。また新しい環境因子と接触したときにだけ病気を起こすような性質の遺伝子もある。
5．	こうした遺伝子によってつくられた個人の健康や長生きを代償にしてまでも，遺伝子自身の利益が個人の行動を決める。
6．	感染の症状は，病原体または宿主あるいは両者に有用であることもあるし，あるいはどちらにも有用でないこともある。
7．	病気は自然選択の産物ではないが，病気になる原因である身体の弱点はほとんどが自然選択により形成されている。
8．	老化は病気というよりは相殺取引と考えた方がよい。

有利に働き適応的であった，とする考え方がその一例であり，“thrifty genes”の概念につながるものである。なおこの論説のなかに，淘汰の原則が示されているので，その一部を表5-3に示してある。注目されるのは「正常なヒト・ゲノム」は存在しない，としていることである。その理由として，マラリア罹患と鎌形赤血球貧血症との関連を引き合いにして説明し，どのような遺伝子が生存に有利かは，その集団の特性により決定されるとしている。したがって肥満遺伝子の検索も，生活習慣病が蔓延する社会に生きている人々と，狩猟民とではその意味合いが異なってくる。

おわりに

ゲノム栄養学の進展は，今後の生活習慣病予防や保健指導に大きな変革をもたらすと考えられる。栄養素推奨量の個人別設定に道をひらくことや，なによりも保健指導において，事実に基づいた説得力のある対応が可能となる。ただし一次予防への応用は，未だ解決すべき課題も多い。課題について2点のみ挙げると，まず遺伝子情報をもとにした健康増進対策を受け入れる社会の形成，ついで倫理上の問題である。倫理については別に詳細に論じられているのでそちらを参照してほしい。

文　献

1）Neel J : Diabetes Mellitus : A"thrifty genotype"rendered detrimental by "progress". *Am J Hum Genet.* 1962 ; 14 : 353-362.

2）Rose G : The strategy of preventive medicine, Oxford Univ Press, 1992.
（邦訳）曽田研二，田中平三監訳：予防医学のストラテジー－生活習慣病対策と健康増進，医学書院，1998.

3）佐々木敏：わかりやすいEBNと栄養疫学，同文書院，2005，p14-16.

4）2）の引用による

5）Zeisel S H : Nutrigenomics and metabolomics will change clinicalnutrition and public health practice : insight from studies on dietary requirements for choline. *Am J Clin Nutr.* 2007 ; 86 : 542-8.

6）Afman L, Muller M: Nutrigenimics: From molecular nutrition to prevention of disease. *J Am Diet Assoc* 2006 ; 106 : 569-576.

7）Levy A P, Friedenberg P, Lotan R et al.: The effect of vitamin therapy on the pregression of coronary artery atherosclerosis varies by haptoblobin type in postmenopausal women. *Diabetes Care.* 2004 ; 27 : 925-930.

8）Milman U, Blum S, Shapira C et al.: Vitamin E supplementation reduce cardiovascular events in a subgroup of middle-aged individuals with both type 2 diabetes mellitus and the haptoglobin 2-2 genotype : a prospective double-blinded clinical trial. *Arterioscler Thromb Vasc Biol.* 2008 ; 28 ; 341-7

9）Nesse R M and Williams G ; Evolution and the origin of disease. *Scientific American.* November 1998 ; 279 : 58-65.（邦訳）日経サイエンス　1999年2月号，46-55.

第6章　国内外における遺伝子多型検査の現状

橋本昭彦*

1. 主要な遺伝子多型検査：米国ではビタミン関連，日本では肥満関連

ヒト・ゲノム研究の中心となった米国では，遺伝子技術の実用化にも積極的で遺伝子治療，遺伝子組換え作物を実現した。遺伝子多型検査でも，従来の試行錯誤的な「匙かげん」治療法でなくて，分子レベルの個人の病態知見を総合して効率的な予防や創薬の原動力とする臨床検査企業の大きな機会ととらえ，"For the diagnostics industry this represents an unprecedented opportunity for integration, increased value and commercial opportunities for molecularly-derived tests." と述べている[1)]。わが国でも遺伝子多型検査とその普及については多くの解説があり，ビタミン関連遺伝子多型[2)]，一般の疾患関連多型検査体制[3)-5)]，肥満遺伝子検査[6),7)]などの報告がある。

米国での検査遺伝子の種類を調べると後述の循環器疾患予防に関する14種類中7種（表6-1），骨粗鬆症予防に関する7種類中3種（表6-2）がビタミンかそれと直接に関係する活性酸素関連遺伝子の多型である。抗酸化・解毒に関する遺伝子（表6-3），炎症作用に関する遺伝子（表6-4）にはビタミンの名称はないが，明らかにビタミンA，E，Cなどと関係し，多型に対してこれら抗酸化のビタミンを処方している（第4章1節(4)-4），P.117参照)。例えばビタミンCの代謝は表6-3，表6-4のGSTP 1 A313G多型で著しい影響を受けるのである[8)]。またインスリン感受性に関する遺伝子（表6-5）でもビタミンD関連遺伝子を調べる。そのために，検査結果と指導内容（表6-6）では，「あなたの栄養と生活習慣の目標」として，まず葉酸，ビタミ

* ジェネレックス株式会社

ンB_6，B_{12}，A，C，E，Dの7種のビタミンの望ましい個人対応摂取量を米国科学アカデミーが策定したDRI値（Dietary Reference Intakes）に基づいて示すのである。さらにオメガ3脂肪酸の指示も多いが，この不可欠脂肪酸もビタミンFと呼ばれているので，いかにビタミンの個人対応医療が盛んであるかがわかる。これらは米国の国民健康栄養調査NHANES（http://www.cdc.gov/nchs/nhanes.htm）の結果を反映しており，国民の90%にビタミンE摂取不足があり，ビタミンA，C，B_6の摂取不足者も多い。一方，ビタミンB_1，B_2，ナイアシンなどエネルギー代謝の主要ビタミンは，第3章で詳しく述べたように白米を主食とする日本人では推奨量を満たさない者がいて摂取が勧められるが，NHANESの結果では米国ではいずれも推奨量の倍以上摂取しており問題は少ない。また，第7章で詳しく述べられるように，摂取不足の神経系，循環系への影響が明白な葉酸については1998年以降，強制的な穀類葉酸強化が成果を上げている点も日本とは大きく異なっている。

これに対して日本の例は後述のように肥満遺伝子の検査が大部分であり[6),7)]，女子栄養大学の「栄養クリニック」や「さかど葉酸プロジェクト」（第7章）[2),8)]は例外である。日本人にはメタボリックシンドロームが成人男子の約半数，中高年女性の約2割であるが，米国のようにBMI 30以上の肥満は皆無に近い。日本で調べられているアドレナリン受容体（β3，β2），脱共役蛋白質（1，2）は白人での頻度が少ないこともあって，米国ではほとんど調べない。一方，白人で問題となる肥満に関する*IL6*の多型は日本人で調べても皆無に近い。

BMI 30以上の成人肥満頻度が31.1％（NHANES）と高いにもかかわらず，米国で肥満遺伝子多型があまり調べられない大きな理由が肥満の予防に関する方針の相違である。肥満そのものはあまり有害ではないが，肥満に伴って起こる酸化ストレス（表6−3）やC反応性蛋白質（CRP）で代表される炎症反応（表6−4）が動脈はじめ多くの臓器に損傷を与えるのであって，その多型が重視されるからである。事実，肥満に伴う酸化ストレスはmalondialdehyde，hydroperoxides，4-hydroxynonenal，isoprostanes，conjugated dienes，8-hydroxy-deoxyguanosine を増加させ組織を破壊することが，多数の論文のメタアナリシスで確かめられているからである[9]。また，米国では *IL6*，*TNF* α などの炎症性因子の遺伝子多型検査が行われるが，*CRP* など炎症のマーカーが肥満で増大するのは，内臓肥満細胞に単球が浸潤してこれらの物質を放出し，インスリン抵抗性などの原因となって，組織を傷害するからである[10]。*CRP* を腹囲に変えたメタボリックシンドロームの基準も作られている。なお，日本でビタミンの個人対応栄養指導がないというのは誤りで，広く用いられている建帛社の「エクセル栄養君」というソフトで，各人の食物摂取から全てのビタミン摂取量を推奨量で目盛ったグラフで示して全国で指導している。

2. 日米医療制度の相違と遺伝子多型検査件数，結果使用体制

日本は国民皆保険であるが，病名が付いてはじめて健康保険が給付されるため，人間ドックのような健診は自費である。そのため一次予防に役立つ遺伝子多型検査は給付対象にならない。しかし，治療上必要な遺伝子多型検査や特定の単一遺伝子病（ミトコンドリア疾患の MELAS など）の遺伝子検査には給付される。例えば，平成 19 年 3 月 30 日の厚生労働省告示第 97 号では「*CYP2C19* 遺伝子多型検査に基づく除菌療法」に対して給付が認められている。

これに対して米国では，民間保険医療制度を主体とする。このような民間保険はネットワークによってサービスが異なるし，無保険者も 16%に及ぶ。ただし，市民権または永住権保持者であれば，高齢者と障害者対象のメディケア，低所得者対象のメディケイドはある。米国の民間保険会社は Managed-Care の制度をとり，医療サービスの利用の内容を管理する制度で，国民総生産の 14.9%（日本の約倍）という医療費の制限を目指している。しかし，米国の医療は一律に給付を行う日本とは基本的に異なり，収入によって大幅に高度の医療給付が増大する差別化医療が本質であり，医療費軽減上必要と考えれば

多型検査に費用を支払うことに制限はない。今までは，健康インセンティブとして，複数の民間保険会社が栄養関連遺伝多型検査に対して受検補助を行ってきたが，民主党オバマ上院議員の具申により現行一時中止している。これは，Genetics & Public Policy Center（注を参照）が中核組織となり，不適切な検査業者の排除，ミスリーディングのない健全な遺伝子検査市場の醸成，それら国民世論の形成をミッションとしており，その先の普遍的かつ公正な当該検査結果有効利用促進を標榜しており，政府介入による業界の整備に取り組みつつある。パブリック・センサスでは，未だ保険会社への「差別化」の疑心暗鬼が払拭できておらず，連邦政府主導で今後可及的に法案整備化が進むと考えられる（第8章，p.191参照）。

遺伝子多型検査の結果は，インターネット広告を介して個人的にDNAを提出して，分析を受け，返書の中に多型の結果と生活に関する指示が入っているのは日米で同様であるが，米国では保険会社が多型検査を行った場合は保険会社の健康管理者を通して被保険者に伝えられるのが望ましいとされる。Managed-Careの制度にあって，これからも民間保険会社による検査が実施される場合，準医療行為実施者（主治医ではない）をとおして告知されるものとなる模様である。単一遺伝子疾病検査とは異なり，Prevention Disease分野それも栄養学的遺伝多型検査は，検査結果とひも付きした物販のビジネススキームを是正し，検査のみの有効活用を主眼として「ゆるやかな」遺伝子検査として位置付けされてゆくものと思われる。

注）The Genetics & Public Policy Centerは1717 Massachusetts Avenue, NW, Suite 530　Washington, DC 20036（電話：米国-202.663.5971　ファックス：202.663.5992）にあって下記のようにヒトの遺伝子技術の公衆への正確で信用のある情報源である。

The Genetics & Public Policy Center is a source of accurate and trusted information about public policy related to human genetic technologies and is supported at The Johns Hopkins University by The Pew Charitable Trusts and with research funding from the National Human Genome Research Institute.

Sciona社は，2007年12月末日（FY'07）で，4万7千件，詳細数字発表は同社よりされていないが，インターロイキン・ジェネティクス社もほぼ同数と推定される。同社は，資本関係のあるMLM（Multi-Level-Marketing）組織であるAmway会員に対してのみ現在検査を行っている。日本での遺伝子多型分析の大部分は研究目的であるので，その総数の把握は文献の網羅的調査でないと不明である。女子栄養大学栄養クリニックではほぼ全受講者が遺伝子多型分析を希望し，結果の伝達，指導は医師の責任で行っている。

3. 欧米における栄養関連遺伝子多型検査

欧米特に，米国を中心に栄養関連遺伝子多型検査を一般生活者に直接的に商品としてマーケティング（DTC：Direct To Consumer Marketing）を行っているSciona社のサービスの現状について考察を行う。

Sciona社は2000年イギリス・ロンドンで創立し，サザンプトン大学，ロンドン大学等の産学協同のプロジェクトより派生した民間会社である。当初はイギリス国内において一般生活者向けに健康関連の小売店であるボディーショップ（Body-Shop）やドラッグストア等で栄養遺伝子多型検査結果を基軸とした食事，嗜好や運動を加味したライフスタイルに言及したアドバイスを行う「画期的な」サービスと目されたが，一般生活者向けの遺伝子検査の黎明期であったために，当時の世論の遺伝子検査に対する倫理観や検査の有用性の是非をめぐり社会問題となり，医療機関をとおしての販売形態に移行するも，後に米国に本社を移転し米国市場を中心とした展開となった。

同社の健康評価サービスであるMycellfは，栄養関連遺伝子多型検査を5つの健康項目へ適用し，現状ではネット経由で一般生活者へのDTCを行っているが，米国各州法の違いにより直接販売が禁止されている地域では，医療機関を介在しての販売形態を取っている。サンプルの採取は，キットに同梱されている綿棒により口腔粘膜を採取し託送便により同社へ返送し，冊子としての検査結果レポートを親展書留として購入者へ返送するものである。

検査にあたり，コンセントフォーム（同意書）と共に，詳細なライフスタイルの問診を行うことにより，体質としての遺伝多型と環境因子としての現況のライフスタイルを相対的に勘案し，あるべきQOL（生活の質）を目標値に据えて努力目標として数値化している。その対象分野は次の5項目である。

① 心臓の健康
② 骨の健康
③ 抗酸化と解毒作用
④ 炎症作用
⑤ インシュリン感受性

後述詳細に列挙する各遺伝多型の振る舞いは既に知見のものであるが，判定基礎データベース（Genetic Rule Engine）として，それらの自社の疫学データ，人種間個体差（Population Frequency）及び問診時の申告調査事項をスコアリングし，過去の受検者のフォローアップによる重み付けを勘案したものが同社の知的財産権として明示されている。

検査結果は，① Introduction，② Your Results，③ Reference Sectionの三部構成となっており，① Introductionでは，個人の遺伝子検査の意義と検査結果リポートの読み方を凡例解説とともに明記している。

Your Resultsにおいては，検査5項目を生活習慣上改善したい順にプライオリティー付けしアクションプランとして図示した上で概要説明があり，各分野を以下のとおり詳細に解説している。

① 心臓の健康（表6-1，上4行はビタミン代謝関連多型，SODはビタミンA，C，Eと関連する）

＊葉酸値　＊ビタミンB_6　＊ビタミンB_{12}　＊ビタミンA　＊ビタミンC
＊ビタミンE　＊グリセミックロード値（GL値）　＊飽和脂肪酸値
＊コレステロール値　＊オメガ3脂肪酸値　＊BMI値との関連
＊タバコとの関連性（嗜好に対するアドバイス）　＊推奨する運動量

② 骨の健康（表6-2，上3行のVDRはビタミンD受容体の略）

表6-1　心臓の健康

Gene Analyzed	Role of the Gene in Heart Health	Genetic Variation Screened For	Variation Found in Your Gene	Percentage of Population with this Gene Variation	Does Your Result Suggest an Impact on Heart Health?
MTHFR※1	Use of Folic Acid for DNA Synthesis or DNA Repair	C677T	Yes	28.7	Yes
MTHFR※1	Use of Folic Acid for DNA Synthesis or DNA Repair	A1298C	No	30.0	No
MS_MTRR※1	Metabolism of Vitamin B_{12}	A66G	No	47.3	No
MTR※1	Removal of Homocysteine	A2765G	No	17.4	Yes
CBS※1	Metabolism of Vitamin B_6 and Removal of Homocysteine	C699T	No	28.0	Yes
MnSOD※2	Antioxidant Defense	C(−28)T	Yes	54.2	No
SOD3※2	Antioxidant Defense	C760G	No	<3	No
IL-6	Inflammatory Response	G(−174)C	No	36.3	No
TNF-α※2	Inflammatory Response	G(308)A	No	16.5	No
APOC3	Triglyceride Metabolism	C3175G	Yes	12.6	Yes
CETP	Cholesterol Metabolism	G279A	Yes	37.0	No
LPL	Cholesterol Metabolism	C1595G	Yes	9.9	No
eNOS	Blood Flow	G894T	No	35.6	No
ACE	Blood Flow	II/DD	Yes	61.0	Yes

※1　図4-5（p.115）参照，略号は図2-10（p.66）参照
※2　SODはスーパーオキシドジスムターゼの略，TNF-αは腫瘍壊死因子αの略

＊カルシウム値　＊ビタミンD　＊カフェインとの関連性（嗜好に対するアドバイス）　＊オメガ3脂肪酸値　＊BMI値との関連　＊タバコとの関連性（嗜好に対するアドバイス）　＊推奨する運動量

③ 抗酸化と解毒作用（表6-3，eNOS，GST，SODはいずれも抗酸化ビタミン酸関連）

＊ビタミンA　＊ビタミンC　＊ビタミンE　＊アブラナ科の野菜摂取量　＊ネギ科の野菜摂取量　＊タバコとの関連性（嗜好に対するアドバイス）

表6-2　骨の健康

Gene Analyzed	Role of the Gene in Bone Health	Genetic Variation Screened For	Variation Found in Your Gene	Percentage of Population with this Gene Variation	Does Your Result Suggest an Impact on Bone Health?
VDR	Regulates Calcium and Vitamin D Roles in Bone Formation	TaqI	No	70.6	No
VDR	Regulates Calcium and Vitamin D Roles in Bone Formation	BsmI	Yes	69.6	No
VDR	Regulates Calcium and Vitamin D Roles in Bone Formation	FokI	Yes	63.8	Yes
COLIAI	Collagen Role in Bone Formation	GSplT	No	21.0	No
IL-6	Old Bone Elimination New Bone Creation Cycle	G(-174)C	No	36.3	Yes
IL-6	Old Bone Elimination New Bone Creation Cycle	G(-634)C	Yes	10.3	No
TNF-α	Old Bone Elimination New Bone Creation Cycle	G(-308)A	No	16.5	No

※　VDRはビタミンD受容体多型（第3章第4節，p.97参照），IL-6はインターロイキン6の略，TNF-αは腫瘍壊死因子αの略

表6-3　抗酸化と解毒

Gene Analyzed	Role of the Gene in Antioxidant/ Detoxification Activity	Genetic Variation Screened For	Variation Found in Your Gene	Percentage of Population with this Gene Variation	Does Your Result Suggest an Impact on Antioxidant/ Detoxification Function?
eNOS	Vascular Function	G894T	No	35.6	No
GSTMI	Detxification	(DEL)	No	69.0	No
GSTPI	Detxification	A313G	No	34.8	No
GSTPI	Detxification	C341T	No	11.5	No
GSTTI	Detxification	(DEL)	No	21.9	No
MnSOD	Destroys Free Radicals	C(-28)T	Yes	54.2	No
SOD3	Destroys Free Radicals	C760G	No	<3	No

※　eNOSは血管内皮一酸化窒素合成酵素の略，GSTはグルタシオンS転移酵素の略，SODはスーパーオキシドジスムターゼの略

表6-4 炎症作用

Gene Analyzed	Role of the Gene in Inflammation	Genetic Variation Screened For	Variation Found in Your Gene	Percentage of Population with this Gene Variation	Does Your Result Suggest an Impact on Inflammation?
GSTMI	Detoxification	(DEL)	No	69.0	No
GSTPI	Detoxification	A313G	No	34.8	No
GSTTI	Detoxification	(DEL)	No	21.9	No
MnSOD	Destroys Free Radicals	C(-28)T	Yes	54.2	No
IL-6	Inflammatory Response	G(-174)C	No	36.3	No
IL-6	Inflammatory Response	G(-634)C	Yes	10.3	Yes
TNF-α	Inflammatory Response	G(308)A	No	16.5	No

※ 略号は表6-3，表6-5を参照

④ 炎症作用（表6-4，GST，SOD，IL-6等はいずれも抗酸化ビタミン酸関連）

＊ビタミンA　＊ビタミンC　＊ビタミンE　＊オメガ3脂肪酸値

＊BMI値との関連　＊タバコとの関連性（嗜好に対するアドバイス）

⑤ インシュリン感受性（表6-5，VDRはビタミンD受容体）

＊グリセミックロード値（GL値）　＊飽和脂肪酸値　＊オメガ3脂肪酸値

＊BMI値との関連　＊推奨する運動量

ここでネギ科植物とはタマネギ，ニンニク，ニラなどの硫黄化合物を多く含む食材であり，アブラナ科植物とはカブ，ダイコン，キャベツ，ケールなどを指しイソチアネートを含み，ブロッコリーに含まれるイソチアネートの一種のスルフォラファンが抗酸化作用を持つ。

葉酸値，ビタミン量など各ライフスタイル・ファクターは，米ナショナル・アカデミーによるDRI値（Dietary Reference Intakes）を規範に同社のデータベースとの重み付けにより数値化され，受検時の問診による食事，運動や嗜好の問診を勘案してグラフ化し報告される。

Reference Sectionは，遺伝子座の名称や変異に関する事項が生活者向けに

表6-5　インシュリン感受性

Gene Analyzed	Role of the Gene in Insulin Sensitivity	Genetic Variation Screened For	Variation Found in Your Gene	Percentage of Population with this Gene Variation	Does Your Result Suggest an Impact on Insulin Sensitivity?
VDR	Mechanism of Insulin Secretion	TaqI	No	70.6	No
VDR	Mechanism of Insulin Secretion	BsmI	Yes	69.6	No
IL-6	Inflammatory Response; Response of Cells to Insulin	G(-174)C	No	36.3	Yes
TNF-α	Inflammatory Response; Response of Cells to Insulin	G(-308)A	No	16.5	No
PPARγ2	Glucose and Lipid Metabolism	Pro12Ala	No	10.3	Yes
ACE	Blood Pressure Regulation	II / DD	Yes	61.0	Yes

※　VDR はビタミン D 受容体，IL-6 はインターロイキン 6，TNF-α は腫瘍壊死因子 α，PPAR はペルオキシゾーム増殖剤応答性受容体，ACE はアンギオテンシン変換酵素

咀嚼され平易に理解できるように列記されている。Your Results における検査結果に基づき，普遍的な「アクションプラン」として，どのような行動指針で何を優先的に処するかをアドバイスしており，栄養補助食品に過度に頼らずに，運動や食生活及び嗜好品に留意して，本来あるべき理想的なオプティマルヘルスを実現せしめようとしている。

米国会計検査院（GAO：United States Government Accountability Office）は，2006 年 7 月 27 日付けの報告書にてニュートリゲノミックス DNA 検査を基にした関連ビジネスに関して警鐘を発している。

当該検査の有用性と将来性は否定しないまでも，生活者に対しそれら科学的な論拠を基にして，過度に高額な最終製品（栄養補助食品や健康サービス）に結び付け，結果的に生活者を混乱させているとの報告である。実際に米国会計検査院では，インターネットによる，通信販売業者 4 社のサービスをサンプル購入し，検査とそれら製品を個別検証し費用対効果を客観評価したもので，例えば，ある業者の健康増進サービスは，ニュートリゲノミックス DNA 検査と

表6-6　Summary Table（検査結果要約と指導）

Dietary / Lifestyle Factors	DRI（Dietary Reference Intakes）	Your Estimated Diet and Lifestyle Results	Your Nutrition and Lifestyle Goals
Folate（mcg）	400 mcg / day	410 mcg / day	800 mcg / day
Vitamin B6（mg）	1.5 mg / day	2.3 mg / day	15 mg / day
Vitamin B12（mcg）	2.4 mcg / day	11 mcg / day	20 mcg / day
Cruciferous Vegetables	—	Above goal	More than 5 servings per week
Allium Vegetables	—	Above goal	Daily serving
Vitamin A（IU）	2088 IU / day	19000 IU / day	3000 IU / day
Vitamin C（mg）	75 mg / day	140 mg / day	90 mg / day
Vitamin E（IU）	15 IU / day	10 IU / day	22 IU / day
Calcium（mg）	1000 mg / day	830 mg / day	1300 mg / day
Vitamin D（IU）	200 IU / day	370 IU / dau	800 IU / day
Caffeine（mg）	—	110mg / day	<200 mg / day
Carbohydrates:（GL）	—	79	<100
Saturated Fat（g）	As low as possible	26 g / day	<16 g / day
Cholesterol（mg）	As low as possible	450 mg / day	<200 mg / day
Omega-3 Fatty Acids（g）	1.6g / day	2.3 g / day	3 g / day
Tobacco	—	No	Your decision to stop smoking complements your personal profile
BMI	19—25	22.4	19—25
Physical Activity	—	Below goal	45—60 minutes at least 5 days a week

そのフォローアップとしての栄養補助食品を年額1,200ドルで販売しているが，そのマルチビタミン剤は，普遍的に市中で販売されているマルチビタミン剤と成分差はほとんどないものであると結論付けられた。

このように米国では，新しいサービスとその適正化を図るために公正な第三者組織と関係当局（この場合は，医薬食品局：FDA）とが横断的密接に連携を図り，生活者へ正しい情報を提供し混乱を収束させるような取り組みが取られている。

4．日本における栄養関連遺伝子検査

日本においての栄養関連遺伝子検査は，欧米のそれと比較し，未だ黎明期にあり専ら美容痩身系の「肥満遺伝子検査」が主で，ビタミン関連の多型の検査は女子栄養大学に限られる（第7章参照）[2]。最も代表的な肥満遺伝子検査は，京都府立医科大学の吉田教授，坂根・元助教授による肥満3遺伝子検査である。すなわちアドレナリンβ3受容体（ADRβ3），アドレナリンβ2受容体（ADRβ2），脱共役蛋白質1（UCP1）の変異の有無を調べた上でADRβ3の変異は−200 kcal，ADRβ2の変異は＋200 kcal及びUCP1に変異があれば−100 kcalを基礎代謝に勘案し3種類程の大まかなクラスに分類した上で受検時の問診とを鑑みた上で食事指導に結びつけている[6]。

受検キットの購入は，エステティックサロン，スポーツジム，提携の医療機関やネットによる直接購入も可能であり，複数社ではそれら検査結果による自社健康食品購入の際の割引による検査料金のインセンティブとしている。

検査キットの内容は，コンセントフォーム（同意書），健康告知表（食の問診票），検体採取用綿棒とそれら解説の取扱説明書であり，オプションとして毛髪や爪による重金属の蓄積の度合いを指標とする解毒作用（デトックス）とリンケージした検査を付随させその効果を強調するものもある。

食の問診は1日の食事の回数やその概略が主であり，検査結果によるダイエットタイプ（体質判定）は具体性や詳細性は少ない。

肥満遺伝子検査に特化しているものの，栄養学的な側面で充実しているジェネシスヘルスケア株式会社のマトリックスダイエットを中心に考察を行う。

ジェネシスヘルスケア株式会社は株式会社日本ウエイトマネージメントとして，2004年3月に創立し，体重管理に関するカウンセリング業務を主体とし，肥満遺伝子検査をとおした痩身プログラムである「マトリクスダイエット」をクリニック及びインターネットにより直接生活者へ販売する形態をとっている。

受検の形態は米国のそれらと同様に，同封されている同意書への記入，問診によるライフスタイルの特定及び綿棒による口腔粘膜採取を自身で行い，密封の上で返送し検査結果を受領するものである。

別に「肥満遺伝子分析報告書」は，β3AR，UCP1，β2ARの３遺伝子を特定し，ワイルド型，ヘテロ型，ホモ型と肥満遺伝子のタイプを示した上で代謝障害として「りんご型」，「洋なし型」，「バナナ型」として大らかに３分類するものであり，それぞれの基礎代謝量の増減を勘案し，表「マトリクス」としたものである。

受検例として，肥満遺伝子分析報告書を列記する。

あなたの肥満遺伝子タイプは

β3AR 遺伝子が　　ヘテロ型（－200）

UCP1 遺伝子が　　ワイルド型（±０）

β2AR 遺伝子が　　ワイルド型（±０）

総合すると，あなたの基礎代謝量（早朝，まだ寝床から起きない状態で体が消費しているエネルギー消費量）は通常のヒト（ワイルド型）よりも「－200 kcal／日」となります。

表　肥満遺伝子タイプごとの基礎代謝量比較（kcal/日）

肥満遺伝子の名前	ワイルド型 遺伝子変異が 存在しない	ヘテロ型 遺伝子変異が１箇所 に存在する	ホモ型 遺伝子変異が２箇所 に存在する
β3AR 遺伝子	±０	−200	−200
UCP1 遺伝子	±０	±０	−100
β2AR 遺伝子	±０	±０	200

β3AR 遺伝子にヘテロ型としての変異が存在しております。その結果，代謝障害が発生しており，エネルギー消費量が非保有者と比較すると－200 kcal 程度低いことが予想されます。

体格としての特徴は，ウエスト周りに脂肪がつきやすい内臓型肥満，もしくは「りんご型」体型です。

各体型タイプの詳細説明は，下記のとおりである。（同社ウエブサイトより）

りんご型β3AR 型肥満遺伝子
「ぽっこりおなか」になりやすいりんご型。
糖分の摂りすぎに注意して！

■隠れ肥満に要注意！
りんご型遺伝子に変異を持つあなたは，正確にはβ3AR 型肥満遺伝子の保有者です。この肥満遺伝子型の最大の特徴は，ウエスト（お腹）が「ぽっこり」と出っ張ること。いわゆる内臓脂肪型の肥満になりやすいタイプで，日本人の約 34% がこの肥満遺伝子を保有しているといわれます。また，糖尿病，高脂血症，脂肪肝などの発生率が高い傾向にあるとも。気をつけたいですね。
りんご型遺伝子に変異を持つ方でもあまり太っているように見えない方は，「隠れ肥満」の可能性が…。そんな「隠れ肥満」さんは，首から胸の辺りにかけてはわりとすっきり型で，BMI も普通値にある人が多く，本人に肥満の自覚がありません。あなたは大丈夫？

■りんご型遺伝子が作用する方はこんなタイプが多くみられます
・30 代半ば過ぎの男性
・朝食抜き，寝る直前に夕食を食べる傾向にある方
糖質カットが決め手。気楽にスピーディーダイエット。
りんご型遺伝子に変異を持つ方は，一般的に「甘い」ものが大好き。そのため，内臓脂肪がたまりやすく糖分の摂取量に注意する必要があります。この遺伝子型を保有する方は，例えば，ビールを糖質カットのものに変えるなど，ふだんの生活の中で簡単にできる糖質コントロールを意識しましょう。
一方で，りんご型の作用が強い方は洋なし型の作用が強い方に比べ，内臓脂肪を比較的落としやすく減量のスピードも速いという，うれしい特徴があります。まずは，気楽にダイエットを始めましょう！

洋なし型UCP1型肥満遺伝子
「下半身ぽっちゃり」になりやすい洋なし型。
脂肪の摂りすぎに注意して！

■子宮関係の病気に要注意！
洋なし型遺伝子に変異を持つあなたは，正確にはUCP1型肥満遺伝子の保有者です。この肥満遺伝子の保有者は腰や太ももといった下半身がぽっちゃりしているのが，最大の特徴です。
いわゆる皮下脂肪型の肥満になりやすいタイプで，日本人の約25%がこの肥満遺伝子を保有しているといわれます。また，子宮関係の病気を発症しやすい傾向にあるといわれます。気をつけたいですね。

■洋なし型遺伝子が作用する方はこんなタイプが多くみられます
・30代後半の女性（閉経期を迎えると，徐々にウエストにも脂肪がついてくるので，見かけでの判断は難しくなります）

■脂質コントロールが決め手。食べてやせるダイエットを
洋なし型遺伝子に変異を持つ方は，一般的に「脂っこい」ものを好みます。そのため，脂質の摂取量に注意する必要があります。この遺伝子型の方は，例えば，無脂肪乳を必ず選ぶなど，ふだんの生活の中で簡単にできる脂質コントロールを意識しましょう。
一方で，洋なし型の作用が強い方は，食べないダイエットをすると体温が下がり，皮下脂肪がますます落ちにくくなるという特徴があります。健康的に食べながら，じっくりとダイエットに取り組みましょう！

バナナ型β2AR型肥満遺伝子

若い頃「ほっそり」，でも「太ると痩せにくい」バナナ型。
たんぱく質の摂取を意識しましょう！

■30代過ぎたら要注意！

バナナ型遺伝子に変異を持つあなたは，正確にはβ2AR型肥満遺伝子の保有者です。この肥満遺伝子の保有者は若い頃，ほっそりとしていますが，筋肉があまりついていないのが最大の特徴です。

いったん太ると痩せにくいタイプで，日本人の約16％がこの肥満遺伝子を保有しているといわれます。また，筋肉が少ないため，体力がない傾向にあるといわれます。

バナナ型遺伝子に変異を持つ方は，若い頃痩せていることが多く，肥満とは無縁な感じがしますが，そもそも筋肉が少なく脂肪燃焼率が悪いうえに，基礎代謝量が落ちてくる30代を過ぎると，徐々に太り，痩せにくくなってきます。

■バナナ型の作用が強い方はこんなタイプが多くみられます

・若い頃痩せていた方
・この遺伝子型には120kgを超える方も多い傾向に

筋肉を育てることが決め手。食事＋スポーツでダイエット。

バナナ型遺伝子に変異を持つ方は，一般的に「あっさりとした」ものを好みます。そのため，たんぱく質の摂取量に注意する必要があります。この遺伝子の方は，ふだんの生活の中でも，例えば鶏ささみなど，筋肉を育てるたんぱく質の摂取量を増やすなどの意識をしましょう。

また，バナナ型の作用が強い方は筋肉量が他のタイプに比べると少ないため，ついた脂肪が比較的落ちにくいという特徴があります。バランスの良い食事と運動で，筋肉をつくるダイエットに取り組みましょう！

このように遺伝子多型と肥満体型を一般人にわかりやすい果物の形で表示した努力は認められる。しかし，「バナナ型肥満」という用語は国際的な医学雑誌の検索エンジン（PubMed）にも，国内和文論文検索エンジン（CiNii）にも存在しない。一方，「りんご型肥満」，「洋なし型肥満」はメタボリックシンドロームで中心的な内臓型肥満を「りんご型」，これに対して危険度の少ない皮下脂肪型肥満を「洋なし型」として区別する[11]。特に米国の Northpointe Health Center の Krakauer らが DXA（Dual X-ray absorptiometry 二重エネルギーX線吸収法）で求めた体型を「Scan results are labeled “apple” if Z score for percent of total fat in trunk is >0 and “pear” if Z score for height-corrected limb fat is > or = 0.」という定義で使用している[12]。

こうして日本の遺伝子対応栄養指導は個人対応ビタミン学ではないようにみえるが，先にも述べたように，全国的に個人の栄養調査の結果は全てのビタミン摂取量を推奨量と対比して図示する建帛社のソフトによって，栄養指導の一部は個人対応ビタミン学となっており，遺伝子多型を調べていないのでゲノム対応ビタミン学とは大きく異なるのである。

5．ゲノム対応ビタミン栄養指導の成功例

遺伝子多型の分析結果に基づいてビタミンを主とする栄養の指導はどの程度の実績があるのであろうか。上記 Sciona 社の 19 遺伝子の 24 多型分析を利用して，ギリシャのアルカディノス病院において，地中海食の基礎の上にニュートリゲノミックなテーラーメイド食事を 300 日間摂取した試験を紹介する。

テーラーメイド食事を摂取した実験群の 43 名は 73%が減量（BMI = −1.93 kg/m^2，5.6%減）に成功し，対照群の 43 名が 32%の減量（BMI = +0.51 kg/m^2，2.2%増）に止まったのに較べて有意に有効であった[13]。この食事指導は葉酸関連の *MTHFR*，*MTRR*，*MTR*，*CBS* の多型に対しては葉酸 800 μg，ビタミン B_6 15mg，ビタミン B_{12} 20 μg を与え，*SOD2*，*SOD3*，*NOS3* の多型にはビタミン A 5,000 IU，ビタミン C 250 mg，ビタミン E 200 IU を与えた。また *VDR* 多型にはビタミン D などをテーラーメイド栄養指導したのである[13]。そして “Addition of nutrigenetically tailored diets resulted in better compliance, longer-term BMI reduction and improvements in blood glucose levels.” と結論している[13]。

これに対し女子栄養大学栄養クリニックでは，遺伝子多型検査以前よりメタボリックシンドロームの無投薬の改善で成果を上げ，減量，諸指標が受講後平均23年後の長期間にも維持されていることを示した[14]。同クリニックでは各人の葉酸関連，肥満関連遺伝子多型に基づき，併せて栄養・運動調査結果を建帛社のソフト「エクセル栄養君」で判定し，全ビタミン摂取量を推奨量と対比して示す他，ホモシステイン等の指標も入れて指導する個人対応ビタミン学を一部で実行している。この指導によってメタボリックシンドロームの改善が確かめられた他，特に葉酸濃度が低い傾向にあるMTHFRのTT多型の告知をした場合は，告知しない場合よりも血清葉酸増加，血清ホモシステイン減少という改善量が大きいという，遺伝子多型告知効果が見られた（第7章参照）[2]。

6．将来の栄養関連遺伝子多型検査

国内外のライフサイエンス・イノベーションに鑑み，その方向性は2極分化していくものと思量される。米国Sciona社のような数多くの遺伝多型を，よりその項目数（Panel）を増やして網羅的に検証し，かつ，臨床領域の疾病予防までをも包含するフルサービス的な展開と，検査コストを勘案し，必要少数の遺伝子多型を重点的に検査する女子栄養大学とプレシジョン・システムサイエンス株式会社との取り組みがその事例となろう。

米国Sciona社は，Genelex社と協業し，現行の栄養関連遺伝子多型検査とDNA損傷応答関連遺伝子検査とを併せて検査するサービスをリリース予定している。これは臨床栄養学的な側面で抗加齢や予防医療に資する124SNPsを検査し，それら体質と定期健康診断時の体調検査とのコンビネーションで永続的な生活の質を高めてゆくのを標榜している（次頁「DNA Repair」を参照）。

女子栄養大学とプレシジョン・システムサイエンス株式会社との取り組みでは，同社保有の蛍光バーコード・ビーズ解析技術（図6－1）を改善して，ビーズ上にSNP断片を捕獲，発光させるマルチプレックス解析ツールを用い，廉価かつ短時間での簡易な解析が可能になるものである。そして，肥満そのも

Test	**DNA REPAIR SINGLE NUCLEOTIDE POLYMORPHISMS DETECTION TEST**	
Version	3 Genelex Japan Inc.	
Date	March, 2008	
# of genes	**58**	
# of SNPs	**100**	
# of PCR products	**87**	

#	GENE	dbSNP (rs#)	POINT ID/ OLIGOS	NUCLEOTIDE	POSITION IN GENE
1	**OGG1**	rs1052133	**7**	C/G	Exon 7
2	**PCNA**	rs25406	**11**	C/T	Intron 2
3	**PCNA**	rs17349	**12**	C/T	Intron 2
4	**ERCC1**	rs3212948	**14**	G/C	Intron 3
5	**ERCC1**	rs11615	**15**	A/G	Exon 4
6	**ERCC1**	rs3212961	**16**	G/T	Intron 5
7	**ERCC1**	rs3212986	**18**	C/A	3`-UTR
8	**ERCC5 XPG**	rs1047768	**66**	T/C	Exon 2
9	**ERCC5 XPG**	rs17655	**67**	G/C	Exon 15
10	**MGMT AGT**	rs1803965	**74**	G/A	Exon 5
11	**MGMT AGT**	rs12917	**75**	G/A	Exon 5
12	**MGMT AGT**	rs2308321	**76**	T/C	Exon 7
13	**XRCC1**	rs1799782	**81**	C/T	Exon 6
14	**XRCC1**	rs25489	**82**	G/A	Exon 9
15	**XRCC1**	rs25487	**83**	G/A	Exon 10
16	**XRCC2**	rs3218536	**84**	G/A	Exon 3
17	**XRCC2**	rs718282	**293**	C/T	3`-UTR
18	**XRCC3**	rs861539	**85**	C/T	Exon 8
19	**XRCC3**	rs1799796	**295**	A/G	Intron 7
20	**XRCC3**	rs1799794	**294**	A/G	Exon 2
21	**XRCC9**	rs2237857	**88**	G/A	Exon 7
22	**APEX**	rs1048945	**89**	G/C	Exon 3
23	**APEX APE1**	rs3136820	**91**	T/G	Exon 5
24	**POLB**	rs3136797	**94**	C/G	Exon 12
25	**POLB**	rs2307160	**290**	A/G	Exon 1
26	**ERCC4**	rs1800067	**99**	G/A	Exon 8
27	**TP53**	rs1042522	**110**	G/C	Exon 4
28	**ATM**	rs664677	**175**	T/C	Intron 20
29	**ATM**	rs3092859	**176**	C/G	Exon 21
30	**ATM**	rs1801516; rs1801673	**177**	G/A	Exon 37
31	**ATM**	rs609429	**178**	C/G	Intron 46
32	**BARD1**	rs2070094	**183**	G/A	Exon 6
33	**BARD1**	rs2070093	**184**	C/T	Exon 6
34	**BRCA1**	rs799917	**186**	C/T	Exon 10
35	**BRCA1**	rs4986850	**189**	G/A	Exon 10
36	**BRCA1**	rs16941	**187**	A/G	Exon 10
37	**BRCA1**	rs4986852	**190**	G/A	Exon 10
38	**BRCA1**	rs1799950	**188**	A/G	Exon 10
39	**BRCA2**	rs1799943	**191**	G/A	Exon 2
40	**BRCA2**	rs144848	**192**	A/C	Exon 10
41	**BRCA2**	rs4987117	**193**	C/T	Exon 11
42	**BRCA2**	rs15869	**194**	A/C	Exon 27
43	**CCND1**	rs603965	**201**	G/A	Exon 4
44	**CCND1**	rs678653	**202**	G/C	Exon 5
45	**CCNH**	rs2266690	**203**	T/C	Exon 7
46	**CDKN1B**	rs34330	**205**	C/T	Exon 1
47	**CDKN2B**	rs974336	**207**	G/A	Intron 1
48	**CDK7**	- rs nr	**209**	C/T	Exon 10
49	**CHEK2**	- rs nr	**210**	C/del	Exon 13
50	**FANCD2**	rs3732974	**211**	C/G	Exon 2
51	**GADD45A**	rs532446	**212**	T/C	Intron 3
52	**LIG1**	rs20579	**216**	C/T	Exon 2
53	**LIG1**	rs3730849	**217**	C/T	Intron 2
54	**LIG1**	rs4987068	**218**	G/A	Exon 13
55	**LIG1**	rs3730931	**219**	A/G	Intron 9
56	**LIG4**	rs1805388	**220**	C/T	Exon 2
57	**LIG4**	rs1805389	**221**	C/T	Exon 2
58	**MLH1**	rs1799977	**225**	A/G	Exon 8
59	**MSH2**	rs4987188	**226**	G/A	Exon 6
60	**MSH3**	rs184967	**227**	G/A	Exon 21
61	**MSH3**	rs26279	**228**	A/G	Exon 23
62	**MSH6**	rs1800935	**230**	C/T	Exon 3
63	**MYH**	rs3219489	**232**	G/C	Exon 12
64	**NBS1**	rs1063045	**234**	G/A	Exon 2
65	**NBS1**	rs1805794	**235**	G/C	Exon 6
66	**PARP1 ADPRT**	rs1136410	**240**	T/C	Exon 17
67	**PARP1 ADPRT**	rs1805403	**241**	G/A	Intron 4
68	**PARP4**	rs1050112	**242**	C/A	Exon 31
69	**PARP4**	rs13428	**243**	C/G	Exon 31
70	**PARP4**	rs4986817	**244**	A/T	Exon 21
71	**PARP4**	rs4986819	**245**	C/G	Intron 19
72	**PARP4**	rs7571	**246**	C/G	Exon 33
73	**PMS2**	rs1805324	**247**	G/A	Exon 11
74	**RAD9A**	rs1064876	**248**	G/A	Exon 11
75	**RAD23B**	rs1805329	**249**	C/T	Exon 7
76	**RAD51**	rs1801320	**250**	G/C	Exon 1
77	**RAD52**	rs11226	**252**	C/T	Exon 12
78	**RAD54B**	rs2291439	**253**	T/C	Exon 5
79	**RECQL**	rs13035	**256**	A/C	Exon 15
80	**TP53BP1**	rs560191	**261**	C/G	Exon 9
81	**TP53BP1**	rs689647	**262**	G/A	Exon 11
82	**TP53BP2**	rs17739	**264**	G/A	Exon 18
83	**XPA**	rs1800975	**265**	G/A	Exon 1
84	**XPC**	rs2228001	**266**	A/C	Exon 16
85	**XRCC4**	rs1805377	**267**	G/A	Intron 7
86	**XRCC5**	rs1051677	**268**	T/C	Exon 21
87	**XRCC5**	rs2440	**271**	G/A	Exon 21
88	**p21/CDKN1A**	rs1801270	**274**	C/A	Exon 2
89	**p21/Cip1/CDKN1A**	rs1059234	**275**	C/T	Exon 3
90	**CDKN2A**	rs3731249	**93**	C/T	Exon 2
91	**CDKN2A**	rs11515	**276**	C/G	Exon 3
92	**CDKN2A**	rs3088440	**277**	C/T	Exon 3
93	**ERCC2 B50XPD**	rs13181	**97**	A/C	Exon 23
94	**ERCC2**	rs238406	**281**	C/A	Exon 6
95	**LIG3**	rs1052536	**286**	C/T	3`-UTR
96	**CDA**	rs2072671	**297**	A/C	Exon 2
97	**CDA**	- rs	**298**	G/A	Exon 2
98	**NT5E**	rs3812138	**301**	A/G	Exon 6
99	**GRTH/Ddx25**	rs551373	**DrSal7**	G/T	Intron 6
100	**GRTH/Ddx25**	rs683155	**DrSal8**	C/T	Exon 10

のよりも，その結果として起こる動脈硬化の予防に重点をおいた，葉酸，βアドレナリン受容体，アンギオテンシノーゲン，脱共役蛋白質1など特に日本人に多く，明確な栄養指導が可能な遺伝子多型を選んで，日帰り人間ドックの迅速，安価，簡易な遺伝子分析法に特化する方向性を模索している[15]。

その小規模な機器を使う理由は，一般人間ドックでは1日の受診者は数十人に限られるので，大量処理が不要な代わりに，①費用は1人1万円以下（オプ

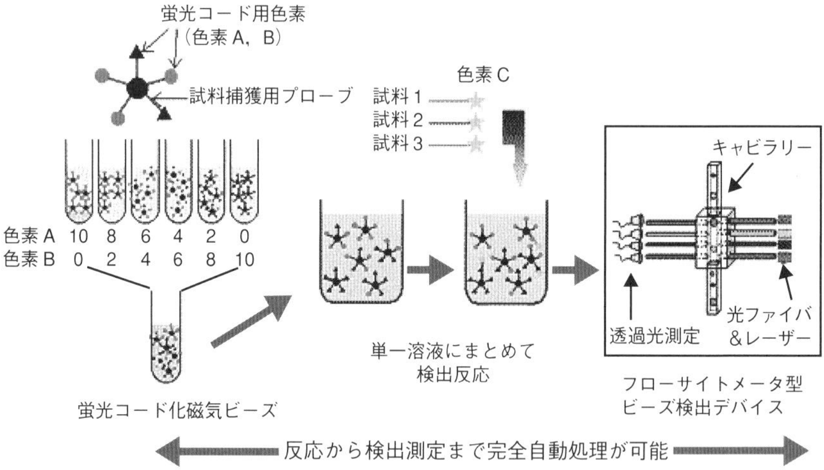

図6-1　蛍光バーコード・ビーズとは[15]

※蛍光バーコード・ビーズとは，複数種類の蛍光色素を組み合わせてマルチカラー化し，マルチプレックスの様々な解析を自動化で反応させることを目的とした解析デバイスである。

※磁性体粒子を利用する最大のメリットは，固体表面への吸着能と磁石による分離を同時に利用できる点にある。試料の分離・濃縮・調製は，ゲノム科学分野で不可欠な工程である。磁性体粒子はこれらの工程だけでなく，反応・検出の工程でも利用でき，目的物質との遭遇確率および反応効率の上昇，反応液の微量化に伴う反応の短時間化などの効果をもたらす。

※PSS（プレシジョン・サイエンスシステム社）では，複数の蛍光色素（図では色素AとBの2種）を異なる量比で磁性体粒子に結合させ，粒子の大きさと共に蛍光を識別している。実際に蛍光バーコード・ビーズを使用する際には，1種のコード化ビーズに捕獲目的に合ったプローブ1つを対応させて作製する。こうして作製した複数種類のビーズを混在させ，コード化に使用しなかった蛍光色素（色素C）とラベルした検査試料とを反応させる。反応後のビーズを蛍光励起フローサイトメーターなどの検出装置で測定し，蛍光バーコード・ビーズ上に色素Cがあるかないかを検出する。この結果，検査試料がどのコードを持ったビーズに結合したかを把握でき，検査試料の性質を知ることができる。PSSでは，ビーズ上の蛍光情報を複数のマイクロオプティカルファイバーにより分解受光する測定方式（Fluorescence Fiber Digital Sorter : FFDS）を採用した独自の検出システムを開発し，自動化装置への組み込みが容易な小型化のシステムを実現化している。さらに，これらの全工程は全て磁性体粒子を用いて行うことができるので，PSSのMagtration® Technologyを利用することにより，試料の抽出・精製工程を含めた前処理から検出までの一連の工程を自動化することが可能である。この実用化改良法は2008年5月の日本栄養・食糧学会で展示された。

ションなしの検診費用は８万円），②手技は自動化し医療従事者が簡単に操作できる（病院では新規雇用は不可能），③時間は数時間以内（来院直後に採血し，結果は帰宅時までに告知）という条件が必須である。上記３条件を満たす機器ができたので女子栄養大学のテーラーメイド栄養指導で2007年後半から実用化された。一般の遺伝子多型検査は，１検体の多型検査費用が約１万円，時間は数週間，そして，特殊な技術者を要するという現状から，脱却しなければ応用は難しい。第８章で述べる世論調査でも，対面の栄養指導を管理栄養士に求めるほか検査費用は3,000円以下という希望が多いからである。

将来は，多数の遺伝子多型の組合せとビタミン等の栄養素摂取，運動との関係が，減量，血糖や血圧の改善といった短期の指標について20年以上にわたって追跡されるだけではなく[14]，さらに長期の脳卒中，心筋梗塞，認知症などをエンドポイントとする追跡でゲノム対応ビタミン学の指導で有効なことを実証しなければならない。

文　献

1）Ross JS, Ginsburg GS : Integration of molecular diagnostics with therapeutics : implications for drug discovery and patient care. *Expert Rev Mol Diagn.* 2002 ; 2 (6) : 531-541.

2）香川靖雄，日笠志津，辻村卓他：ビタミン関連酵素の多型とテーラーメイド栄養．*Vitamins.*　2008；82(3)：165-172.

3）香川靖雄：人体の遺伝子多型調査の推進と人命尊重．生化学　2004；76(1)：1.

4）堤正好：遺伝子検査ビジネスの社会浸透―体質・疾患感受性検査への関心の高まり．臨床検査　2007；51(12)(増刊)：1624-1629.

5）村田満：遺伝子多型検査：体質・疾患感受性の診断に必要か？　臨床病理　2006；54：9.

6）吉田俊秀：肥満は遺伝的要因か環境要因か？―遺伝子診断に基づく肥満予防と肥満治療への応用．日本体質医学会雑誌 2007；69(1)：48-52，2007.

7）Kagawa Y, Yanagisawa Y, Hasegawa et al.: Single nucleotide polymorphism of thrifty genes for energy metabolism: evolutionary origins and prospects for intervention to prevent obesity-related diseases. *Biochem. Biophys. Res. Commun.* 2002 ; 295 : 207–222.

8) Higasa S, Tsujimura M, Hiraoka M et al.: Polymorphism of glutathione S-transferase P1 gene affects human vitamin C metabolism. *Biochem. Biophys. Res. Commun.* 2007 ; 364(3) : 708–713.

9) Vincent HK, Innes KE, Vincent KR : Oxidative stress and potential interventions to reduce oxidative stress in overweight and obesity. *Diabetes Obes Metab.* 2007 ; 9(6) : 813–39.

10) Greenfield JR, Campbell LV : Relationship between inflammation, insulin resistance and type 2 diabetes: 'cause or effect'? *Curr Diabetes Rev.* 2006 ; 2(2) : 195–211.

11) Levovitz HE : The relationship of obesity to metabolic syndrome. *Int J Clin Pract Suppl.* 2003 ; 134 : 18–27.

12) Krakauer JC, Franklin B, Kleerekoper M : Body composition profiles derived from dual-energy X-ray absorptiometry, total body scan, and mortality. *Prev Cardiol.* 2004 ; 7(3) : 109–115.

13) Arkadianos I, Valdes AM, Marinos E et al.: Improved weight management using genetic information to personalize a calorie controlled diet. *Nutr J.* 2007 ; 6 : 29.

14) 三枝あずさ，会田さゆり，柳沢佳子他：肥満に対する無投薬の食事・運動療法の長期効果と肥満関連遺伝子多型の意義．日本病態栄養学会誌　2004；7(3)：177–186.

15) 石井由香　宮下雪子他：安価 簡易 迅速な新規SNP分析法（マルチプレックス解析ツール）のテーラーメイド栄養指導への有効性．The effectiveness of the tailor-made nutrition advice using a cheap simple quick new SNP analyzer (Multiplex analysis tool) 第30回日本分子生物学会年会　第80回日本生化学会大会．2007；p.666.

第７章　さかど葉酸プロジェクト

平岡真実*

さかど葉酸プロジェクトの意義：個人対応ビタミン学による一次予防

ビタミン関連の遺伝子多型に基づいた予防・治療は，臨床医が対面医療において日常的に個々の患者の症状に応じて体験的に「匙かげん」を行うのとは，予見性，科学性において大きな違いがある。医師は健常者に対して「匙かげん」を行うことはできないが，一次予防，すなわち健常者の段階からの予防ができる点で重要なのである。葉酸の相対的な欠乏が，神経管障害，脳梗塞，心筋梗塞，認知症，骨折などの危険因子であることは，第２章，第４章で述べた。これらの疾患が発生した後に医師が適切な「匙かげん」を行ったとしても，症状を緩和するだけで，重篤な神経障害などがあるために健康体には戻らない。本章のさかど葉酸プロジェクトは典型的な一次予防，すなわち坂戸市の一般健常者に対して，各人の遺伝子多型を検査し，血清の葉酸，ホモシステイン濃度の定量，栄養調査に基づいてこれらの疾患を予防するのである。第５章の図５-１，図５-２に示したように予防医学においては高リスクアプローチと集団アプローチがあり，さかど葉酸プロジェクトのメチレンテトラヒドロ葉酸還元酵素の TT 多型の個人に対する栄養指導は高リスクアプローチであり，さかど葉酸ブレッドなどの葉酸強化食品の普及による上記疾患の予防は集団アプローチである。

＊ 女子栄養大学栄養学部

1. 諸外国における一般市民への強制的ビタミン強化食品

（1）ビタミン強化による集団アプローチ

欧米におけるSNP（一塩基多型）対応ビタミン供給介入という高リスクアプローチの現状については第６章に述べた。しかし，日本とは異なり，多くの国では法律で小麦粉の強制的ビタミン強化（mandatory flour enrichment）が行われて，集団アプローチによる国民栄養を改善しているので，SNP検査に基づくビタミン供給は不要となる。これから述べる，さかど葉酸プロジェクトの高リスクアプローチは，一般市民に遺伝子検査を行って指導をするのであるが，ビタミンに関するSNP検査，教育，食生活改善は大きな人口に対しては困難である。そこで，集団アプローチによるビタミン強化食品の普及がはじめられている。この手本となったのが米国，中南米14ヶ国における小麦粉の強制的ビタミン強化である。その内容は，小麦粉1 kg当たり，ビタミンB_1（1.5―6.4 mg），B_2（1.3―7.48 mg），ナイアシン（13―80 mg），葉酸（350―1,400 μg/kg）である（http://www.idpas.org/pdf/144Fortification）。そのため，脳卒中が葉酸強化以降激減したことは既に第２章図２-６（p.48）で示した。欠乏症も，例えばカナダ人口の17%（ビタミンB_1），10%（ビタミンB_2）からほぼ0に激減した。その強化の費用は米国民１人が１日205 gの小麦粉を摂取するとして，１人当たり年間わずか７セント（日本円で約７円）に過ぎないとして，その費用対効果比の効率の良さを公示している。

アジアではアジア開発銀行の支援のもとに2001年からインドネシアで小麦粉の葉酸と鉄の強化が行われはじめ（法律で強制は2002年），フィリピンでも立法措置が取られた。さらに日本を主体とするアジア開発銀行は綿密に費用対効果比を検討して，ベトナム等にも援助の手をさしのべている。そこで，各国で実行が進んでいる（http://www.adb.org/Documents/Events）。無論欧米人と異なり，パンはあまり食べないので葉酸入りインスタント麺（インドミー：

104.4 μg 葉酸/100 g乾麺）が成功している。その組織はBogor農業大学のSoekirman教授の指導のもとにThe Indonesian Fortification Coalition（KFI）という食品強化連合体が，小麦粉1 kgに対して2 mgの葉酸を添加して，全国民に対して推奨量の約半分の葉酸を供給するのである。同時に小麦粉1 kg当たり，ビタミンB_1（2.5 mg），B_2（4 mg），鉄（50 mg），亜鉛（30 mg）を強化するのが標準と定められている。強化の方法，安定度検定，均一度検定の方法を検討し，海外からの非強化小麦粉の輸入を禁止した。費用は小麦粉1 kg当たり，米国通貨に換算してわずか0.15セントである。

2. 日本におけるSNP対応介入試験研究

（1）葉酸補充による血中ホモシステイン濃度に対する介入

MTHFR遺伝子C677T多型のTT型は日本人の約15%を占め，葉酸摂取量が推奨量240 μgを超えていてもTT型では血清葉酸濃度はCC型，CT型に比

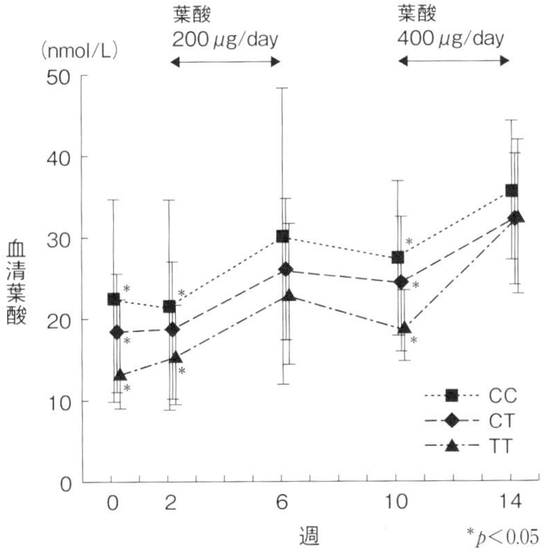

図7-1　葉酸負荷によるMTHFR C677T多型別血清葉酸濃度の変化[2)]

べて低く，血清総ホモシステイン濃度は高値を示す[1]。そこで我々は，女子大生（21—29歳）100名を対象に，総合ビタミン剤にて葉酸200 μg（所要量相当）および400 μgを途中4週間のwashout期間をおき，それぞれ4週間連続で服用させた。その結果通常の食事に加えて葉酸400 μg補充によりTT型でも血清葉酸濃度と血清ホモシステイン濃度を対照と同程度まで改善できた（図7-1）[2]。Miyakiら[3]は，男性203名（平均46.6歳）に葉酸1 mgと偽薬を投与するランダム化介入試験を3ヶ月行い血漿ホモシステイン値の変化を検討した。葉酸投与群では偽薬群に比べ介入1ヶ月後から有意な低下（$p<0.01$）が認められ，特に減少幅がTT型で最大となった。

（2）栄養クリニックにおけるテーラーメイド栄養指導

いまやテーラーメイド栄養指導は世界中の科学者から提案され，わが国でも遺伝子多型の研究は多くの大学，研究所で盛んに行われている。しかしながら，テーラーメイド栄養指導はほとんど実現していない。実現にあたってのハードルとなっているのは，個人の栄養状態の正確な把握と，遺伝子多型ごと

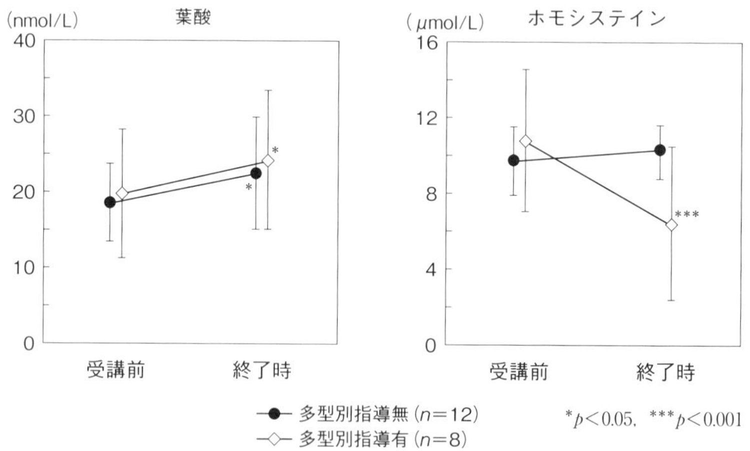

図7-2　栄養クリニックの栄養指導による血清葉酸濃度，血清総ホモシステイン濃度の改善—MTHFR遺伝子多型結果告知の有無により変化量が異なる

に栄養指導できるスキルを持つ管理栄養士がいない点であろう。

女子栄養大学栄養クリニックでは，過去数年にわたり希望する受講生には肥満遺伝子の1つ，β3アドレナリン受容体（β3AR）の遺伝子多型の他に，MTHFRの遺伝子多型も調べ，結果に基づく栄養指導を実施してきた。多型結果を医師が直接本人に告知し，安静時代謝量に有意差のあるβ3ARの変異型の個人には適正体重を維持する指導を，また葉酸代謝酵素MTHFRの変異TT型個人には，血中ホモシステイン濃度と葉酸濃度に応じて推奨量より多い400μg/日を摂るよう野菜摂取と必要な場合は葉酸サプリメントの使用を勧めている。

栄養指導の効果を上げるには，行動の変容を促すための動機づけが重要である。図7-2は栄養クリニック受講生の血清葉酸濃度と血清ホモシステイン濃度の半年間の変動を示したものである。遺伝子多型告知をした場合，血清ホモシステイン濃度の低下は，告知なしの場合よりも有意であった。すなわち自己の体質（この場合遺伝子多型）を認識することが栄養状態改善につながりやすいことが明らかとなった。

3. さかど葉酸プロジェクト

（1）さかど葉酸プロジェクトとは

このプロジェクトは2006年度に内閣府が地域再生法に基づき埼玉県坂戸市に認定したものであり，支援措置の内容は「『高齢者活力創造』地域再生プロジェクトの推進」となっている。地域コミュニティ再構築による健康づくりとして，①地域コミュニティ再生（健康づくり地域寺子屋構想），②市民との協働（健康づくりサポーターと協働），③地域の知的・人的資源の活用（市内3大学と連携協力協定）からなる。葉酸摂取を増加させることで認知症や脳梗塞，奇形児等の発症を予防することに着目し，テーラーメイド栄養指導を実施していた女子栄養大学と坂戸市との協働により，一般市民へのテーラーメイ

表7-1　さかど葉酸プロジェクト「食と認知症予防の講習会」概要

目的	認知症予防に効果のある葉酸摂取の必要性を中心として，認知症の理解を深め，認知症や動脈硬化症を予防し，市民の健康づくりを推進する
対象者	坂戸市在住，在勤の方
内容	認知症の仕組み，食と健康，健康体操等を織り交ぜた市民健康講座
実施主体	主催・坂戸市，共催・女子栄養大学 後援・市民みんなの健康づくりサポーター，元気にし隊
期待される効果	葉酸摂取の必要性の認識，野菜消費量の増加，農家の野菜生産意欲の向上，休耕地の活用，市民農園の普及，地産地消の推進，市財政の医療費削減に貢献　等

ド栄養学の応用としてスタートした。表7-1に概要をまとめた「認知症予防講習会」や地元企業等と「さかど葉酸ブレッド」や「さかど葉酸カレー」等の共同開発も進めている。なお，坂戸市だけは葉酸の推奨量を厚生労働省の240 μg ではくて，国際水準の400 μg と定めているので，日常の食物摂取では推奨量を満たすことができず，このような集団アプローチが行われているのである。

(2) さかど葉酸プロジェクトの実施

1) 食と認知症予防講習会

a. 一般市民を対象とした講習会（定員50名）が2006年9月にスタートした。坂戸市広報で参加者を募集し，市内の千代田公民館にて半年間にわたる全6回，1ヶ月ごとの開催である（図7-3）。初回開催日に認知症と葉酸，遺伝子多型についての講義がなされ，血液検査および遺伝子検査について参加者全員から署名による同意書を頂いた。採血後，食事摂取量頻度調査法による栄養調査を行い，管理栄養士が確認した。なお，このプロジェクトは「女子栄養大学ヒト・ゲノム遺伝子解析研究に関する医学倫理委員会」の承認（第186-G号）を得ている。血清ホモシステインの測定は，東京大学医学部附属病院臨床検査室とアルフレッサファーマ（株）との共同研究である。

b. 2回目開催日には，葉酸のみならずビタミン全般に関する講義ののち，

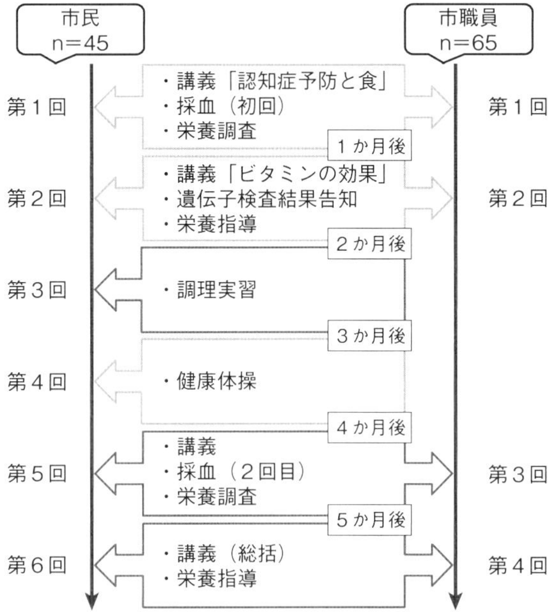

図7-3　食と認知症予防講習会のプログラム

血液検査値（葉酸，ホモシステイン）と遺伝子多型結果を医師から個人ごとに告知し，プライバシーの確保に配慮した。その結果と栄養調査結果に基づき，熟練した管理栄養士が栄養指導を行った。

c. 3回目開催では葉酸摂取量を増加させる手段として，「みどり色野菜（葉酸）いっぱいメニュー」を調理実習で紹介し，参加者の意欲を促進した。

d. 4回目開催は生活習慣病予防，介護予防，認知症予防に役立つ健康体操を行った。

e. 5回目開催日には再び採血と栄養調査を行った。

f. 最終回には，参加者の集計結果（血清葉酸濃度およびホモシステイン濃度の変化，葉酸摂取量，野菜摂取量の増加）の報告と個人栄養指導を行った。

g. 一般市民講座に並行して，市役所職員を対象とした「教養講座」においても調理実習と健康体操を除いたほかは同様の血液検査と栄養調査，栄養指導がなされた。このプロジェクトを推進している坂戸市職員自らが葉酸に対する知識と栄養状態改善を行うことが望ましい，とする坂戸市健康づくり政策室をはじめとする各部署の協力により実施された。

h. フォローアップ講座として開講1年後を目安に希望者には再び採血，食事調査を実施し，葉酸およびホモシステイン濃度が良好であるかを個別に知らせ，栄養指導を行った。

i. 2007年度の講習会は北坂戸公民館にて同様に9月から開催された。今後市内の公民館を巡回して開催されることとなっている。

2）健康づくり寺子屋事業

地域の町内会や自治会を単位として，地域の住民が中心となって進められる健康づくりの学びと実践の場が「健康づくり地域寺子屋」であり，講座内容は自治会と坂戸市が協議して決定する。2007年度から開始された3地域の寺子屋では，前年度の公民館における食と認知症予防講習会参加者が主体となって認知症予防講習会をプログラムに導入したケースもあった。

寺子屋事業での「食と認知症予防講習会」においても，基本は，①認知症のメカニズムと食生活，葉酸の働き等の講義，②血液検査，食事調査，③検査結果告知と個別栄養指導，の3点である。初回血液検査，栄養指導から約3ヶ月後に再度血液検査をし，血液中の葉酸濃度とホモシステイン濃度の改善，葉酸や野菜摂取量の増加で効果を判定した。

（3）テーラーメイド栄養指導の実践

1）遺伝子多型に応じた栄養指導法の普及

このプロジェクトの最大の特徴は，遺伝子多型に対応した栄養指導を実践する点である。したがって「葉酸遺伝子多型」を理解し，葉酸摂取量を向上させる具体的な栄養指導法を会得した管理栄養士が多数必要である。そこで，筆者らは坂戸市の地域活動栄養士を対象に研修を実施した。血液検査と食事調査に参加していただき（希望者のみ），葉酸や遺伝子多型の基礎知識に加えて，さかど葉酸プロジェクトにおける栄養指導の基本を，自身の結果を使用しながら理解していただいた。

2）遺伝子多型に応じた栄養指導法

食と認知症予防講習会参加者に対する遺伝子結果告知は，必ず医師からなされ，その後個別栄養指導となる。管理栄養士は医師から渡された「結果シート」（図7-4）を活用しながら参加者に対して栄養指導を行う。このとき最も重要な点は，このMTHFR遺伝子多型は，たとえ変異TT型であったとしても葉酸を十分摂取すれば，認知症や脳梗塞などの発症を他の多型と同様に予防できることを理解させることである。血清ホモシステイン濃度が正常レベルであったとしても，TT型と告知されると「自分は将来必ず認知症になってしまう」と思い込んでしまう参加者がみうけられた。この場合は遺伝子多型を知って悲観するのではなく，むしろ知ることで認知症発症を予防できること，そのために管理栄養士が力を貸すことを丁寧に説明し，不安感を払拭（ふっしょく）するよう努めた。

「結果シート」では，①血清ホモシステイン濃度の確認，②遺伝子多型の確認，③葉酸とホモシステインの関係を再度説明し，④ホモシステインは葉酸のみならずビタミンB_{12}（B12）とビタミンB_6（B6）とも関係があること，⑤葉酸，B12，B6以外にホモシステイン濃度上昇に影響する因子（性，年齢，喫煙，腎臓障害等）を説明した。ホモシステイン濃度の認知症予防のための目標値としては，7 μmol/Lと設定したが，これは65—67歳の高齢者2,189名についての6年間にわたるホモシステインと認知能試験[4]や磁気共鳴画像による無症候性と症候性の脳虚血病変（脳梗塞やleukoaraiosisと呼ばれる深部瀰漫（びまん）性白質病変）の発見頻度[5]，を参考にした。血清葉酸濃度は葉酸摂取量が推奨量を充足している者の血清葉酸濃度から求めた基準範囲の下限[6]を適用した。葉酸摂取量の目標値をCC型，CT型では300 μg，TT型では400 μgとし，そのためには緑黄色野菜をCC型，CT型は150 g，TT型は200 g摂取することとし，葉酸を多く含む野菜（『みどり色野菜』としてブロッコリー，ほうれん草，小松菜，グリーンアスパラ，春菊，にら，インゲン，オクラ）を紹介し

氏名　　　　　　　　様　（　　　　歳）　　採血日 平成　年　月　日

認知症：MTHFR（メチレンテトラヒドロ葉酸還元酵素）C677T 遺伝子多型結果

ホモシステインからメチオニンへの代謝経路で働く酵素 MTHFR に関わる遺伝子多型

CC 型：MTHFR 酵素活性　ふつう
CT 型：MTHFR 酵素活性　やや低下
TT 型：MTHFR 酵素活性　低下　　→ホモシステインが上昇しやすい

・あなたの MTHFR C677T 遺伝子多型　TT 型

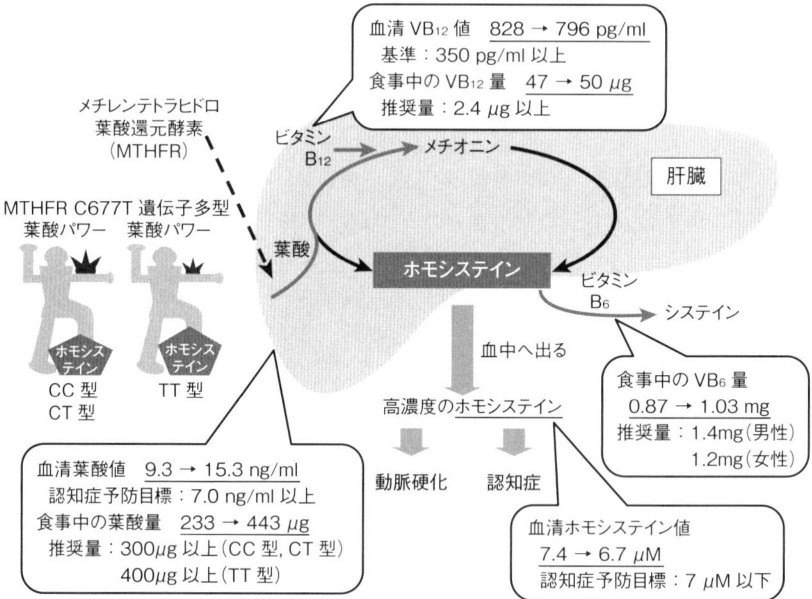

野菜の摂取量は　181 → 343g です
そのうち緑黄色野菜は　90 → 214 g です
緑黄色野菜の摂取目安量は　150g（CC 型，CT 型）
200g（TT 型）

ホモシステインが高いと動脈硬化や認知症を招きやすい！

ホモシステインを下げるポイント

＊葉酸とビタミン B_{12} が多く含まれている食品をたくさん食べて，ホモシステインをメチオニンに変えていきましょう

＊ビタミン B_6 が多く含まれている食品をたくさん食べて，ホモシステインをシステインに変えていきましょう

監修：香川靖雄（女子栄養大学）

図７-４　遺伝子多型結果と血液検査，食事調査結果をもとに栄養指導

た。さらにみどり色野菜を料理に取り入れる工夫として，①メインのおかずで食べよう，②もう1品のおかずで食べよう，③お浸しアラカルトメニュー，以上3点の献立を配布した。また，手軽にみどり色野菜を摂る手段として，ブロッコリーやにらなどを主菜とする市販調味料や野菜ジュースの利用も勧めた。葉酸サプリメントは紹介にとどめた。

(4) テーラーメイド栄養指導効果

1) 血中葉酸濃度とホモシステイン濃度の改善

初回血液検査，栄養指導から約3ヶ月後に再度採血し，葉酸とホモシステインの血中濃度と食生活改善の効果の詳細な解析を行った。参加者は平均年齢63 ± 9歳（2007年度）で，男性26.7%，女性73.3%であった。図7-5に示すようにホモシステイン濃度は有意に低下しており，認知症予防目標値の7 μmol/Lを平均で下回る良好な結果であった。遺伝子多型別では当初CC型，CT型に比べて高値であったTT型においても，指導後は有意に低下し多型間での差が解消された。

血清葉酸濃度は図7-6のとおり指導後有意に上昇しており，やはりTT型

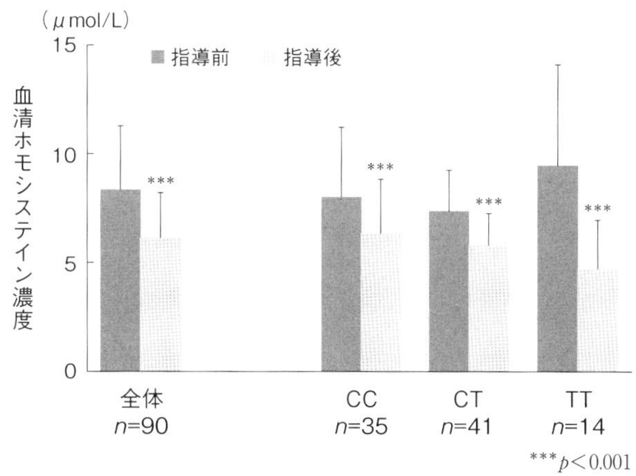

図7-5　血清総ホモシステイン濃度の変化
（さかど葉酸プロジェクト2007年度食と認知症予防講習会参加者結果）

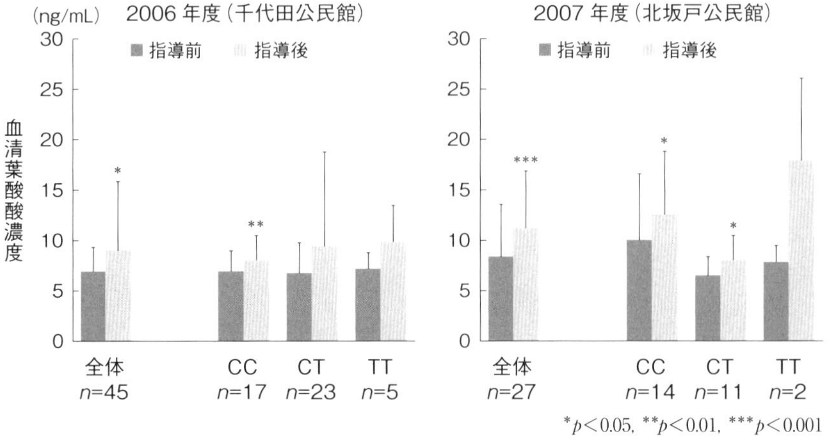

図7-6　血清葉酸濃度の変化

(さかど葉酸プロジェクト2006年度，2007年度講習会参加者)

においての改善効果が高いことが示された。実施年度で比較すると，いずれも公民館で開催された講習会であり，講習会プログラムは調理実習や健康体操を含むシリーズで同じ内容であるが，指導後の葉酸濃度の上昇は2007年度実施結果のほうが高かった。これは単にサプリメント使用者が増えたためではなく，後述のように2007年度に次々と開発された葉酸添加食品の利用との関係が推測される。

2）葉酸摂取量，野菜摂取量の増加

食事からの葉酸摂取量の増加も指導効果として表れた（図7-7）。2007年度の結果では，講習会参加者全体の平均摂取量が指導前332 ± 116 μgから指導後372 ± 112 μgと有意に増加した（$p<0.001$）。多型間では指導前，指導後いずれも有意差は認められなかったが，指導後の葉酸摂取量の平均が唯一TT型において400 μgを超えていた。図7-8に示すように葉酸供給源となる野菜の摂取量も262 ± 135 gから291 ± 138 gに増加（$p<0.05$）し，TT型では321 ± 84 gと「健康日本21」での目標値350 gに最も近づいた。緑黄色野菜は全体で125 ± 94 gから152 ± 85 gに増加した（$p<0.001$）。いずれもTT型

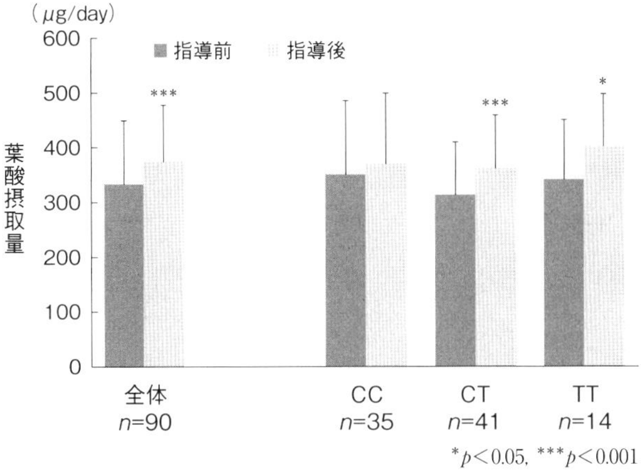

図7-7　葉酸摂取量が増加

(2007年度さかど葉酸プロジェクト結果)

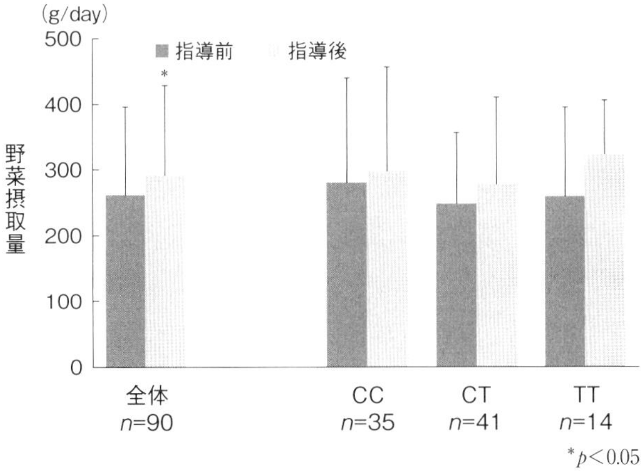

図7-8　野菜摂取量が増加

(2007年度さかど葉酸プロジェクト結果)

は改善量が大きく，遺伝子多型告知効果がみられた点が重要である。

葉酸を多く含むみどり色野菜の料理への利用状況を図7-10に示した。主菜（メイン料理）とお浸しへの利用頻度が増えており，具体的な食材や献立紹介が有効であったといえる。

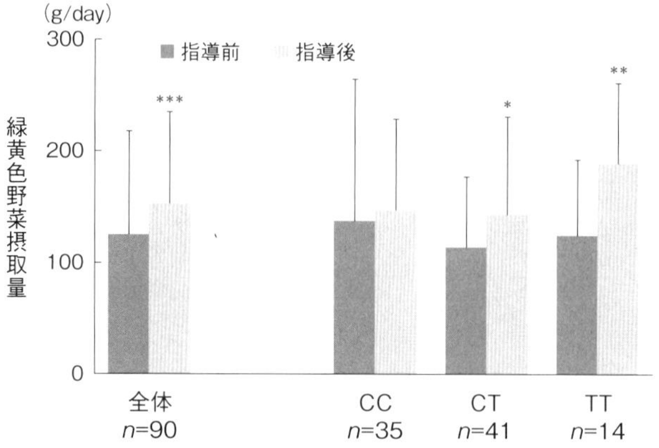

$^{*}p<0.05$, $^{**}p<0.01$, $^{***}p<0.001$

図7-9　緑黄色野菜摂取量が増加
(2007年度さかど葉酸プロジェクト結果)

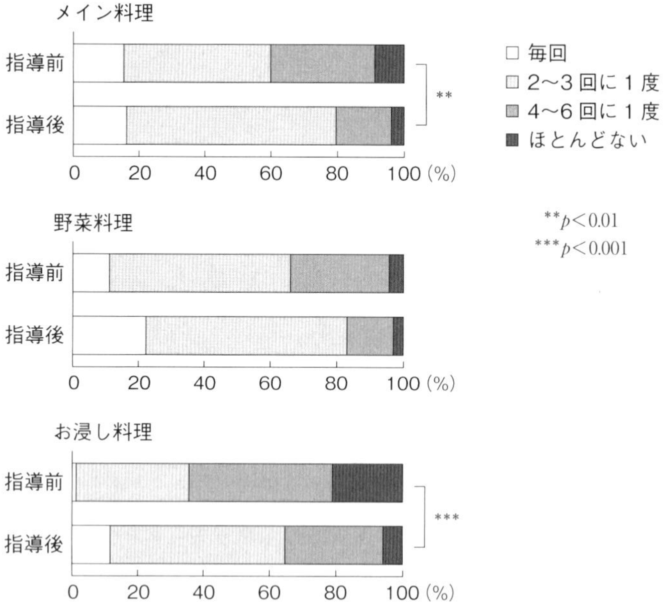

$^{**}p<0.01$
$^{***}p<0.001$

図7-10　みどり色野菜用途別利用頻度
(2007年度さかど葉酸プロジェクト結果)

（5）葉酸の Bioavailability（生体利用率）

葉酸の摂取上限量は 1,000 μg とされており，サプリメントに依存する食生活ではなく，食事を中心とした葉酸摂取を提言するためには，摂取効率のよい葉酸供給源を明らかにすることが必要である。天然型の葉酸は，プテリジン骨格に 4 個の水素が結合した 5, 6, 7, 8 - テトラヒドロ葉酸（H4PteGlu）にメチル，メチレン，ホルミル基等の一炭素単位が結合し，グルタミン酸が 2 ～ 11 個結合したポリ - γ - グルタミン酸型葉酸の形で存在する[7)]。一方，サプリメントや薬剤に使用されている葉酸はメチル基や水素などの結合はなく，わずかグルタミン酸が 1 個結合したプテロイルモノグルタミン酸（PteGlu）の構造をもつ（図 7 -11）。日常の食事から摂取される総葉酸の約 75%はポリグルタミン酸型葉酸といわれているが[8)]，これは体内に取り込まれると，小腸の刷子縁膜に存在するコンジュガーゼでモノグルタミン酸型葉酸まで切断されはじめて吸収されるため，モノグルタミン酸型とポリグルタミン酸型葉酸では bioavailability が異なる。穀類に強制的に葉酸を強化（140 μg/100 g 穀類）している米国では，食品中葉酸量を DFEs（dietrary folate equivalents）として表しており，天然の食品中の葉酸に対して強化葉酸のプテロイルモノグルタミン酸には 1.7 を乗じている[9)]。

従来の日本人の食習慣においての食事中葉酸の bioavailability は 50%程度とされているが，近年の食習慣の変遷を鑑みて再検討の余地がある。また，我が国の食品成分表にはモノグルタミン酸型とポリグルタミン酸型葉酸値の記載はない。そこで，葉酸供給源として上位の食品を中心に 17 食品と通常食され

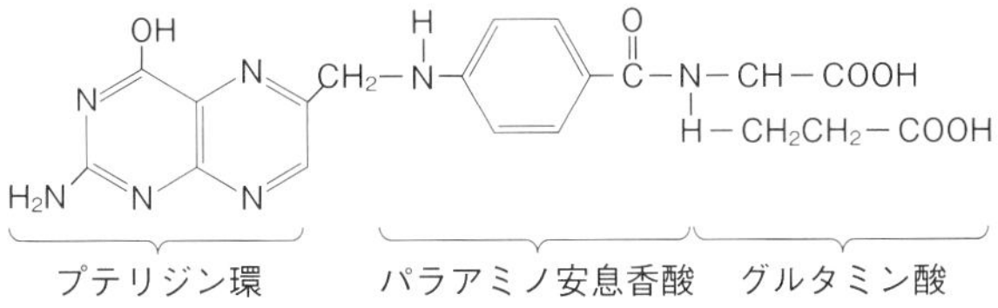

図7-11　葉酸（プテロイルモノグルタミン酸）の構造

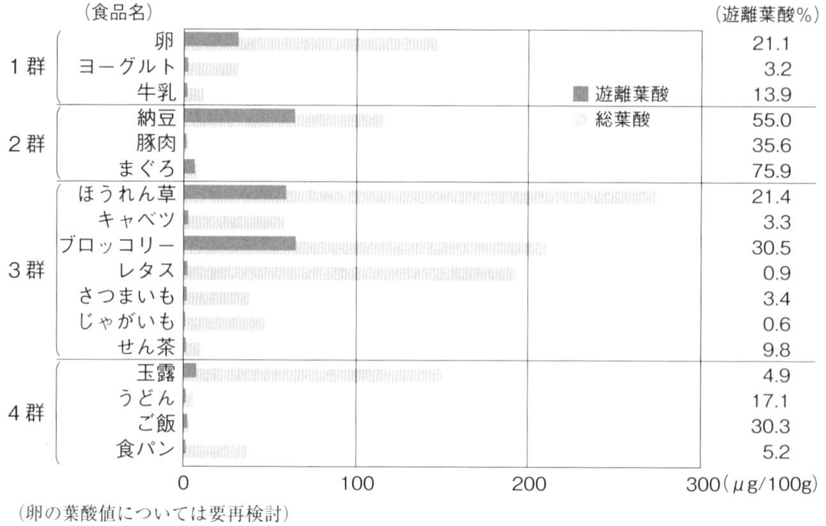

図7-12　主な葉酸供給源となる食品中の遊離葉酸と総葉酸量

る献立から５食選び，食事中葉酸のモノグルタミン酸型とポリグルタミン酸型の比率の検討を行った。前処理は trienzyme 法（アミラーゼ，プロテアーゼ，コンジュガーゼの３種類の酵素処理）にて行い総葉酸量を葉酸要求株である乳酸菌（*Lactobacillus casei* ATCC 7469）を用いた微生物法にて測定した。*L.casei* は，モノグルタミン酸型葉酸からトリグルタミン酸型葉酸までに生育活性を持つ[10]が，一部の食品ではジ，やトリグルタミン酸型葉酸はないとする報告もある[11]。そこで酵素処理を行わない試料を便宜上遊離葉酸（モノグルタミン酸型葉酸からトリグルタミン酸型葉酸）とした。その結果は図７-12 に示す。蛋白質源となる食品では遊離葉酸比率が高いが，葉酸の重要な供給源となる野菜類など大部分の食品ではポリグルタミン酸型葉酸の比率が非常に高かった。この結果，図７-13 にまとめたように，日本人の食事からの葉酸摂取量は見た目は 294 μg（平成 16 年度国民健康・栄養調査結果）と推奨量 240 μg を充足しているが，bioavailability を考慮すると約 200 μg に過ぎない。

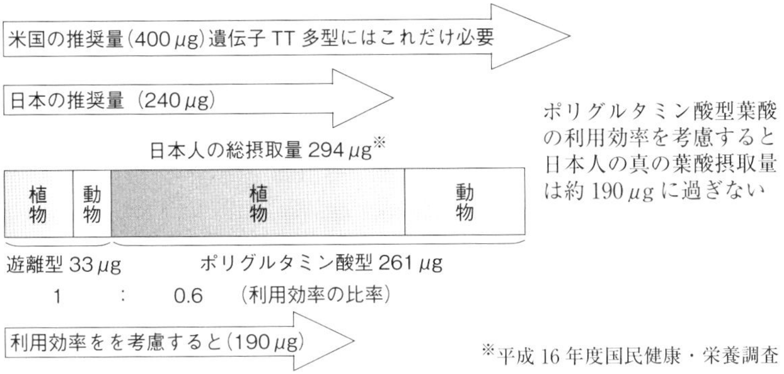

図7-13　葉酸利用効率を考慮すると TT 多型は推奨量 240μg では足りない

(6) 葉酸添加食品の開発と普及

食と認知症予防講習会での栄養指導では主にみどり色野菜摂取を指導の中心としてきた。血中葉酸濃度やホモシステイン濃度の改善効果は，モノグルタミン酸型葉酸で穀類を強化している米国での強化前と後の成績には及ばない。今回はホモシステインが高値の人や MTHFR 多型が TT 型の人を選択して特に指導して改善を行う高リスクアプローチである。しかし坂戸市民全体を対象とした予防，すなわち集団アプローチには別の方法が必要である（第５章図５-１，図５-２，p.133，p.134 参照)。

さかど葉酸プロジェクトでは市民の健康保持増進を目的とした産官学連携による「さかど葉酸ブレッド」を開発した。坂戸市内の製パン業者とともに作ったパンには製品 100 g 当たり 250μg 程度の葉酸が含まれるよう設計されている。６枚切り食パンにして１枚で 150μg 程度葉酸を摂取できる。これは野菜を多く摂取できない人や TT 多型の人にとってのテーラーメイド食品となる。その他にも坂戸市の地元野菜を使った「さかど葉酸カレー」，野菜を食べる際に利用できる「さかど葉酸ドレッシング」，飼料に葉酸を添加して飼育した鶏の卵「さかど葉酸たまご」など次々と葉酸添加食品が生まれている。

第４章図４-10（p.123）で明らかなように，推奨量 240μg を超える十分量

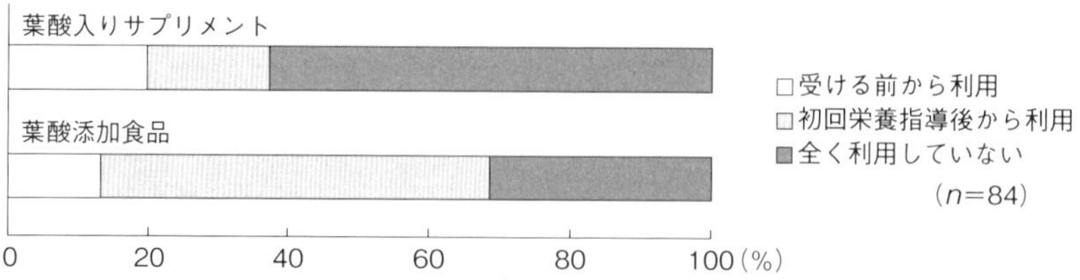

図7-14　サプリメントよりもさかど葉酸ブレッドなどの葉酸添加食品の利用が増加
(2007年度さかど葉酸プロジェクト結果)

の葉酸を摂取しても，認知症高齢者では血中の葉酸レベルが非常に低値であり，一方ホモシステインレベルは非常に高く，特にTT型でその傾向が強い。そこで，坂戸市内の認知症高齢者施設「シャロームガーデン坂戸」の協力で飯にモノグルタミン酸型の葉酸を添加して（飯100 g当たり葉酸200 μg添加）半年間食べていただいたところ，血中葉酸濃度は初期の4.7 ± 2.9 ng/mLから18.4 ± 5.9 ng/mLと約4倍に増加し（$p<0.0001$），ホモシステイン濃度は16.1 ± 7.0 μmol/Lから10.1 ± 4.6 μmol/Lと減少して（$p<0.0001$），どの多型においても非常に良好な改善がみられた。

本プロジェクトが開始された2006年度の食と認知症予防講習会参加者はこれらの葉酸添加食品の販売が2007年4月以降であるため，講習会参加当時は利用できなかった。しかし，2007年度の講習会参加者は栄養指導後，約7割が葉酸添加食品を使用したことがあると回答した（図7-14）。血清葉酸濃度上昇が2006年度に比べて，添加食品の利用が増えた2007年度のほうが高いことは，日本での葉酸強化の実施に対して一石を投じるかもしれない。

おわりに：ユニセフの勧告と埼玉宣言

国際的には1998年に米国，カナダで始まった小麦粉の強制的なビタミン強化が大きな成果を上げて，中南米14ヶ国，2002年以降のインドネシアをはじめとするアジアや，アイルランド，ハンガリーなど欧州の一部諸国がこれにならい，さらに2007年6月からはオーストラリア・ニュージーランドが米国の2倍の2.8 mg/kgの葉酸の強制的な穀類への添加を断行した。このような成果に基づいて2007年8月22日に国連児童基金（ユニセフ）のマレーシア会議で，各国がインドネシアの方針に従うことを勧告した。これに対応して，日本では，第39回アジア・太平洋公衆衛生学術連合体会議（39th APACPH）が女子栄養大学で開かれた際に2007年11月25日に「埼玉宣言」が出された。その一部の原文を以下に示して結びとする。

「適切な栄養や運動などのライフスタイルの改善は，この地域における罹患率や死亡率の低減のために最も有効な手段です。上記の目的を実現するためには，地域を基盤とした活動を実践する必要があります。その成功事例の一つが［さかど葉酸プロジェクト］です。脳血管疾患やそれに関連する認知症を予防するための活動です。この予防対策をさらに進めていくためには，アメリカ合衆国や他の国々でも行われている穀類への葉酸強化などの成功例にも学んでいく必要があるでしょう。」

APACPH Saitama Declaration

Dr Richard F. Southby, President

Dr Yasuo Kagawa, Chair of Local Organizing Committee, 39th APACPH

Dr Kenji Hayashi, Co-Chair of Local Organizing Committee, 39th APACPH

Dr Walter Patrick, Secretary General

文　献

1）Hiraoka M : Folate intake, serum folate, serum total homocysteine levels and methylenetetrahydrofolate reductase C677T polymorphism in young Japanese women. *J Nutr Sci Vitaminol.* 2004 ; 50 ; 238-245.

2）Hiraoka M, Kato K, Saito Y et al.: Gene-nutrient and gene-gene interactions of controlled folate intake by Japanese women. *Biochem Biophys Res Commun.* 2004 ; 316 : 1210-1216.

3）Miyaki K, Murata M, Kikuchi H et al.: Assessment of tailor-made prevention of atherosclerosis with folic acid supplementation: randomized, double-blind, placebo-controlled trials in each MTHFR C677T genotype. *J Hum Genet.* 2005 ;

50 ; 241-248.

4) Nurk E, Refsum H, Tell GS et al.: Plasma total homocysteine and memory in the elderly: the Hordaland Homocysteine Study. *Ann Neurol.* 2005 ; 58(6): 847-857.

5) Araki A, Ito H, Majima Y et al.: Association between plasma homocysteine concentrations and asymptomatic cerebral infarction or leukoaraiosis in elderly diabetic patients. *Geriator Geronoal Int.* 2003 ; 3 ; 15-23.

6) Hiraoka M: Nutritional status of vitamin A, E, C, B1, B2, B6, nicotinic acid, B12, folate, and β-carotene in young women. *J Nutr Sci Vitaminol.* 2001 ; 47 : 20-27.

7) 木村修一，小林修平監修：最新栄養学［第８版］-専門領域の最新情報-，建帛社，2000, p.221-236.

8) 日本ビタミン学会編：ビタミンハンドブック②水溶性ビタミン，化学同人，1989，p127.

9) Institute of Medicine (1998) Folate. In : Dietary Reference Intakes for Thiamin, Riboflavin, Niacin, Vitamin B6, Folate, Vitamin B12, Pantothenic Acid, Biotin and Choline. National Academy Press, Washington, DC.

10) Tamura T, Shin YS, Williams MA et al.: *Lactobacillus casei.* response to pteroylpolyglutamate. *Anal Biochem.* 1972 ; 49 ; 517-521.

11) Nadw S, Bergaentzlé M, Aoudé-Werner D, et al.: Determination of folates in foods by high-performance liquid chromatography with fluorescence detection after precolumn conversion to 5-methyltetrahydrofolate. *J Chromatogr A.* 2001 ; 928 ; 77-90

第8章　遺伝子医学の生命倫理

香川靖雄*

1. ヒト・ゲノムの医学に関する生命倫理（バイオエシックス）

遺伝子実験を行って「大学等における組換えDNA実験指針」の改訂に参画した後に筆者は，「遺伝子病研究班」の班長を務める段階から，ヒト・ゲノムの倫理と直接に対面する必要から，日本生命倫理学会の会員となった。そして学術審議会のバイオサイエンス部会遺伝子治療研究ワーキンググループとして遺伝子治療臨床研究に関するガイドラインを策定した[1]。その第1章に「科学的妥当性と倫理性の確保」が述べられ，第3章に被験者の人権保護が定められた。これに基づいて遺伝子治療の審査をし，1995年に日本初の遺伝子治療が開始された。その後，栄養学における多型の研究が盛んに行われるようになり[2]，現在ではニュートリゲノミックスという広汎な学問分野が発展している[3]。しかし，ビタミン学の立場からヒト・ゲノムの生命倫理を論じた出版物はまだ少ない。

（1）ヒト・ゲノム多型とビタミン学への応用

本書が過去の分子生物学ではほとんど研究できなかった微量なビタミンに関する遺伝子多型を扱うことができるようになった背景には，2003年4月のヒト・ゲノム解析計画の終了宣言がある。これは，すべての遺伝子とその変異がヒト・ゲノムの中に含まれ，容易に探索できるからである。例えば無数の可能性のある新生児の低体重の原因遺伝子として，誰もが予言しえなかったビタミンB_1のピロリン酸化酵素の多型が関与していることがゲノム・ワイド関連分

＊ 女子栄養大学栄養学部

析で発見されている[4]。健常人の集団中の個人間のゲノムの差は0.1%あって，600万文字の情報もある。そのためビタミンの吸収に関する輸送体，補酵素依存酵素，活性型ビタミン受容体，ビタミンと関連代謝酵素，など様々なレベルで多型が生じ，そのため必要量，上限量等にも大きな個人差が生じる（序章第4節，第4章参照）。多様性をつくる多型は進化の原動力であり，特に日本人についても栄養環境と関係が深いことは4章の末で述べた[2),5]。歴史上，人種差別の原因となった黒人の肌は葉酸の光分解を防ぎ，白人の肌はビタミンD合成のためであり，ビタミン学がその背景にある[6]。また例えば，各人の顔が異なるのも遺伝子多型によるが，社会生活を営む生物にとって多型は必須である。日本人全員が一卵性双生児の兄弟のように同じ容貌，同じ声ならば，平等には違いないが社会生活そのものが困難になる。こうした区別は差別の原因としてはならないが，区別の根底にある多型は決してビタミン学の例外的な事象でないので，多型の現実を踏まえて倫理も考えなくてはならない[7]。

遺伝子医療はまだ，多くの疾患の治療には到っていないが，本書の中心となる易罹患性のビタミン関連の遺伝子多型，ビタミン依存症などの病因遺伝子の検査は実用化の段階を迎えている。すでに，易罹患性の特定多型に対して，例えば強制的な穀類葉酸強化による予防が米国，カナダ，オーストラリア等で実行され，数億の人口に対して，脳卒中[8]や二分脊椎症[9]を激減させている。これらの積極的な試みは，無数の患者を予防する極めて倫理性の高い医療への応用である。これに対して，遺伝子多型検査が差別につながるという誤った倫理観を誇張したり，当然救われる予防対策を放置している日本の非倫理的な態度もみられる。

（2）倫理，法制，社会問題を貫く遺伝子情報異質論

ビタミンの遺伝子多型，ビタミン依存症の有用な新知見がこれまでの生命倫理に新しい問題を提起した理由は，ヒト・ゲノムは個人の全遺伝情報そのものであり，遺伝子は血縁者で共有されているからである。そこで世界的にヒト・ゲノム研究の倫理，法制，社会問題（ELSI：ethical，legal，social）へ

の対応が深く討議されるようになった[7),10)]。現在までのヒト・ゲノムに関する遺伝子情報を他の医療情報と異なるものとする遺伝子情報異質論（genetic exceptionalism）がELSIで貫かれて，守秘が重んじられているのは，遺伝情報の予言性，血族性，差別性への懸念に基づいている。すなわち，予言性では，ハンチントン病のような治療手段のない重篤な遅発性遺伝疾患を遺伝情報が予言したとき，本人の受ける深刻な衝撃への配慮，知らない権利，検査の禁止などが強く提言される。血族性は遺伝情報が単にその個人に止まらず，親子，親戚にまで重大な影響を及ぼしかねないという心配がある。差別性は，遺伝情報が医療保険加入への不利益，就職，結婚はじめ，あらゆる分野で懸念されるからである。

そのため出生前検査，保因者検査，発症前検査，易罹患性検査等を施行し診断するためには，検査前及び診断後の遺伝カウンセリング，検査実施時のインフォームドコンセントの確認，及び診断によって得られた個人の遺伝情報や診断に用いた生体試料の取り扱いなどを慎重に検討し守秘しなければならない。遺伝医療に関与する者は，被験者とその家族の人権を守り，被験者らが特定の変異遺伝子を保有するが故に不当な差別を受けることがないように，また，必要に応じて適切な医療および支援を受けることができるように努めるべきである[10)]。遺伝学的検査に関しては，被験者自身の決定を尊重しなければならない[10)]。被験者とその家族は知る権利と共に知らないでいる権利も有しており，いずれも尊重されなければならない。特に，遅発性遺伝病の発症前検査については複数回の検査前カウンセリングを施行し，意思確認を行うべきである。

（3）予防に有益な遺伝子多型検査と不治の単一遺伝子病の生命倫理上の相違

すでに第2章で述べたように，DNA上の変異であっても，健常者集団の中の遺伝的多様性と定義される遺伝子多型と，遺伝子変異が重篤な疾患を招く単一遺伝子病とは区別して考えるべきである（第2章図2-2，p.41参照）。各人の容貌が異なるのは多型であって，疾患ではない。単一遺伝子病と違って，多型はあまり不利益にならないからこそ淘汰が少なく，人口の数十％にもみられるのである。兄弟で遺伝子が全く等しい一卵性双生児の詳しい研究では，肥満，高血圧，高血糖，高脂血などの兄弟間の一致率はいずれも50%しかなく（第2章表2-4，p.64参照），生活習慣病に罹りやすい遺伝子を持っていたとしても健全な兄弟の生活習慣を守れば防げる[3)]。例えば，肥満遺伝子の代表で日本人の30%を占めるβ3アドレナリン受容体（β3AR）遺伝子の多型では，エネルギー消費が1日200 kcalだけ少ない。安価な食事は1円がほぼ1 kcalであるから，この多型の人は1日200円経済的に有利である。また遭難時や，日本をしばしば襲う大災害で生き延びる確率は飢餓に強い多型の方が高い。「生活習慣病になる悪い家系だから差別が起こる」と宣伝した一部の誤った報道は「適正体重に合わせて食事・運動をすればかえって安全で，生活費も安く丈夫な家系である」と訂正するべきである。

後述の2-(3)の指針に述べるように本書が特に扱う遺伝子多型の検査は易罹患性検査に該当する。これとははっきり区別して単一遺伝子病については，同じく2-(3)の指針には「有効な治療法及び予防法の確立されていない疾患の発症前検査においては，以下のすべての要件が満たされない限り，行ってはならない。」と記載されている。

2. ヒト・ゲノム研究に関する宣言と指針

遺伝子医学に関して国際的な宣言の代表として1997年11月11日に第29回ユネスコ（国際連合教育科学文化機関）総会で採択された「ヒト・ゲノム及び人権に関する世界宣言」の抜粋を2-(1)に掲げる。なお，それを基盤として，さらに広範囲な生命倫理（バイオエシックス）に関しては，2005年10月19日ユネスコから「バイオエシックスと人権に関する世界宣言」が出されている[10)]。また実際の研究者，医療者に対して文部科学省，厚生労働省，経済産業省から，2005年6月29日に改正発表された「ヒトゲノム・遺伝子解析研究に関する倫理指針」の抜粋を2-(2)に掲げる。また2002年6月17日には，文部科学省，厚生労働省から「疫学研究に関する倫理指針」が出された。「遺伝学的検査に関するガイドライン」が日本遺伝カウンセリング学会，日本遺伝子診療学会，日本産科婦人科学会，日本小児遺伝学会，日本人類遺伝学会，日本先天異常学会，日本先天代謝異常学会，家族性腫瘍研究会から出されている。

遺伝子を検査してテーラーメイド栄養指導等に応用することについて，遺伝医学関連10学会のガイドラインでは，①分析が正確で再現性があり，②検査の意義が臨床的に妥当で，感度等が十分で，③臨床的に検査結果が治療や予防に有用であることの３点を遺伝学的検査の条件としている。この原文の抜粋を２-(３)に掲げる。社団法人日本衛生検査所協会からは「ヒト遺伝子検査受託に関する倫理指針（2007年4月1日改正)」が出された。

(1) ヒト・ゲノム及び人権に関する世界宣言（抜粋）

A. 人間の尊厳とヒト・ゲノム

第1条：ヒト・ゲノムは人類のすべての構成員が基本的に一体のものであること，並びにこれら構成員の固有の尊厳及び多様性を認識することの基礎である。象徴的な意味において，ヒト・ゲノムは人類の遺産である。

C. ヒト・ゲノムに関する研究

第10条：ヒト・ゲノムに関するいかなる研究又はその応用も，特に生物学，遺伝学及び医学の分野におけるものも，個人の又は該当する場合には集団の人権，基本的自由及び人間の尊厳に優越するものではない。

F. 宣言の諸原則の推進

第21条：国はこの点について様々な社会文化的，宗教的及び哲学的な意見の自由な表明を保障しつつ，開かれた国際的議論を行うよう便宜を図らなければならない。

(2) ヒトゲノム・遺伝子解析研究に関する倫理指針（抜粋）

1　基本方針

本指針は，遺伝情報が得られる等のヒトゲノム・遺伝子解析の特色を踏まえ，すべてのヒトゲノム・遺伝子解析研究に適用され，研究現場で遵守されるべき倫理指針として策定されたものである。本指針は，人間の尊厳及び人権が尊重され，社会の理解と協力を得て，研究の適正な推進が図られることを目的とし，次に掲げる事項を基本方針としている。

(1) 人間の尊厳の尊重
(2) 事前の十分な説明と自由意思による同意（インフォームド・コンセント）
(3) 個人情報の保護の徹底
(4) 人類の知的基盤，健康及び福祉に貢献する社会的に有益な研究の実施
(5) 個人の人権の保障の科学的又は社会的利益に対する優先
(6) 本指針に基づく研究計画の作成及び遵守並びに独立の立場に立った倫理審査委員会による事前の審査及び承認による研究の適正の確保
(7) 研究の実施状況の第三者による実地調査及び研究結果の公表を通じた研究の透明性の確保
(8) ヒトゲノム・遺伝子解析研究に関する啓発活動等による国民及び社会の理解の増進並びに研究内容を踏まえて行う国民との対話

2　研究者等の責務

すべての研究者等の基本的な責務

(1) すべての研究者等は，生命現象の解明，疾病の予防，診断及び治療の方法の改善，健康の増進等を目的として，ヒトゲノム・遺伝子解析研究を実施しなければならない。
(2) すべての研究者等は，ヒトゲノム・遺伝子解析研究の社会的有益性を確認するとともに，個人の人権の保障を科学的又は社会的な利益に優先して配慮しなければならない。
(3) すべての研究者等は，提供者又は代諾者等のインフォームド・コンセントを受けて，ヒトゲノム・遺伝子解析研究を実施することを基本としなければならない。
(4) すべての研究者等は，職務上知り得た個人情報を正当な理由なく漏らしてはならない。その職を辞した後も，同様とする。
(5) すべての研究者等は，個人情報の保護を図るとともに，個人情報の取扱

いに関する苦情等に誠実に対応しなければならない。

(6) すべての研究者等は，個人情報の予期せぬ漏えい等，提供者等の人権の保障の観点から重大な懸念が生じた場合には，速やかに研究を行う機関の長及び研究責任者に報告しなければならない。

(7) すべての研究者等は，倫理審査委員会の承認を得て，研究を行う機関の長により許可された研究計画書に従って研究を実施する等，本指針を遵守し，人間の尊厳及び人権を尊重して，適正にヒトゲノム・遺伝子解析研究を実施しなければならない。

(8) すべての研究者等は，研究実施に当たっての適正な手続の確保，外部の有識者による実地調査，提供者等からの研究の進捗状況の問い合わせへの的確な対応，研究結果の公表等，研究の透明性の確保を図らなければならない。

(9) すべての研究者等は，試料等の提供が善意に基づくものであることに留意し，既に提供されている試料等を適切に保存し，及び活用すること等により，人からの試料等の提供を必要最低限とするよう努めなければならない。

(10) すべての研究者等は，ヒトゲノム・遺伝子解析研究の実施に当たっては，偽りその他不正の手段により個人情報及び試料等を取得してはならない。

（3）遺伝学的検査に関するガイドライン（抜粋）

遺伝学的検査の実施

1. 遺伝学的検査は臨床的および遺伝医学的に有用と考えられる場合に考慮され，総合的な臨床遺伝医療の中で行われるべきである。

(1) 遺伝学的検査を行う医療機関においては，遺伝カウンセリングを含めた総合的な臨床遺伝医療を行う体制が用意されていなければならない。

(2) 遺伝学的検査を行う場合には，その検査がもつ分析的妥当性，臨床的妥当性，臨床的有用性が十分なレベルにあることが確認されていなければならない。

⑶ 遺伝学的検査を担当する施設は常に新しい遺伝医学的情報を得て，診断精度の向上を図らなければならない。

⑷ 遺伝学的検査は試料採取の容易さのため，採血などの医療行為を伴わずに技術的に可能である場合がある。このような場合であっても，遺伝学的検査は，しかるべき医療機関を通さずに行うことがあってはならない。

（2. 省略）

3. 発症予測を目的とする遺伝学的検査

⑴ 発症を予測する遺伝学的検査には，単一遺伝子の変異でほぼ完全に発症を予測することのできる発症前検査と，多因子疾患の罹患性の程度もしくは罹病リスクを予測する易罹患性検査がある。

⑵ 発症予測を目的とする遺伝学的検査の対象者は，一般に健常者であるため，厳格なプライバシーの保護及び適切な心理的援助が措置されなければならない。特に就学，雇用及び昇進，並びに保険加入などに際して，差別を受けることのないように，配慮しなければならない。

A. 発症前検査

1）有効な治療法及び予防法の確立されていない疾患の発症前検査においては，以下のすべての要件が満たされない限り，行ってはならない。（以下略）

B. 易罹患性検査

1）多因子疾患などに関する易罹患性検査を行う場合には，検査の感度，特異度，陽性・陰性結果の正診率などが十分なレベルにあることを確認しなければならない。

2）易罹患性検査に際しては，担当医師は，遺伝子（DNA）変異が同定されても，その発症は疾患により一様ではなく，浸透率や罹患性に対する効果（寄与率）などに依存すること，また，検査目標とする遺伝子に変異が見出されない場合であっても発症する可能性が否定できないことなどについて，被検者に十分に説明し，理解を求めなければならない。

3. 生命倫理の多元性・普遍性と遺伝子情報異質論への反省

生命倫理は前節の宣言や指針で確立されたようにみえるが，実際の施術となると，医療現場でも世論でも意見が大きく分かれる[11)]。例えば，遺伝子解析・診療記録・家系の３つを全国民について調査しそのデータベースを作ることを法規で定めたアイスランド国会がある一方で，このような調査に反対する国も多いことでわかる。しかし，現在までアイスランドでは危惧された重大な倫理問題は発生しておらず，男性平均余命は日本を超え，遺伝子の知識で新薬まで誕生している。重篤な遺伝子病である地中海性貧血が地中海諸国で撲滅された陰にはWHOの遺伝子予防医学についての大きな努力があった。さらに胎児に遺伝子変異等に基づく異常がある場合に人工妊娠中絶をしてよいと母体保護法に明記するのが「胎児条項」であるが，日本では諸外国と逆に異常胎児の中絶が禁止されている。健常胎児の中絶は経済的理由などで日本では簡単に行えるが，海外では犯罪となる。かっては羊水検査で胎児の遺伝子を調べたが，現在では母親の血液の中の胎児細胞で安全簡易に遺伝子検査ができるので，遺伝子検査の反対理由は検査の安全の問題ではない。「出生前診断やその結果としての中絶の是非について法律に明文化するのに反対である。見解をまとめることはできないし，すべきではない」という意見も根強いのである[12)]。

さらに根源的には，安楽死が実行されているオランダ・ベルギー等とこれを禁止する諸国があり，尊厳死でも，個人の自己決定権を全面的に支持する考え方と，神の意志を前提とする宗教の信者も多い。脳死移植が数万件も行われている欧米と年間数件しか施術できない日本との差がある。ジャーナリストは形式的に「討議を十分に重ねて国民的合意を得て実行する」というが，生命倫理にはいくら討議を重ねても正解はない[10)−13)]。前提となる宗教や国民感情に大きな差があることが重要である。事実，普遍的倫理を求めた「生命倫理と人権に関する世界宣言」でも，その第12条には「文化的多様性及び多元主義の重要性は十分な考慮が払われるべきである」と述べてある[11)]。

特筆すべきことは，遺伝子倫理についての大きな変換は遺伝子情報を他の医療情報と異なるものとする遺伝子情報異質論（genetic exceptionalism）が，生活習慣病などの多型検査の普及で批判されるようになったことである[13]。まず予言性であるが，遺伝子を調べなくても癌検診で転移による死は容易に判定され，問題の癌告知の方が遺伝子多型よりも個人への打撃は深刻である。たとえ転移はなくともＣ型やＢ型肝炎の抗体検査で陽性であれば，致命的な肝癌の可能性を予言することになる。生命倫理が重点的に取り上げてきた浸透率が100％の重篤な遺伝子病は極めて稀で，第２章第３節（p.63）の生活習慣病の一卵性双生児研究によれば，たとえ全く同じ遺伝子であっても肥満度，血糖値，血圧，血清脂質値などいずれもほぼ50%の兄弟間一致率しかない。すなわち，環境や個人の努力で予防できる。むしろビタミンの多型など生活習慣病の遺伝子多型は告知したほうが第２章図２-14（p.72）のように本人の健康を守るのである。

次に血族性への懸念であるが，同一家族内の伝染性疾患はもとより，遺伝子検査をしなくとも２型糖尿病等の遺伝は確立されており，家族歴を尋ねるのが医療上不可欠であればさらに正確で有用な遺伝子検査を排除する理由は乏しい。差別は排除されるべきであるが，遺伝子検査がなくとも，疾患によっては就職できない職業（てんかんと運転手や理容師）は数多く，保険会社も，契約時に疾患の有無を調査している。そこで遺伝子情報異質論の克服（beyond exeptionalism）が真剣に討議され，異質論は正当化できない（not justified approach in discussing the ELSI problems of genetics）と主張されている[13]。

このような多元的な意見を背景に，具体的な生命倫理に関する質問を医学生と看護学生に行った筆者のデータを３-(２)に，遺伝子多型検査に関する経済産業省「新健康増進サービス提供プロジェクト調査研究報告書（2006)」を３-(３)に要約する。

(１) 生命倫理全体への医学生，看護学生の意見

遺伝子医療については，人間の尊厳を守るために，生命倫理では本章２-

（1），（2），（3）のような宣言やガイドラインが出されているが，現実の生命倫理に対する下記の1～5の具体的な問題になると，意見が大幅に分かれる場合が多い。日本の末期癌患者は年間で約32万人が死亡しているが，医師は患者の苦痛にかかわらず生命の維持を厳格に守って挿管などを続ける立場と，患者の意志に基づきホスピスで鎮痛だけを行い有意義な終末期を過ごさせる立場がある。そこで，生命倫理と遺伝子医療について初歩的な解説と，終末期患者，重篤な糖尿病合併症，遺伝子治療で回復して喜ぶ小児等の具体的映像の提示を行った後に，医学生と看護学生に下記の設問の下にアンケートを実施した（図8-1，8-2）。同じ年齢，立場の日本人学生でさえ100％の一致はない。

自分から考えるため以下のアンケート用紙に記入しながら授業を受けましょう。生命倫理については，国家，宗教，信条で必ずしも一致した正解はありません。自由に意見が発表できるように匿名とします。

下記の各問は，その都度講義のスライドで示します。各問では，現時点での科学的安全性，人権保護は各国別には満たされているとの前提に立ちます。また，患者さんへの施術は，患者さんが希望した場合に限定します。自分がその医療を受けることも答えてください。

賛成意見は○，反対意見は×，「判らない」または「どちらとも言えない」は△を付けて下さい。

遺伝子医療について

1．致死的疾患（末期癌など）に対する遺伝子治療（第一世代の遺伝子治療という）
2．重篤な生活の質の低下を治す遺伝子治療（第二世代の遺伝子治療という）
3．米国で行われる卵子へのミトコンドリア移入等の遺伝子病家系の子孫に伝わる遺伝子治療
4．健常者の心身の能力，容貌などを改善する遺伝子操作の自由
5．アイスランド等での全国民の遺伝子検査の法的な促進

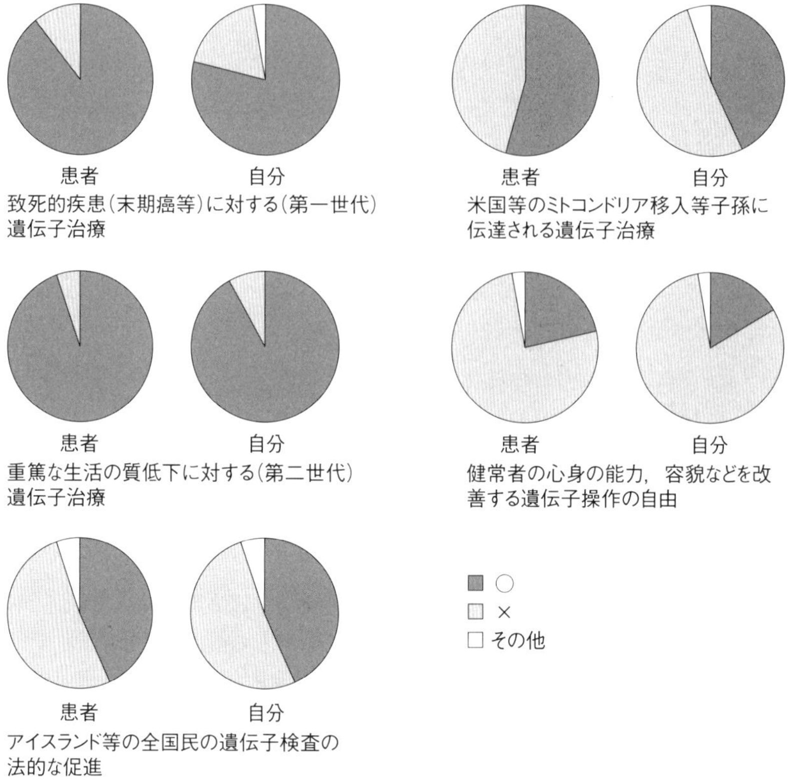

図8-1　遺伝子医学の倫理の賛否[7)]
(医学生，2年の調査結果)

(2) 遺伝子多型検査への世論

経済産業省の支援事業として，ゲノムベース新健康ライフスタイル実現コンソーシアムが世論調査（2006年2月）を行った[14)]。遺伝子の検査とそれに基づく栄養・運動指導について一般人に尋ねたところ遺伝子検査を多少は受けてみたいと答えた人は59%，是非受けてみたい人が14%で，絶対受けたくない人は2%であった（図8-3）[14)]。一般人が調べてみたいのは病気にかかりやすい遺伝子の中で生活習慣病が78%，肥満が44%であった。遺伝子検査を受

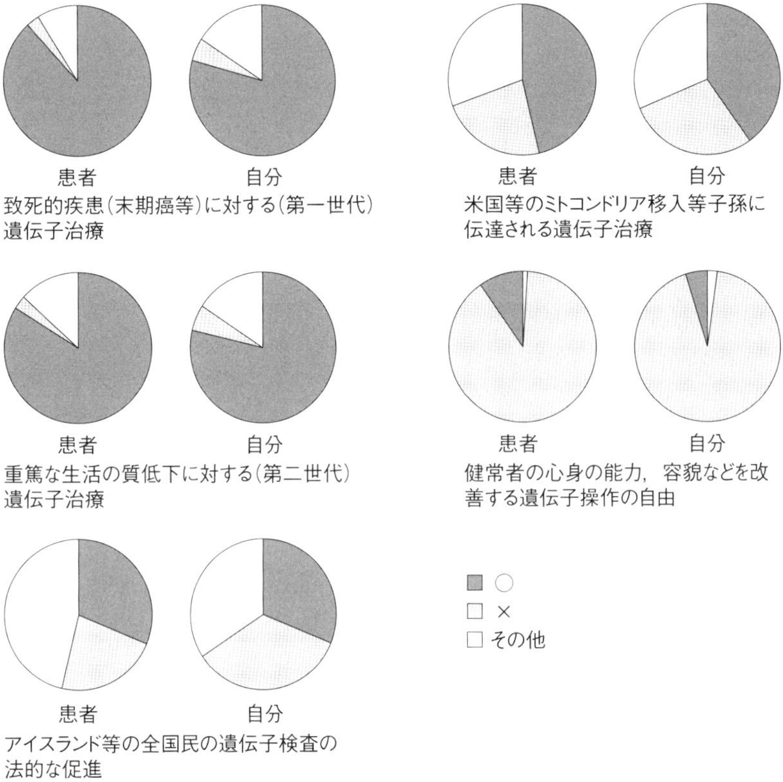

図8-2　遺伝子医学の倫理の賛否[7)]
（看護学生，1年の調査結果）

けたい場所は医療機関が79%，自宅でサンプルをとり郵送検診にしたい人が19%で，薬局等は2%に過ぎない。医師（19%），管理栄養士（28%），看護師（26%），栄養士（3%）など医療関係者の73%が遺伝子検査は生活習慣病の予防や治療に役立つだろうと答えた（図8-4）[14)]。遺伝子検査の結果，個人指導を受けたい人は圧倒的に多数で，その中で対面での食事指導を受けたいと答えた人は58%と最も多く，その中で「管理栄養士などの医療関係者」と答えた人が96%もいた（図8-5）[14)]ことは管理栄養士に今後，ビタミン摂取を含めて遺伝子対応の栄養指導の学習の必要性を示すものである。いまインターネット

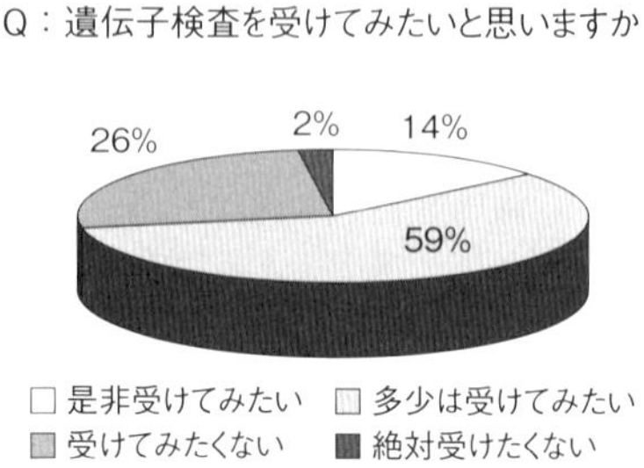

図8-3　一般人の遺伝子検査希望[14)]

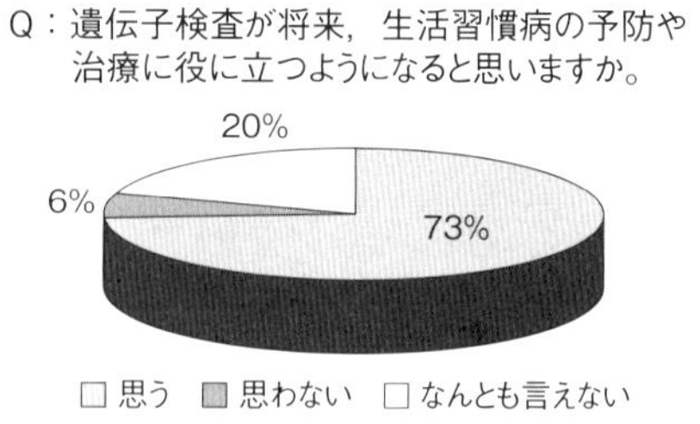

図8-4　医療従事者の遺伝子検査有用性への回答[14)]

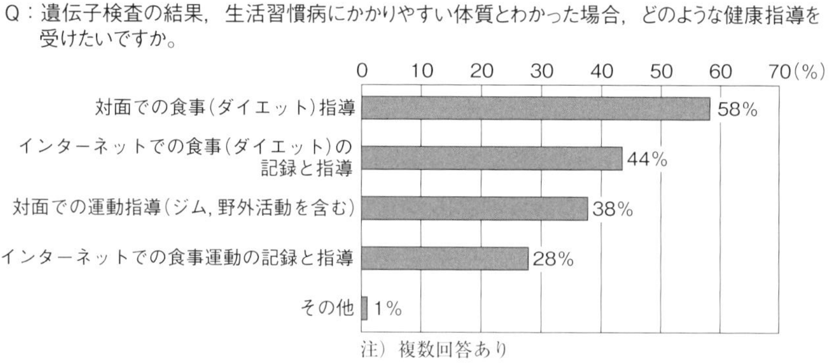

図8-5　遺伝子検査後の指導の希望[14)]

などで希望者を募っている遺伝子検査については，良いと考える人は6%で，条件によると考える人は54%もいて，信頼できる医療機関，医師との提携をして欲しいという85%の希望があった[14)]。

(3) 尊厳の対象：ヒトの生命は共生する有機統一体

生命の尊厳を守るのが生命倫理であると言われる。しかし，生命と呼ばれるものの中には，病原菌のように除去しなければならない生命もある。ヒトに限っても，個体の生命維持のために毎日失われていく人体細胞の生命も無数にある。ヒトの個体中の6兆個の体細胞に等しく存在するヒト・ゲノムは生命の根源であり，これに手を加えることは人間の尊厳を損なうと漠然と考えられている。たしかに遺伝子の情報が転写，翻訳されて細胞成分ができ，生物の形態が形成されるのは事実であるが，個体，細胞の生死の前後でDNAが変化することはない。したがってヒト・ゲノムそのものは生死の判定には使用できず，生死を越えて次世代に遺伝できる物質である。このため，遺伝子そのものの性質を遺伝子情報異質論の根拠として生命倫理を扱う態度には無理がある。

脳死臓器移植の可否をめぐる討論では，「心臓停止，自発呼吸停止，瞳孔の対光反射消失」の3兆候をもってヒトの死を判定し，ヒトの生命は有機統一体であるから，ヒトの部分的な体細胞の死，ましてそのゲノムの変化はヒトの死とは見なさないことが明らかになった。さらに脳死判定基準によって生命は有機統一体であるという考えをすすめ，平坦脳波など脳幹を含めた全脳死もヒトの死であると判定することになった。しかし，日本での脳死臓器移植の少なさは，社会的合意が存在しないことを示している。

最後に，「地球よりも重い1個の生命」という感情的な考え方を知性で批判してみよう。地球なしには人命はありえないし，60億人の人命に対して地球は1個しかない。医療そのものに資源，環境の制約がある。日本生命倫理学会において，現在は極度に肥大化した個人の生命のエゴと，私有化され，環境，資源を省みない医療技術が人命を商品化している有害性が論じられた[15]。現状では「地球よりも重い1人の生命」を旗印に，個人の欲望が煽られ他の生命を侵している。国立環境研究所の大井玄氏は，宇宙そのものが150億年前にビッグバンで生じ，生物の構成要素である元素がつくられたと述べ，環境においてどの生物種も特権的地位にないと論じ，「生命は宇宙進化の過程で生まれた星雲と同様に［星の子］である。抑制なき欲望とその実現のために科学技術を用いる人間活動が他の生物種や地球環境を破壊するのを厳しい枠で制限しなくてはならない」と述べた[15]。

地球より重い生命とはいえ，延命医療は誰もが望まない。内閣のライフサイエンスに関する世論調査では「延命医療について」の項目で「あまり不自然な事をせずに寿命のままに任せる方がよい」という答えが平均59.6%で，他の選択肢を圧倒的に上回っている。これは図８-１，８-２の医学生，看護学生の意識にも表れている。仏教学の池田勇諦氏は「私有化された命のエゴが他の命を否定することになる。共生（ともいき）が大事である。」と述べ，現代社会の危機に対して，先ず「罪の覚知」が重要であり，共生を破壊している現実を認識しなければならないとした[15]。

ビタミンの個人対応栄養指導によって，多くの人が疾病から救われること自体高い倫理性を持つ。遺伝子検査を受けたいという一般人が増え（図８-３），遺伝子検査は有用であるという医師，管理栄養士が最近著しく増加したことは（図８-４），従来の非倫理的な迷信が薄れてきたといえる。遺伝子検査に基づく個人対応のビタミン栄養指導においても，各人の価値観の多様性や文化の多元性を容認しながら共生を尊重する生命倫理が順守されよう。

文　献

1）香川靖雄：実験指針・遺伝子病班・遺伝子治療．遺伝子医学 2001；５(1)：136-139.

2）Kagawa Y, Yanagisawa Y, Hasegawa K et al.: single nucleotide polymorphisms of thrifty genes for energy metabolism: evolutionary origins and prospects for intervention to prevent obesity-related diseases. *Biochem. Biophys. Res. Commun.* 2002 ; 295 : 207-222.

3）香川靖雄：ニュートリゲノミックス．栄養学レビュー 2006；14(2)：67-73.

4）Fradin D, Bougneres P : Three common intronic variants in the maternal and fetal thiamine pyrophosphokinase gene（TPK1）. *Annals Hum Genet.* 2007 ; 71 : 578-585.

5）香川靖雄：日本人の栄養と遺伝子．学術の動向 2001；６(10)：37-43.

6）Jablonski NG, Chaplin G : The evolution of human skin coloration. *J. Hum. Evol.* 2000 ; 39 : 57-106.

7）木村利人，香川靖雄：遺伝子解析と倫理．最新医学 2006；61(3)：123-138.

8）Yang Q, Botto LD, Erickson JD et al.: Improvement in stroke mortality in

Canada and the United States, 1999 to 2002. *Circulation*. 2006 ; 113 : 1335-1343.

9) De Wals P, Tairou F, Van Allen MI et al.: Reduction in neural-tube defects after folic acid fortification in Canada. *N Engl J Med*. 2007 ; 357(2) : 135-142.

10) 木村利人：バイオエシックスと人権に関する世界宣言．生命倫理 2006；16(1)：29-34.

11) 土田友章：生命倫理の多元性と普遍性．生命倫理 2006；16(1)：42-45.

12) 福本英子：WHO ガイドライン草案と遺伝医学，遺伝サービスに関する専門家と一般の人々との間の情報ギャップ，とらえ方のギャップについて．藤木典生，メーサー・ダリル編『アジアと生命倫理』ユウバイオス倫理研究会，1999；p.293-300.

13) Kakuk P : Gene concepts and genethics : Beyond exceptionalism. *Sci Eng Ethics*. 2008 ; (印刷前公開資料)

14) 経済産業省：新健康増進サービス提供プロジェクト調査研究報告書，2006.

15) 第 13 回日本生命倫理学会年次大会座長報告集：日本生命倫理学会　ニューズレター，3 月 15 日号 No.22；2002：p.3-4.

第9章　個体差研究の今後―あとがきに代えて

四 童 子 好 廣*

2007年5月に長崎県佐世保で開催された第59回日本ビタミン学会において行われたシンポジウム「一人一人のためのビタミン学：Personalized Vitaminology」は，大会テーマ「ビタミン学の原点：栄養学への21世紀的回帰」に沿って企画されたものである。ビタミン欠乏症が頻発した貧困の時代から，サプリメントでいつでもビタミン補給できる現在では，人の健康に対するビタミンの意義は相当に異なっている。動物実験では，再現性よく動脈硬化の進展を抑制するビタミンでも，ヒトの大規模介入試験では，被験者集団を平均するとほとんど効果がないか，中には悪化させる被験者も出てくるという報告もある（第5章に詳述）。一方，ヒト・ゲノム計画の終了とともに，そこで開発された技術と知識が民生に生かされるよう，容易で迅速，かつ経済的な遺伝子検査法の開発が急がれている。

ヒト・ゲノム計画では技術開発の革新的な進歩があったが，ゲノム情報が持つ生物学的な知識に関しては未だにあまり成果が得られていないのが現状である。我々研究者は技術の開発や知識の蓄積に努力しないといけないが，同時にゲノムや健康に関する科学情報を市民に容易に理解できる形で伝える義務も課せられている。

学会のシンポジウムは数年先の学問の進展を期してのものであったが，「ゲノムビタミン学」の緊急な必要性を痛感し，本書を企画した。したがって，本書は「ゲノムビタミン学のすすめ」あるいは「ゲノムビタミン学事始め」という側面を持っている。

ゲノム研究とビタミン消費の先進国，アメリカ合衆国では，数年前からイン

* 長崎県立大学大学院

ターネットなどを通じて容易に遺伝子検査を受けることができ，そこで検査される遺伝子の多くがビタミンに関連したものだという。日本において早くからゲノムとビタミンの重要性に着目し基礎的研究を推進するとともに，我が国で唯一のゲノム対応介入試験を率いて成果を上げ，本書の共同編集者でもある香川靖雄先生も力説されている通り，日本ではゲノム栄養学というと肥満や高血圧などエネルギー代謝や塩分代謝に関連した倹約遺伝子ばかりが注目されているが，ビタミンに関連した遺伝子にはあまり関心が寄せられていない。我が国における従来の栄養学が行ってきたように，欧米先進国の成果を，そのまま日本人に当てはめても，ゲノムビタミン学の場合はあまり意味がない。今こそ，日本人による日本人のためのゲノムビタミン学が必要とされている時期はないといえるかもしれない。

1. 50年後の未来

2007年の夏，NHKのテレビ番組「BS世界のドキュメンタリー」でドイツの公共テレビ局が制作した「50年後の未来」[1]という近未来シミュレーションドラマをみる機会があった。そのドラマの中で，50年後には個人のゲノムを調べることにより，その人が体内に脂肪を蓄積しやすいタイプか，塩分の摂取に反応して血圧が上昇しやすいタイプかなどを予測し，それに応じた食生活に切り替えるというシーンがあった。このようなことを実現するのに50年を待たなければいけないのかどうかはともかく，そのシーンの撮影の協力者として名前の挙がっていたオランダのワーゲニンゲン大学は，現在，EUの組織したNuGO（Nutrigenomics Organization）の中核大学として，ゲノム栄養学研究の推進とその成果の普及に大きな役割を果たしている[2]。

NuGOのホームページには，「今日の食養学―明日のゲノム栄養学」（Dietetics today—Nutrigenomics tomorrow）という欄がある（図9-1）[2]。現在の管理栄養士のように，単に食事歴の聴取や身体計測を行い，血液生化学検査成績を読み解くだけではなく，明日の管理栄養士は，クライアントのゲノ

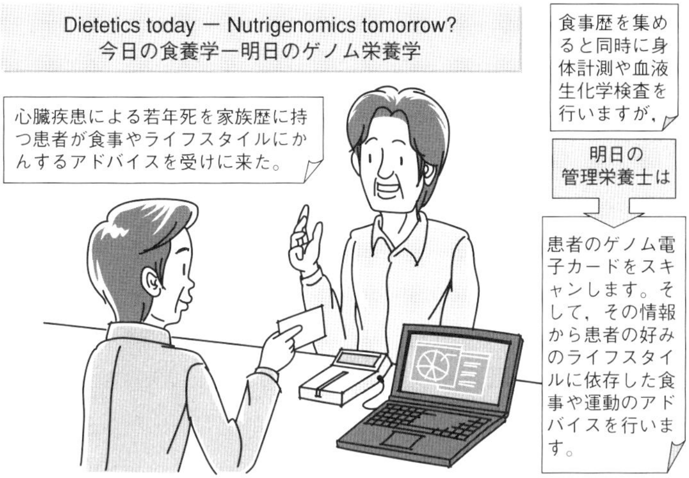
Dietetics today — Nutrigenomics tomorrow?
今日の食養学ー明日のゲノム栄養学
心臓疾患による若年死を家族歴に持つ患者が食事やライフスタイルにかんするアドバイスを受けに来た。
食事歴を集めると同時に身体計測や血液生化学検査を行いますが，
明日の管理栄養士は
患者のゲノム電子カードをスキャンします。そして，その情報から患者の好みのライフスタイルに依存した食事や運動のアドバイスを行います。

図9-1　今日の食養学ー明日のゲノム栄養学
NuGO のホームページより作図

ム電子カードをスキャンするようになるという。そして，そのゲノム情報からクライアント一人一人に最も適合したライフスタイルとそれに依存した食事や運動のアドバイスをすることになるのである。

果たして，そんな時代はいつくるのだろうか？　また，たとえそんな時代が実現したとしても，本当に今よりも効率的な食事指導ができるのだろうか？　あるいは，個人のゲノム情報の社会的共有・拡散がもたらす負の側面は制度的に克服できているだろうか？

本書は，もちろん 50 年後の未来を予測したものでもなければ，未来を予測するために書かれたものでもない。50 年後の未来を築くために書かれたものである。

ゲノムビタミン学はゲノム栄養学の一部門である。そしてゲノム栄養学の基礎となっているのは遺伝学と栄養学である。本書の最終章では，これら遺伝学と栄養学の歴史と現状を簡単に踏まえて，私たち研究者に課せられた今後の課題を探ってみたい。

2. 蛙の子は蛙

人類が「遺伝」を意識し，それを生活に生かそうとしたのはいつ頃からだろうか？

「瓜の蔓にはなすびはならぬ」，「蛙の子は蛙」，「鳶が鷹を生む」など形質が親から子に伝えられることを意識した格言は，江戸時代以前からある。遺伝学などという学問ができる前から人々は遺伝の法則をある程度知っていたのかもしれない。江戸時代の人たちは，遺伝の法則をうまく利用して金魚や鯉の珍種を数多く開発し大切に保存した。また，DNA の二重らせん構造を明らかにしたワトソン博士によると，我々人類は穀物の栽培を始め，定住したときから品種改良という人為的淘汰による遺伝子組換えを行ってきたという。人の背丈を超える程の高さのあった小麦を栽培していた我々は，刈り入れのしやすい背丈の低い小麦を選択し，低い小麦同士を掛け合せて最終的に現在のような背丈の小麦を栽培している。地面をはうように生える地中海沿岸のぶどうも収穫に都合の良いものだという。

カエルが生んだ卵が孵化したとき，現れるのはカエルではなくオタマジャクシである。しかし，親のカエルの姿とは全く異なるオタマジャクシもやがて，足がはえ，しっぽが消えカエルとなる。環境がいかに変化しても，最終的には親の形質が子に受け継がれていく。

遺伝現象に対するこのような理解は，現在のメンデル遺伝学からみても，そう大きな間違いはないと考えられている。しかし，個々の遺伝子からゲノムワイドに視野を広げてみると，必ずしも親のゲノムがそのまま子どもに伝えられているわけではない。ゲノムの分子的実体である染色体 DNA 分子は，生殖細胞ができる際，減数分裂により母親由来の相同染色体 DNA と父親由来の相同染色体 DNA という類似の2分子間で交互に組換えられ，不規則にモザイク状になった新しい染色体 DNA のキメラ分子がつくられ，それらが1個1個の生殖細胞に伝えられる。これらの新しく生まれ変わった染色体の集まりにより新しい生命では全く新たなゲノムが完成することになる（「新たな」といっても種が変わるほどの変化ではない）。

3. ごめんなさい！　メンデル先生

オーストリアの首都ウィーンから鉄道で北東部の国境を越え，チェコに入ると，中世の古都ブルノに数時間で到着する。豊かなオーストリアの農村風景から国境を越えると車窓の農村風景は一変するので，車中でパスポートの検閲をされなくてもチェコに入国したことはすぐわかる。チェコ第２の都市ブルノの市街地は小高い丘の上を覆うように広がっており，その裾野に端然とした佇まいの僧院がある。ヒト・ゲノム計画が輝かしい成果を上げている頃，あまり観光客が足を運ばない，そのひっそりとした僧院を大学時代の友人２人と訪ねたことがある。まだ現役で機能しているその僧院の一角に司祭グレゴール・メンデルがエンドウ豆の交配実験を行った中庭があった（図９-２）。僧院の建物

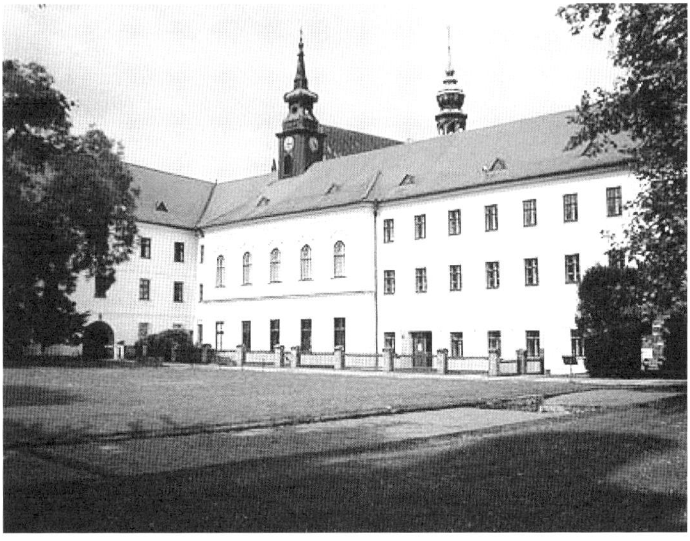

図9-2　メンデルがエンドウ豆の交配実験を行った僧院

の中に入ると，誰も訪れないような，埃をかぶったような小さな部屋の壁に，「優性の法則」，「分離の法則」，「独立の法則」の基になった実験結果が飾られていた。20世紀の最後にヒト・ゲノム計画という形で隆盛を迎えた遺伝学の，その産みの親であるメンデルの博物館が，なんとみすぼらしい佇まいなのだろうと感慨深げに建物から出ようとすると，出口付近の大きな壁に墓碑銘のように数十人の名前が列挙されたプラスティックのプレートが目に入った。メンデルの遺伝学を研究したり広めた罪で投獄されたり，獄死した研究者たちの名前であった。共産主義国家チェコスロバキア時代のメンデル学者が，「人の能力は氏素性，出身階級の影響を受けない」という政治的イデオロギーを推進する，時の政権に弾圧されたのである。残忍なスターリン体制のもとに環境による遺伝の可能性を「唯物論的弁証法の必然の帰結」と主張したルイセンコ学説や，卵黄粒から細胞が発生するとしたレペシンスカヤ学説には実験の再現性がなかった。第1章で，「優生学」という幻想にとらわれた研究者や政治家の悲劇にふれた。遺伝学を利用しようとするのか，あるいは否定しようとするのかという点で少し事情が異なるが，ここでもまた，「遺伝学」は研究者の身体を政治の世界に差し出し，拭いきれない悲劇を生んだことを私たち日本人研究者はあまり知らない。

メンデルの遺伝学は，機能単位としての遺伝子の存在を予言し，その後の分子生物学の発展により遺伝子の物質的基盤が確立した。つまり，表現形質と対応する遺伝子が存在し，それらが素粒子のごとく変化することなく親から子に伝えられる。親の細胞から子の細胞へ伝えられた遺伝子は，細胞の中でその情報を読み取られ遺伝子産物である蛋白質として発現する。こうして遺伝子と蛋白質は一対一に対応することから，遺伝子の名前は蛋白質の名前であることが多い。しかし，1つの蛋白質の発現と1つの表現形質の対応を単純に説明できるものは現在においても少ない。ところが，遺伝性の疾患ではそのことがよく説明できるため，多くの成書にはそのことが書かれ，単一遺伝子病 monogenic diseases として紹介されている。例えば，ヘモグロビン遺伝子の変異により発症する鎌状赤血球症 sickle cell anemia は，1塩基の非同義置換により遺伝子産物は6番目のアミノ酸残基がGlu（グルタミン酸）からVal（バリン）に置換した異常ヘモグロビンHbSとなる。ヘモグロビン蛋白質の立体構造が変化することで，赤血球の形態が変化し，酸素運搬能の低下により貧血症となる。たった1つの遺伝子の変異で発症する疾患なので単一遺伝子病とよばれる。

このような単一遺伝子病はメンデル遺伝病 Mendelian disorder ともよばれ，ほかにも嚢胞性線維症 cystic fibrosis やテイザックス病 Tay-Sachs disease などがよく知られている。ところが，最近の研究によると責任遺伝子が *CFTR* 遺伝子であることが判明している典型的な単一遺伝子病（メンデル遺伝病）と考えられていた嚢胞性線維症 cystic fibrosis にも，*TNFα* 遺伝子や *TGFβ1* 遺伝子，*IL10* 遺伝子のような複数の修飾遺伝子 modifier genes が存在し，これらの遺伝子の多型が嚢胞性線維症の肺疾患の重症度を左右していると考えられている。したがって，嚢胞性線維症の原因遺伝子として *CFTR* 遺伝子をフランシス・コリンズ博士とともに発見した徐立之教授は，「嚢胞性線維症はもはや単一遺伝子病ではないし，*CFTR* 遺伝子は単に嚢胞性線維症という単一疾患の原因遺伝子でもない。」と言っている[3)]。

CFTR 遺伝子は，その遺伝子名に嚢胞性線維症の疾患名がついているが嚢胞性線維症ばかりでなく，男性不妊や膵炎，喘息などにもリンクしていることがわかってきた。修飾遺伝子は嚢胞性線維症ばかりでなく，鎌状赤血球症においても *TGFβ* 遺伝子や *Clotho* 遺伝子，*TNFα* 遺伝子などが脳卒中の症状の修飾遺伝子となっていることが示されている[4),5)]。

2001年9月の BioMedNet News（http://www.bmn.com/）の欄に次のような記事が掲載された[6)]。

Sorry, Mendel. Your model is out of date. Whatever the textbooks say, there are no single-gene diseases.（中略）"It's no longer one gene, one disease," Lap Chee Tsui（徐立之）said. "It's only through genomics and systematic analysis that we can understand all the complexities."（メンデルさん！　ごめんなさい。あなたのモデルはもう時代遅れです。教科書になんと書いていようとも，単一遺伝子病なんて存在しないのです。（中略）徐立之教授は，「もはや1遺伝子，1疾患なんてあり得

ません。全ゲノムを系統的に解析して初めて私たちは病気を理解することができるのです。」と語っている。)

4. EからGへ（Evidence-based medicineからGenome-based medicineへ）

生活習慣病のような多くのありふれた病気は多遺伝子病 polygenic diseasesの範疇に入るといわれている。多遺伝子病は環境因子と複数の遺伝子の相互作用の結果，発症する疾患であり，メンデル型遺伝からは完全に逸脱する。さらに，最近の研究によると多遺伝子病 polygenic diseasesだけではなく，これまで単一遺伝子病と考えられていた疾患の多くが修飾遺伝子の存在により，メンデル型遺伝からは逸脱してしまうという[7]。言い換えると，たいていの病気は複数の遺伝子多型の何らかの影響を受けることを意味している。一方，医薬品などの効果を評価する場合，これまでは集団を対象としてプラセボを用いた乱数化による二重盲検臨床試験（placebo-controlled double-blind RCT：randomized clinical trial）により，プラセボ投与群と薬剤投与群のそれぞれの効果の平均値の差が統計学的に意味のあるものかどうかを検討する。そして，有意差を持つ薬剤が薬効のある証拠とされ，それを「証拠に基づく医療」evidence-based medicineとよんできた。いわば集団を対象とした平均値の医療である。

しかし，これまで本書で述べてきたように我々ヒトの集団は1,000万カ所に及ぶスニップSNP部位を持ち，数千個に及ぶ遺伝子がコピー数多型CNVを有し，これらSNPとCNVの組み合わせでめくるめくような多様性を創り出すヒト・ゲノムの集団である。ワーファリンという抗血栓薬は，アメリカ合衆国において数十年の長きにわたって年間売り上げのトップ50位以内にランキングされ続けている薬であり，現在，年間２百万人のヒトに投薬されている薬である[8]。と同時に副作用も脳内出血など重篤で，アメリカ合衆国において救急救命室に運び込まれる患者数の第２位はワーファリンの副作用によるものであり，年間43,000人にも達する[8]。しかしながら，第２，３章で述べたよう

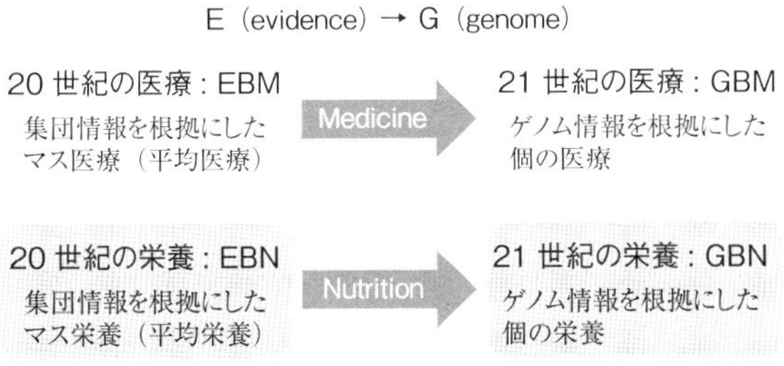

図9-3 元来，医療や栄養は「個」から始まった

に，ゲノム情報をあらかじめ知った上で患者を分類し，投薬量を決定すると副作用の少ない，しかも有効的な医療が行える。いわば「ゲノム情報に基づく医療」genome-based medicine ということができるかもしれない。典型的な「個の医療」personalized medicine の実現の例である。元来，医療は「個の医療」から始まったはずである．個の医療のためのエビデンスを蓄積していくことが 21 世紀の研究者に課せられた課題でもある（図 9-3）。

5. 20 世紀の栄養学と 21 世紀の栄養学

前世紀の 100 年間，栄養学は医学とは全く異なった道を歩んできたようにみえる。しかし，それは栄養学が長い間未熟な学問にとどまっているからであり，栄養学と医学とが全く異質の学問体系を持っているわけではない。20 世紀の医学が計り知れないほどの発展と成熟を遂げたのに対して，ヒポクラテスの時代から栄養学は未成熟のままである。なぜなのだろうか？　医学が非日常的な出来事を対象にしている特殊なものであるのに対して，栄養学は日常的な出来事を対象にしているあまりにも一般的なことだからだろうか？　医学に対しては研究費が豊富に配布されるが，栄養学では研究費が集まらないからだろうか？　なぜ，大学の栄養学が現在のようになったのか，歴史的に考えてみよう。

我々ヒトはかつて二本の足で立ち上がってから，豊穣のアフリカの森を捨て，地球の大陸や島々を巡る流浪の旅を始めた。その旅の最中に高エネルギーの食物を狩猟・採集により獲得し，そのおかげで脳を発達させることができ，今のような人間になったと考えられている（序章第3節，p.9参照）。我々は考えるために食べ，食べるために考えたのである[9]。そして，食べることによって人間になった。さらに，高エネルギー獲得の効率化をはかるために食べ物の調理を開発した（食文化の起源）といわれている。やがて家畜を養い農耕を始めるようになると，流浪の旅をやめ特定の場所に定着し，食生活が一段と安定し，継続的な飢えから解放されたと考えられている。その食生活のさらなる安定のために，農作物（栽培植物）のための「肥料学」や，家畜のための「飼料学」が発達する。この場合の「肥料学」は農作物（植物）の栄養学であり，「飼料学」は家畜（動物）のための栄養学である。その際，農作物や家畜をいかに強くするかが栄養学の重要なテーマであった（図9-4）。言い換えると，人間の食生活の安定のために植物や家畜のための栄養学が，生物学と化学を武器に近代科学として20世紀に発達したのである。

前述したように，21世紀になっても人間のための栄養学は未熟である。我々ヒトは栽培植物や家畜とは違う生き方をしている野生の動物だからである。しかし，大きな戦争を経験することによって動物としての「ヒト」栄養学は20

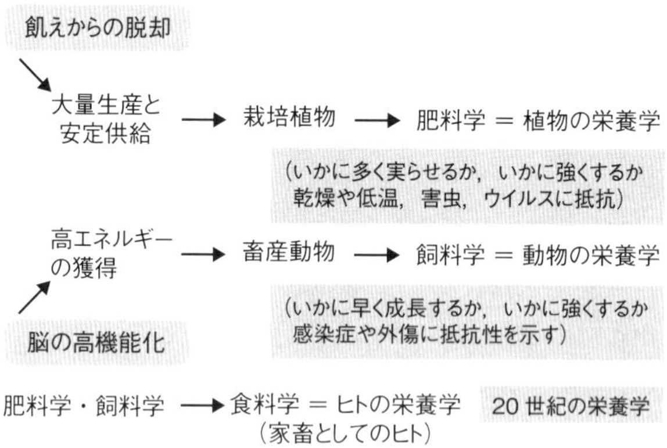

図9-4　20世紀の栄養学の成り立ち

世紀の後半にもたらされたが，それは「飼料学」のヒトバージョンにしかすぎない。

「ヒト」栄養学は奇しくも，集団を対象とした平均値医療であるevidence-based medicineと相通じるものがあり，お互いに共鳴し，現在，evidence-based nutritionとして花開いているが，事情は医療の場合とまったく同じである。均一な遺伝的背景を持った集団など存在しないはずである。医療が非日常的な出来事であることを考慮すると，むしろ，集団情報を根拠にした「平均値」栄養指導は，日常的であるが故に問題が深刻かもしれない。

我々は果たしてそれぞれのゲノムに適合した食事を日々続けているのだろうか？　そういう意味では，葉酸の強化による脳卒中死亡率の低下の観察（第4章に詳述）は，アメリカ合衆国のこととはいえ他人事ではない。ゲノムに対応していない食事や生活を長い間継続していると，最終的に死に至る習慣を身につけてしまうかもしれないということである。まだ定量的なデータがあるわけではないが，「生活習慣病とはゲノムと生活習慣のミスマッチをどれだけ長期間継続するかによって発症する疾患である」といえるかもしれない。我々は，集団情報を根拠とした平均値栄養から一刻も早く抜け出し，ゲノム情報を根拠にした「個の栄養」personalized nutritionを達成する方向に向かわなければならないと考えている（図9-3）。そのためにはゲノムに対応した介入試験を行い，genome-based nutritionがいかに効率のよい，リスクの少ないものであるかというエビデンスを蓄積する必要がある。栄養学の領域においても，「EからGへ」の運動を起こし，一刻も早く「個の栄養」を実現すべきである。そのことが実現して初めて「人間」栄養学が完成するのである。

医療の場合の医師に相当するのが，栄養指導の場合は管理栄養士である。管理栄養士養成施設である長崎県立大学では，将来のgenome-based nutritionを担うことのできる管理栄養士の養成を目指して，1999年の開学以来一貫して，栄養健康学科の生化学実験の1つとしてコモンスニップに限定して，学生自身が自分のゲノムを解析する教育を行っている[10)]。これまで，*ADRβ3*遺伝子，*5-HTTP*遺伝子（スニップではなくVNTR），ミトコンドリア*ND2*遺伝子，*Hp* 遺伝子（スニップではなく欠失／挿入多型）などが解析されている。この8年間で300人を超える栄養健康学科の学生全員が自分の遺伝子型を知る体験をしてきたことになる。その間，genome-based nutrition を考える上で大変興味深い事実を見いだしたので紹介する[11)]。

1999年当時，肥満に関連した遺伝子多型として最もよく知られていた*ADRβ3*遺伝子のTrp64Arg多型と，長寿に関連したミトコンドリア遺伝子多型の1つであるMt5178A（いわゆるハプログループD）を解析すると同時に，学生たちの自記式による食物摂取頻度調査（実寸法師，第一出版）を行い，各遺伝子型の組み合わせと栄養素摂取量の相関解析を行った。その結果，他のほとんどの栄養素摂取量の平均値は遺伝子型による4グループ間で有意の差が見いだせなかったのに対して，図9-5[11)]に示したように*ADRβ3*遺伝子のTrp64型アリルのホモ接合体でハプログループDのミトコンドリアを持っている人（図9-5のTAグループ）は，他の遺伝子型の人に比べて動物蛋白の摂取量が有意に低く，炭水化物摂取のエネルギー比が高いことが見いだされた[11)]。これは，全く予想だにしていなかった結果であるが，その後新しい学年を加えて被験者を多くしても，その傾向は変わらないばかりか，TAグループ

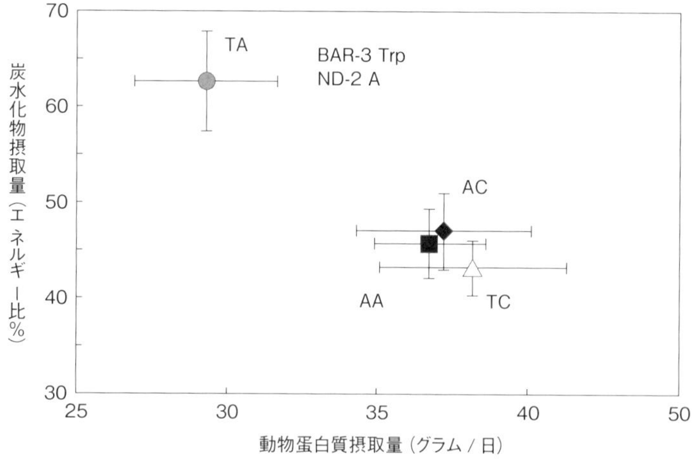

図9-5　スニップの組み合わせと栄養素摂取プロファイル[11)]

は他の遺伝子型グループと比べて統計学的にはさらに高い確率で差があることになった[12]。*ADR β 3* 遺伝子とミトコンドリア *ND2* 遺伝子との間に何らかのエピスターシスがあるものと考えられる．また，被験者数を多くして分析するとTA グループは他の３グループに比べてビタミン B_2 の摂取量が有意に低いことがわかった。ND2 はフラビン酵素であることから，*ND2* 遺伝子の非同義置換（Mt5178C ロイシン→ Mt5178A メチオニン）が酵素の安定性などに影響を与えて，リボフラビンの必要量に変化をもたらしている可能性が考えられるが，細胞生物学的な研究解析を待たなければならない。いずれにせよ，TA グループの人たちは，摂取食品の分析から和食型の食事を好むものと考えられた。

よく知られているように，栄養素の摂取（食品選択）において味覚と嗜好の２つが重要な役割を果たしていると考えられている。実際，甘味や旨味の受容体をコードしている *TAS1R* 遺伝子ファミリーや苦味の受容体をコードしている *TAS2R* 遺伝子ファミリーなど味覚遺伝子の多くのメンバーには非同義のコモンスニップが報告されている[13),14]。しかし，*ADR β 3* 遺伝子や *ND2* 遺伝子は，味覚には直接関与しないし，嗜好にも直接関係しないと思われる。何らかの栄養素が消化吸収された後，脂肪細胞表面の ADR β 3 や，細胞内ミトコンドリアの ND2 と相互作用し，食品摂取を左右すると考えるしかない。その意味で，Neuron 誌に掲載された de Araujo らの最新の報告[15]は注目に値する。

trpm5（transient receptor potential melastatin5）遺伝子をノックアウトしたマウス（*trpm5*$^{-/-}$）は，甘味や苦味を感じることができない。したがって，水道水の入った給水瓶と砂糖水（0.8 M sucrose）の入った給水瓶をおくと通常のマウスは８割以上の確率で砂糖水を選択するのに対して，*trpm5*$^{-/-}$ マウスは２つの給水瓶を全く区別しないという。しかしながら，このような給水実験を６日間続けていると，*trpm5*$^{-/-}$ マウスも砂糖水を好むようになった。しかし，そのときにも人工甘味料で甘くした水に対しては嗜好性がないので，甘味に対する感覚が再生したわけではない。面白いことに，砂糖水を飲んだとき *trpm5*$^{-/-}$ マウスの腹側線条体ではドーパミンの分泌が誘発された。腹側線条体

におけるドーパミンの分泌は，嗜好の脳内報酬系の受理に関与している。言い換えると，de Araujo らの研究は，味覚を介さずに食品選択の嗜好性を生み出すメカニズムが存在することを実験科学的に実証した画期的なものである。すなわち，*ADRβ3* 遺伝子と *ND2* 遺伝子のスニップの組み合わせによって分類された TA グループが，いわゆる和食選択型の嗜好になったのは，*ADRβ3* 遺伝子と *ND2* 遺伝子のスニップの組み合わせが味覚を介さない脳内報酬系に関与している可能性を示唆するものである。

6. そしてグッドバイ！　クリック博士

我々の時代の生物学は，ワトソン／クリックによる DNA の立体構造の発見に始まり，遺伝子暗号の解読という分子生物学として花開いた。現在の多くの生命科学者たちは，その歴史をリアルタイムに体験しているコンテンポラリーな研究者として，分子生物学の中心命題といわれているセントラルドグマ（DNA → RNA →蛋白質への情報の流れによる生命現象の実現）にどっぷりと浸りきっている。例えば，ミトコンドリアにおける ATP の生成機構としてエネルギー中間体説から化学浸透説へのパラダイムシフトを経験したが，このセントラルドグマのパラダイムからは抜けきれていない。例えば，イントロンや逆転写酵素，RNA 干渉（RNAi）現象の発見などがあっても，セントラルドグマを多少修正するだけで，「要するに遺伝子産物の発現量の問題でしょ」と軽く受け流してきたわけである。セントラルドグマのパラダイムで生命現象を考えるようになりきってしまっている。

我々は遺伝子というときに，蛋白質を思い描き，そのアミノ酸配列情報をコードしている DNA の塩基配列を含む機能単位を想定する。したがって，その遺伝子の多型性を考えるとき，ついアミノ酸配列情報に影響を与えるような非同義スニップ nsSNP に注目してしまう（第１章）。事実，*ADRβ3* 遺伝子や *FABP2* 遺伝子の非同義スニップでは，アミノ酸残基の非同義置換によりノルアドレナリンや，脂肪酸に対するシグナル伝達性や結合性がそれぞれの遺伝子産物において変化することが示されている。しかも，*ADRβ3*遺伝子ではノルアドレナリンに対するシグナル伝達性の低い遺伝子産物に対するアリルのキャリアが脂肪の分解効率が低いことや，*FABP2*遺伝子では脂肪酸に対する結合性の高い遺伝子産物に対するアリルのキャリアが脂肪酸の吸収速度が速いことなどが示されている。しかし，遺伝子は単に蛋白質のアミノ酸配列情報をコードしているだけではない。遺伝子の非コード領域には，プロモーターやイントロン，非翻訳領域など発現調節に関与している部分がある。これらの部位に見いだされる調節スニップなどの多型には，比較的コモンスニップが多く見いだされる。

これらのスニップは遺伝子発現量の個体差を生み出す可能性がある。序章でも述べたようにコピー数多型CNVのような「定量的な」多型は，比較的表現形質の変化と結びつきやすい。事実，血中ビタミンA濃度と相関のある*SR-BI*遺伝子や*HL*遺伝子の多型（第3章図3-3，p.92），*VDR*遺伝子の多型（第3章図3-6，p.98），ビタミンKの代謝に関係のある*VKORC1*遺伝子の多型（第3章図3-8，p.101）などはいずれも，プロモーター領域かイントロンに存在する多型である。遺伝子産物である蛋白質の構造多型ではない。したがって，ここでもまた「結局，遺伝子産物の発現量の問題でしょ」といわれそうである。しかし，今後，遺伝子と遺伝子の間のスニップやマイクロRNA内のスニップ，マイクロRNAのコピー数多型などが解析されてくると，個別の遺伝子産物の量的な問題ではなくなってくる可能性がある。そして，そのような多型性こそが細胞の遺伝子発現プロファイルをドラスティックにかえるメカニズムになりそうである。

2004年7月28日，巨星フランシス・クリック博士は最後の研究論文を枕元におきながら88歳の生涯を終えた[16)]。およそ50年前にDNAの二重らせん構造を解明したとき，「生命の神秘を解き明かしたぞ」と小躍りして周囲の人間に誰彼となく話しかけたというクリック博士は，その後セントラルドグマの誕生と完成までの隅々にまで関与した研究者であった。我々は，そのクリック博士とともに彼の完成させたセントラルドグマをも乗り越えなければいけない時期に来ているのかもしれない。

おわりに

2007年のサイエンス誌が選ぶBreakthrough of the year（今年一番の研究）にヒトの遺伝子多型研究Human Genetic Variationが選ばれた[17]。2007年11月現在，HuGENet（the Human Genome Epidemiology Network）に登録されている論文は3万本を超え，それらの論文は3,000個以上の遺伝子を取り扱い，そのうち2,000個近くが病気に関連した遺伝子である。およそ8割に相当する26,638本の論文がゲノムと表現型の関連を扱った論文であり，そのうちの20%が2007年にパブリッシュされたものである[18]。

特にゲノムワイドの関連研究GWA（genome-wide association）studiesは9割近くが2007年のものである。2008年現在，いかに遺伝子多型研究がゴールドラッシュを迎えているかが理解できるだろう。かつて，リンネの生物分類学が枚挙の学問として低くみられた時期がある。今，遺伝子多型に関する研究は枚挙の学問の様相を呈してきている感がある。GWA研究は，仮説を立てたり，予測をしたりしない方がよい研究である。そのような研究は，学問としての価値が低いと考える人たちがいる。しかし，リンネがいなかったら生物の全体像が把握できなかったように，今，遺伝子多型の研究が活発に推進されないとヒト・ゲノムの多様性，個体差は永遠に把握できないだろう。

数年前に，「世界に一つだけの花」という歌がよく歌われたことがあった。その歌詞をよく聞くと，ゲノムの多様性を歌い上げているようにきこえる。

「そうさ僕らは　世界に一つだけの花　一人一人違う種を持つ　その花を咲かせることだけに　一生懸命になればいい　小さい花や大きな花　一つとして同じものはないから　NO.1にならなくてもいい　もともと特別なOnly one」

ヒトは生来，すばらしい感性を持っている。その感性だけの判断で「僕らは世界に一つだけの花」と言い切ることができるかもしれない。しかし，疑似科学情報の氾濫している世界である。日頃から感性だけに頼っていると，訓練されていない理性が雑駁な科学情報に翻弄され，かつての「優生学」の二の舞を踏みかねない。研究者の我々は，本書で繰り返し述べたように，ヒト・ゲノム情報の持つ正確な意味を，市民生活を送っている人たちに理解できるような形でいち早く提供し，遺伝子多型と表現形質の関連研究，食生活や運動などの環境因子との相互作用に関する世界の研究成果を市民に伝え，市民生活に資するようにしなければならないと考えている。

文　献

1）50 年後の医療：http://www.nhk.or.jp/mirai50/，2008.

2）The European Nutrigenomics Organisation：http://www.nugo.org/everyone, 2008.

3）Bonetta L : Lap-Chee Tsui, *Nature Medicine*. 2002 ; 8 : 910.

4）Hoppe C, Klitz W, D' Harlingue K et al.: Confirmation of an association between the TNF（-308）promoter polymorphism and stroke risk in children with sickle cell anemia. *Stroke* 2007 ; 38 : 2241-2246.

5）Sebastiani P, Ramoni MF, Nolan V et al.: Genetic dissection and prognostic modeling of overt stroke in sickle cell anemia. *Nature Genetics* 2005 ; 37 : 435-440.

6）BioMedNet News : http://www.bmn.com/, 2001.

7）Nagel R : Epistasis and the genetics of human diseases. *C. R. Biol* 2005 ; 328 : 606-615.

8）Jones D : Steps on the road to personalized medicine. *Nature Rev Drug Discov* 2007 ; 6 : 770-771.

9）Leonard WR : Food for thought. Dietary change was a driving force in human evolution. *Sc Am* 2002 ; 287 : 106-115.

10）四童子好廣：医療周辺領域における大学教育実習の立場から．日本遺伝カウンセリング学会誌　2002；23：219-224.

11）Aoyama M, Shidoji Y, Saimei M et al.: Phenotypic linkage between single-nucleotide polymorphisms of β3-adrenergic receptor gene and NADH dehydrogenase subunit-2 gene, with special reference to eating behavior. *Biochem Biophys Res Commun* 2004 ; 309 : 261-265.

12) Aoyama M, Shidoji Y : Lower intake of vitamin B_2 and calcium by Japanese females in mitochondrial haplogroup D. *J Clin Biochem Nutr* 2006 ; 39 : 27-31.

13) Kim U, Wooding S, Riaz N et al.: Variation of the human *TAS1R* taste receptor genes. *Chem Senses* 2006 ; 31 : 599-611.

14) Wang X, Thomas SD, Zhang J et al.: Relaxation of selective constraint and loss of function in the evolution of human bitter taste receptor genes. *Human Mol Genet* 2004 ; 13 : 2671-2678.

15) de Araujo IE, Oliveira-Maia AJ, Sotnikova TD et al.: Food reward in the absence of taste receptor signaling. *Neuron* 2008 ; 57 : 930-941.

16) Rich A, Stevens C : Obituary. Francis Crick (1916-2004). *Nature* 2004 ; 430 : 845-847.

17) Pennisi E : Breakthrough of the year. Human genetic variation. *Science* 2007 ; 318 : 1842-1843.

18) Yu W, Gwinn M, Clyne M et al.: A navigator for human genome epidemiology. *Nature Genetics* 2008 ; 40 : 124-125.

索　引

〔編著者〕

香 川 靖 雄（かがわ　やすお）　女子栄養大学栄養学部

四童子 好廣（しどうじ　よしひろ）　長崎県立大学大学院

〔著　者〕執筆順

正 木 基 文（まさき　もとふみ）　長崎県立大学看護栄養学部

橋 本 昭 彦（はしもと　あきひこ）　ジェネレックス株式会社

平 岡 真 実（ひらおか　まみ）　女子栄養大学栄養学部

ゲノムビタミン学ー遺伝子対応栄養教育の基礎ー

2008年（平成20年）7月30日　初版発行

監　修　日本ビタミン学会

編著者　香　川　靖　雄
　　　　四童子　好　廣

発行者　筑　紫　恒　男

発行所　株式会社 建 帛 社 KENPAKUSHA

〒112-0011　東京都文京区千石4丁目2番15号
TEL（03）3944-2611
FAX（03）3946-4377
http://www.kenpakusha.co.jp/

ISBN978-4-7679-6127-9 C3047　あづま堂印刷／常川製本